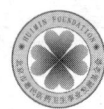

北京市惠民医药卫生事业发展基金会 ◎ 组织编写

常见病中成药临床合理使用丛书

儿科分册

丛书主编◇张伯礼　高学敏

分册主编◇徐荣谦

華夏出版社
HUAXIA PUBLISHING HOUSE

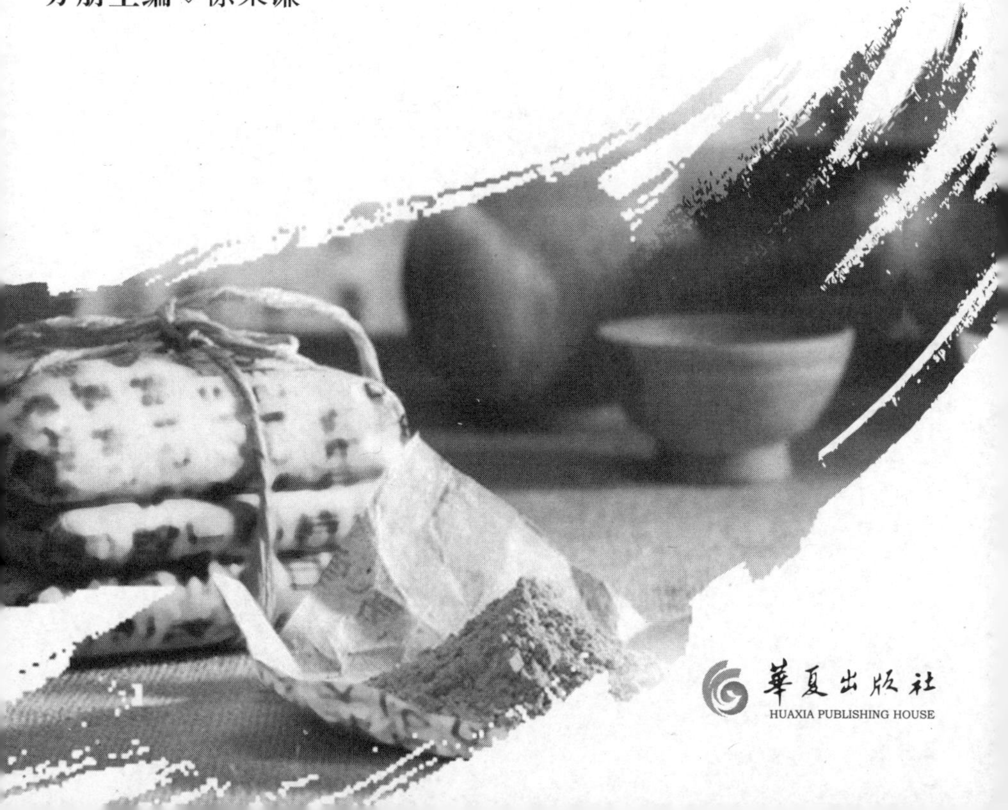

常见病中成药临床合理使用丛书
编委会名单

总 策 划 惠鲁生
主　 编 张伯礼　高学敏
专家顾问（以姓氏笔画为序）
　　　　　马　融　冯兴华　安效先　刘清泉
　　　　　孙树椿　肖承悰　李曰庆　李书良
　　　　　李乾构　李博鉴　林　兰　季绍良
　　　　　陈淑长　姜　坤　姜良铎　聂莉芳
　　　　　晁恩祥　钱　英　高建生
编　 委　钟赣生　张德芹　王　淳　王　茜
　　　　　金　轶

《儿科分册》编委会名单

主　编　徐荣谦
编　委　郑　军　张　虹　于作洋
　　　　桑　勉　李　燕　孙洮玉
　　　　蔡　江　刘尚建　罗斯琼
　　　　靳晓霞　张晶洁　吴玉晶

徐荣谦　北京中医药大学主任医师、教授、博士生导师、国家级名老中医。国家二级重点学科"中医儿科学"学科带头人。教育部精品课程"中医儿科学"学科带头人。任全国中医药高等教育学会儿科教育研究会理事长，中华中医药学会儿科分会副会长，中华中医药学会继续教育分会副会长，中国民族医药学会教育分会副会长，世界中医药学会联合会亚健康专业委员会副会长，中国中西医结合儿科学杂志副主编，光明中医杂志第六、第七届编委会副主任委员，北京市突发公共事件中医药应急专家委员会指导组专家。主编著作10部，发表论文100余篇。

从医50余年，专业中医儿科37年。形成"少阳学说"与从胆论治"的特色，上通《温病》，下贯《伤寒》，形成了中医儿科的"调胆学术流派"。

序

  中医药作为我国重要的医疗卫生资源，与西医药优势互补，相互促进，共同维护和增进人民健康，已经成为中国特色医药卫生事业的重要特征和显著优势。中医药临床疗效确切、预防保健作用独特、治疗方式灵活多样、费用较为低廉，具有广泛的群众基础。基层是中医药服务的主阵地，也是中医药赖以生存发展的根基，切实提高城乡基层中医药服务能力和水平，有利于在深化医改中进一步发挥中医药作用，为人民群众提供更加优质的中医药服务。

  近年来，北京市惠民医药卫生事业发展基金会致力于"合理使用中成药"公益宣传活动，继出版《中成药临床合理使用读本》、《常见病中成药合理使用百姓须知》之后，又出版《常见病中成药临床合理使用丛书》，旨在针对常见病、多发病，指导基层医务工作者正确使用中成药，并可供西医人员学习使用，以实现辨证用药、安全用药、合理用药。

  相信该丛书的出版发行，有利于促进提升城乡基层中医药服务能力和水平，推动中医药更广泛地进乡村、进社会、进家庭，让中医药更好地为人民健康服务。

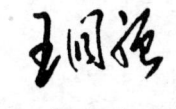

2014 年 2 月 20 日

前言 Preface

中成药是中医大家族中的瑰宝，源于中医方剂学，有着悠久的历史。医圣张仲景所著的《伤寒杂病论》被后世公推为"方书之祖"。东晋葛洪著《肘后备急方》不仅是我国第一部临床急救手册，也成为中成药形成的框架雏形。唐代孙思邈的《备急千金要方》简称为《千金方》，该书提倡"人命至重，有贵千金，一方济之，德逾于此"。这些著作为中成药的形成奠定了坚实的基础。

公元1078年～1085年的宋·元丰年间由太平惠民和剂局组织，将当时医家及民间常用有效方剂收集成册，并为了便于服用和保存，制成丸散等剂型，最终由陈师文等编撰成的《太平惠民和剂局方》成为中成药的第一部著作。

小儿"体禀少阳"，由于体质柔弱，一旦感邪，往往传变迅速，需要及时用药治疗。为了应急，大量丸、散、膏、丹等各种中成药应运而生。儿科中成药以其"选料精，做工细"为优势，达到了疗效高，服用方便的目的。历经千年，形成了中医儿科特有的中成药系列。

当前，随着"回归自然"的大潮，中医药日益为广大人民群众所信赖。为了配合推进国家医疗制度改革、深入贯彻国家基本药物制度、更好地促进国家基本药物的合理应用，北京市惠民医药卫生事业发展基金会基于"合理使用中成药"宣传公益活动项目，组织编写了《常见病中成药临床合理使用丛书》，该丛书是继

《中成药临床合理使用读本》之后的又一力作。为了更好地发挥儿童中成药的作用，使广大的西医临床医师，尤其是在基层医疗单位工作的医师基本掌握中成药的功能主治，达到合理使用中成药的目的。《儿科分册》选择儿科临床常见病、多发病中的急性上呼吸道感染、支气管炎、小儿腹泻、消化不良、营养不良、小儿厌食症、惊厥等疾病。以西医病名为纲、中医证候为目，详细介绍具体病种的中成药辨证论治规律和方法，很好地体现了辨病论治与辨证论治相结合的原则。既有传统中医理论的指导，又有现代应用研究的支持，为临床合理使用中成药提供了确切的依据。

该丛书以《国家基本药物目录》、《国家基本医疗保险、工伤保险和生育保险药品目录》及《中华人民共和国药典》的品种为依据，详细介绍了所选中成药品种的处方、功能与主治、用法与用量、注意事项、药理毒理、临床报道等内容，并附有常用中成药简表，条目清晰，查阅方便。

该丛书以临床实用为特点，以安全合理使用中成药为宗旨。针对当前 70% 的中成药为西医医师所开具的现状，注重面向西医临床医师和广大基层医务工作者，以西医病名为纲，密切结合临床，详述常见证候及中成药辨证选用规律，必将大大提高广大基层医师学中医、懂中药、使用中成药的能力。该丛书的出版将为促进中成药的合理使用、提升患儿健康水平、推动中医药事业的发展做出新的贡献！由于编者水平有限，难免有不当之处，敬请谅解。

徐荣谦

2013.11.9

目录 Contents

急性上呼吸道感染 ·· 1
　一、中医病因病机分析及常见证型 ·················· 2
　二、辨证选择中成药 ·· 3
　三、用药注意 ··· 7
　附一　常用治疗急性上呼吸道感染的中成药药品介绍 ·········· 8
　附二　治疗急性上呼吸道感染的常用中成药简表 ·········· 43

支气管炎 ·· 49
　一、中医病因病机分析及常见证型 ·················· 50
　二、辨证选择中成药 ·· 50
　三、用药注意 ··· 54
　附一　常用治疗支气管炎的中成药药品介绍 ·········· 55
　附二　治疗支气管炎的常用中成药简表 ·········· 67

小儿厌食症 ··· 71
　一、中医病因病机分析及常见证型 ·················· 72
　二、辨证选择中成药 ·· 72
　三、用药注意 ··· 76

附一　常用治疗小儿厌食症的中成药药品介绍 ·········· 76
　　附二　治疗小儿厌食症的常用中成药简表 ············· 96

小儿腹泻 ·· 101
　　一、中医病因病机分析及常见证型 ····················· 102
　　二、辨证选择中成药 ······································· 103
　　三、用药注意 ·· 107
　　附一　常用治疗小儿腹泻的中成药药品介绍 ·········· 108
　　附二　治疗小儿腹泻的常用中成药简表 ··············· 131

消化不良 ·· 137
　　一、中医病因病机分析及常见证型 ····················· 138
　　二、辨证选择中成药 ······································· 138
　　三、用药注意 ·· 140
　　附一　常用治疗消化不良的中成药药品介绍 ·········· 140
　　附二　治疗消化不良的常用中成药简表 ··············· 162

营养不良 ·· 167
　　一、中医病因病机分析及常见证型 ····················· 168
　　二、辨证选择中成药 ······································· 169
　　三、用药注意 ·· 173
　　附一　常用治疗营养不良的中成药药品介绍 ·········· 174
　　附二　治疗营养不良的常用中成药简表 ··············· 204

惊　厥 ... 211

热性惊厥 ... 212
　　一、中医病因病机分析及常见证型 ... 213
　　二、辨证选择中成药 ... 213
　　三、用药注意 ... 215
　　附一　常用治疗热性惊厥的中成药药品介绍 ... 216
　　附二　治疗热性惊厥的常用中成药简表 ... 231

无热惊厥 ... 235
　　一、中医病因病机分析及常见证型 ... 235
　　二、辨证选择中成药 ... 236
　　三、用药注意 ... 238
　　附一　常用治疗无热惊厥的中成药药品介绍 ... 238
　　附二　治疗无热惊厥的常用中成药简表 ... 253

睡惊症 ... 256
　　一、中医病因病机分析及常见证型 ... 256
　　二、辨证选择中成药 ... 257
　　三、用药注意 ... 259
　　附一　常用治疗睡惊症的中成药药品介绍 ... 260
　　附二　治疗睡惊症的常用中成药简表 ... 268

流行性腮腺炎 ... 271
　一、中医病因病机分析及常见证型 ... 272

二、辨证选择中成药 ………………………………… 273
三、用药注意 ………………………………………… 275
附一　常用治疗流行性腮腺炎的中成药药品介绍 ……… 276
附二　治疗流行性腮腺炎的常用中成药简表 …………… 322

急性上呼吸道感染

急性上呼吸道感染（acute upper respiratory infection, AURI）系由各种病原引起的上呼吸道炎症，简称上感，俗称"感冒"，是小儿最常见的疾病，以发热、鼻塞、流涕、喷嚏、咳嗽等为主要临床特征。该病主要侵犯鼻、鼻咽和咽部，如上呼吸道某一局部炎症特别突出，即按该炎症处命名，如急性鼻炎、急性咽炎、急性扁桃体炎等。本病一年四季均可发生，以气候骤变及冬春时节发病率较高，任何年龄小儿皆可发病，婴幼儿更为多见。

各种病毒和细菌均可引起上感，但90%以上为病毒，病毒感染后亦可继发细菌感染，肺炎支原体亦可引起。上感的临床表现由于年龄大小、体质强弱及病变部位的不同，病情的缓急、轻重程度也不同。年长儿症状较轻，婴幼儿则较重。上感分一般类型和特殊类型。

一般类型上感可骤然起病，病程约3～5天，临床以鼻塞、流涕、喷嚏、干咳、咽部不适和咽痛等局部症状为主，可伴有发热、头痛、乏力、烦躁不安、全身不适等全身症状。部分患儿有食欲不振、呕吐、腹泻、腹痛等消化道症状。体检可见咽部充血，扁桃体肿大，有时可触及下颌及颈淋巴结肿大，肺部听诊一般正常。肠道病毒感染者或可见不同形态的皮疹。

特殊类型上感又分二型：①疱疹性咽峡炎：由柯萨奇病毒所致，好发于夏秋季。表现为高热、流涎、咽痛，咽腭弓、悬雍垂、软腭等处可见 2～4mm 大小的疱疹，周围红晕，疱疹破溃后形成小溃疡，病程 1 周左右。②咽－结合膜热：由腺病毒 3、7 型所致，好发于春夏季，多呈高热，咽痛，眼部刺痛，咽部充血，一侧或两侧滤泡性眼结合膜炎，颈部、耳后淋巴结肿大，病程 1～2 周。

病毒感染者，白细胞计数正常或偏低，中性粒细胞减少，淋巴细胞计数相对增高。病毒分离和血清学检查可明确病原，近年来免疫荧光、免疫酶及分子生物学技术可做出早期诊断。细菌感染者，白细胞可增高，中性粒细胞增高，在使用抗菌药物前行咽拭子培养可发现致病菌。链球菌引起者 ASO 滴度可于感染 2～3 周后增高。

现代医学临床上常根据病情，酌情采用抗病毒药、抗生素、解热镇痛药、镇咳药、祛痰药等进行治疗。

中医亦称本病为"感冒"，或"伤风"，是由于感受外邪，侵袭卫表而导致的外感疾病。

一、中医病因病机分析及常见证型

中医学认为小儿感冒发生的原因，以感受风邪为主，常兼夹寒、热、暑、湿、燥等邪，亦有感受时邪疫毒所致者。在气候变化，冷热失常，沐浴着凉，调护不当时容易发生本病。当小儿正气不足，机体抵抗力低下时，外邪易于乘虚侵入而成感冒。

根据发病季节及流行特点，感冒的常见证型又有风寒表证、风热表证、暑湿表证、时邪感冒的区分；针对小儿体质特点，又有感冒夹痰、夹滞、夹惊的不同。

二、辨证选择中成药

1. 风寒表证

【临床表现】发热，恶寒，无汗，头痛，鼻流清涕，喷嚏，咳嗽，口不渴，咽部无红肿，舌淡红，苔薄白，脉浮紧，指纹浮红。

【辨证要点】恶寒，无汗，鼻流清涕，咽不红，脉浮紧，指纹浮红。

【病机简析】寒为阴邪，寒邪束表，阻遏卫表阳气，不能透达肌表，失去温煦作用，出现恶寒；寒邪束表，寒主收引，汗孔闭塞，表现为无汗；寒性凝滞，风寒束表，阻滞经络，不通则痛，可出现头痛、身痛等症状；肺主皮毛，开窍于鼻，风寒束表，影响肺气宣发，鼻窍不通，可出现咳嗽、鼻塞声重、流清涕、喷嚏等症状。

【治法】辛温解表。

【辨证选药】可选正柴胡饮颗粒、荆防颗粒（合剂）、感冒清热颗粒（胶囊、口服液）。

此类成药多以荆芥、防风、柴胡、陈皮、桔梗、生姜、甘草等药物组成，可发挥良好的发汗解表，散风祛寒，宣肺止咳的作用。

2. 风热表证

【临床表现】发热重，恶风，有汗或少汗，头痛，鼻塞，鼻流浊涕，喷嚏，咳嗽，痰稠色白或黄，咽红肿痛，口干渴，舌质红，苔薄黄，脉浮数，指纹浮紫。

【辨证要点】发热重，鼻塞，流浊涕，咯痰黏稠，咽红，舌质红，苔薄黄，脉浮数，指纹浮紫。

【病机简析】 感受风热之邪，邪热内郁肌腠，出现发热较重，恶寒较轻；热邪易于上攻头目，可表现为面赤，头胀痛；风热外袭犯肺，肺气失于肃降，故咳嗽，咯黄稠痰；热邪易耗伤津液，可见口干口渴；风热上攻，可出现咽喉红肿疼痛等症状。

【治法】 辛凉解表。

【辨证选药】 可选用小儿退热合剂、健儿清解液、双黄连口服液（片、颗粒、胶囊）、柴胡口服液（滴丸）、柴黄颗粒（口服液、片、胶囊）、柴胡注射液、蒲地蓝消炎口服液。

此类中成药的组方常以金银花、连翘、柴胡、荆芥、薄荷、豆豉等疏风解表；竹叶、芦根清热生津；黄芩、栀子、牛蒡子、板蓝根、桔梗等解毒利咽，从而起到良好的辛凉解表，疏风散热，清热解毒的作用。

3. 暑湿表证

【临床表现】 发热，无汗或汗出热不解，头晕，头痛，鼻塞，身重困倦，胸闷泛恶，口渴心烦，食欲不振，或有呕吐、泄泻，小便短黄，舌质红，苔黄腻，脉数，指纹紫滞。

【辨证要点】 发热，头痛，身重困倦，食欲不振，舌红，苔黄腻。

【病机简析】 夏月感受暑邪，暑多夹湿，常常暑湿并重。暑性炎热升散，耗气伤津，易夹湿邪，寒湿外束，腠理闭塞，卫阳被遏，故恶寒，发热，无汗；寒湿困束肌表，气血受阻，则头晕，身重困倦；暑湿困脾，气机升降失常，可见胸脘胀闷，恶心呕吐，腹胀腹泻。

【治法】 清暑解表。

【辨证选药】可选用藿香正气水（软胶囊、口服液、胶囊、颗粒、丸、片、滴丸）、保济丸（口服液）、暑湿感冒颗粒。

此类中成药常选用藿香、佩兰、香薷等解表祛暑，芳香化湿；紫苏、白芷外散风寒；苍术、茯苓、厚朴、陈皮、大腹皮、甘草等燥湿健脾，和中止泻，从而达到祛暑解表，化湿和中的作用。

4. 气虚感冒

【临床表现】恶寒，发热，头痛，鼻塞，咳嗽痰白，咳痰无力，神疲体弱，气短懒言，反复易感，起居稍有不慎则易发病，舌淡苔白，脉浮而无力。

【辨证要点】恶寒，发热，头痛，咳痰无力，气短懒言，反复易感。

【病机简析】素体气虚，卫表不固，肌腠疏松，动辄感受风寒邪气，反复发生。风寒外束则恶寒，发热，头痛；肺卫之气虚弱，则气短懒言，咳声低微，咳痰无力。

【治法】益气解表，理气化痰。

【辨证选药】可选用参苏丸（胶囊）、玉屏风颗粒（口服液、胶囊）。

此类药物常用党参、甘草、茯苓、黄芪、白术等以扶正祛邪；苏叶、葛根、前胡、防风等以疏风解表；半夏、陈皮、枳壳、桔梗等以宣肺化痰止咳，从而达到益气解表，理气化痰的作用。

5. 感冒兼夹证

（1）感冒夹痰证

【临床表现】感冒兼见咳嗽较剧，痰多，喉间痰鸣。

【辨证要点】咳嗽加剧，痰多，喉间痰鸣。

【病机简析】小儿感冒之后，津液凝聚为痰，以致痰停咽喉。由于小儿不会咯痰，则吐之不出，咽之不下，喉间有痰声。

【治法】辛温解表，宣肺化痰；辛凉解表，清肺化痰。

【辨证选药】可选用清宣止咳颗粒、小儿清热止咳口服液（合剂）、小儿清热利肺口服液。

此类药物常用桑叶、桔梗、紫菀、枳壳、陈皮、甘草等散寒宣肺止咳；金银花、连翘、麻黄、杏仁、生石膏等清热解毒、清肺止咳化痰，从而起到疏散表邪，止咳化痰的作用。

（2）感冒夹滞证

【临床表现】感冒兼见脘腹胀满，不思饮食，呕吐酸腐，口气秽浊，大便酸臭，或腹痛泄泻，或大便秘结，小便短黄，舌苔厚腻，脉滑。

【辨证要点】脘腹胀满，不思饮食，大便不调，舌苔厚腻，脉滑。

【病机简析】由于小儿具有脾常不足，乳食不知自节等生理特点，若调护失宜，易致乳食积滞，体质下降。此时不但易感外邪，而且感邪之后，与积和邪，形成感冒夹滞证；同时，感邪之后，可影响小儿脾胃的运化功能，若再失于调摄，饮食不节，易于产生乳食停积，食滞中焦，而出现感冒夹滞之证。

【治法】解表兼以消食导滞。

【辨证选药】可选用小儿七星茶颗粒（口服液）、保济口服液、健儿清解液、小儿豉翘清热颗粒。

此类中成药常选用藿香、紫苏、白芷外散风寒；苍术、茯苓、厚朴、陈皮、薏苡仁、木香等燥湿健脾和中；炒神曲、山楂、稻芽消食化滞,从而达到解表消食化滞的作用。

(3)感冒夹惊证

【临床表现】 感冒兼见惊惕哭闹,睡卧不宁,甚至骤然抽风,舌质红,脉浮弦。

【辨证要点】 惊惕哭闹,睡卧不宁,甚至抽风。

【病机简析】 小儿具有心常有余,肝常有余,神气怯弱的生理特点。若素有客忤之证,复感外邪;或感邪之后,偶受惊吓;或由于感冒之后发热,热扰心、肝二经,导致心神不宁,魂魄不安,出现睡卧不安,一惊一乍,啼哭叫扰,此为感冒夹惊。

【治法】 解表兼以清热镇惊。

【辨证选药】 可选用小儿回春丹、清开灵颗粒。

此类中成药常在清热解毒基础上加用钩藤、僵蚕、胆南星、水牛角等以清热镇惊,从而达到解表兼镇惊的作用。

三、用药注意

临床选药必须以辨证论治的思想为指导,针对不同证型,选择与其相对证的药物,才能收到较为满意的疗效。另外,应注意随时观察感冒病情变化,监测患儿的体温,若出现高烧,及时采取退热措施。调护方面还需避风寒,防重感;饮食宜清淡,切忌肥甘油腻食物,以防影响药效的发挥。药品贮藏宜得当,存于阴凉干燥处,药品性状发生改变时禁止服用。药品必须妥善保管,放在儿童不能接触的地方,以防发生意外。儿童用药,必须在成人的监护下使用。对于具体药品的饮食禁忌、配伍禁忌、证候禁忌、病症禁忌、特殊体质禁忌、特殊人群禁忌等,各药品具体内容中均有详细介绍,用药前务必仔细阅读。

附一

常用治疗急性上呼吸道感染的中成药药品介绍

(一) 风寒表证常用中成药品种

正柴胡饮颗粒

【处方】柴胡、陈皮、防风、甘草、赤芍、生姜。

【功能与主治】发散风寒,解热止痛。用于外感风寒所致的发热恶寒、无汗、头痛、鼻塞、喷嚏、咽痒咳嗽、四肢酸痛;流感初起、轻度上呼吸道感染见上述证候者。

【用法与用量】开水冲服。一次3g,一日3次,小儿酌减或遵医嘱。

【注意事项】
1. 风热感冒者慎用。
2. 忌辛辣、生冷、油腻食物。

【规格】(1)每袋装10g,(2)每袋装3g(无蔗糖)。

【贮藏】密封。

荆防颗粒(合剂)

【处方】荆芥、防风、羌活、独活、前胡、柴胡、川芎、枳壳、茯苓、桔梗、甘草。

【功能与主治】发汗解表,散风祛湿。用于感冒风寒,头痛身痛,恶寒无汗,鼻塞流涕,咳嗽。

【用法与用量】

颗粒剂：开水冲服。一次 15g，一日 3 次。

合剂：口服。一次 10～20ml，一日 3 次。用时摇匀。

【注意事项】

1．忌辛辣、生冷、油腻食物。

2．不宜在服药期间同时服用滋补性中成药。

3．风热感冒者不适用，其表现为发热重，微恶风，有汗，口渴，鼻流浊涕，咽喉红肿热痛，咳吐黄痰。

4．有高血压、心脏病、肝病、糖尿病、肾病等病严重者，或正在接受其它治疗的患儿，均应在医师指导下服用。

5．服药 3 天后症状无改善，或出现发热咳嗽加重，并有其他严重症状如胸闷、心悸等时应去医院就诊。

【规格】

颗粒剂：每袋装 15g。

合剂：(1) 每支装 10ml，(2) 每瓶装 100ml。

【贮藏】 密封，置阴凉干燥处。

感冒清热颗粒（胶囊、口服液）

【处方】 荆芥穗、薄荷、防风、柴胡、紫苏叶、葛根、桔梗、苦杏仁、白芷、苦地丁、芦根。

【功能与主治】 疏风散寒，解表清热。用于风寒感冒，头痛发热，恶寒身痛，鼻流清涕，咳嗽咽干。

【用法与用量】

颗粒剂：开水冲服。一次 1 袋，一日 2 次。

胶囊：口服。一次 3 粒，一日 2 次。

口服液：口服。一次10ml，一日2次。

【禁忌】对本品过敏者禁用。

【注意事项】

1．忌辛辣、生冷、油腻食物。

2．不宜在服药期间同时服用滋补性中药。

3．有高血压、心脏病、肝病、糖尿病、肾病等病严重者应在医师指导下服用。

4．与环孢素A合用，可能引起环孢素A血药浓度升高。

【规格】

颗粒剂：（1）每袋装12g，（2）每袋装6g（无蔗糖），（3）每袋装3g（含乳糖）。

胶囊：每粒装0.45g。

口服液：每支装10ml。

【贮藏】密封。

（二）风热表证常用中成药品种

小儿退热合剂

【处方】大青叶、连翘、金银花、板蓝根、黄芩、重楼、栀子、淡竹叶、牡丹皮、地龙、白薇。

【功能与主治】疏风解表，解毒利咽。用于小儿风热感冒，症见发热恶风，头痛目赤，咽喉肿痛；痄腮、喉痹。

【用法与用量】口服。5岁以下，一次10ml；5～10岁，一次20～30ml，一日3次，或遵医嘱。

【注意事项】

1．忌辛辣、生冷、油腻食物。

2．不宜在服药期间同时服用滋补性中成药。

3．风寒感冒者不适用，其表现为恶寒重，发热轻，无汗，鼻塞流清涕，口不渴，咳吐稀白痰。

【规格】 每瓶装100ml。

【贮藏】 密封。

健儿清解液

【处方】 金银花、菊花、连翘、山楂、苦杏仁、陈皮。

【功能与主治】 清热解毒，祛痰止咳，消滞和中。用于口腔糜烂，咳嗽咽痛，食欲不振，脘腹胀满等症。

【用法与用量】 口服。一次10～15ml（1～1$\frac{1}{2}$支）。1岁以内，一次4ml（2/5支）；2～5岁以内，一次8ml（4/5支）；6岁以上开始酌加，一日3次。

【注意事项】

1．忌食生冷、辛辣食物。

2．服本药时不宜同时服用滋补性中成药。

3．脾胃虚弱、大便次数多者慎用。

4．6岁以上儿童可在医师指导下加量服用。

【规格】（1）每瓶装100ml，（2）每支装10ml。

【贮藏】 密封，置阴凉干燥处。

【药理毒理】 健儿清解液有明显的清热、止咳、抗炎作用。急性毒性研究表明能明显降低酵母致大鼠的发热反应，延长氨水引起的小鼠咳嗽潜伏期，并减少氨水引咳次数，对二甲苯所致耳肿胀、醋酸所致毛细血管通透性增加等急性炎症反应有显著抑制作用[1]。

【临床报道】

1. 观察中成药健儿清解液治疗小儿急性上呼吸道感染100例，对照组70例（病毒唑），治疗组总有效率94%，对照组总有效率77%。结论：健儿清解液治疗小儿上呼吸道感染效果显著，无明显副作用[2]。

2. 观察中成药健儿清解液治疗儿童上呼吸道感染142例，对照组138例（小儿感冒颗粒），治疗组显效率81.7%，对照组显效率55.1%，两组比较有显著性差异（$P < 0.01$）；治疗组总有效率88.0%，对照组总有效率75.4%，两组比较有显著性差异（$P < 0.05$）。结论：健儿清解液治疗儿童上呼吸道感染疗效显著，无明显副作用[3]。

【参考文献】

[1] 孔少珊, 洪育萍, 陈海, 等. 健儿清解液的药效学研究[J]. 现代医院, 2005, 5（8）: 81-82.

[2] 厉敏香, 黄桂花, 张英, 等. 健儿清解液治疗小儿上呼吸道感染疗效观察[J]. 中国中医急症, 2006, 15（6）: 579-580.

[3] 范玉金. 健儿清解液治疗儿童上呼吸道感染疗效观察[J]. 中国医药导报, 2007, 4（34）: 63.

双黄连口服液（片、颗粒、胶囊）

【处方】 金银花、黄芩、连翘。

【功能与主治】 疏风解表，清热解毒。用于外感风热所致的感冒，症见发热、咳嗽、咽痛。

【用法与用量】

口服液：口服。一次 20ml，一日 3 次；小儿酌减或遵医嘱。

片剂：口服。一次 4 片，一日 3 次；小儿酌减或遵医嘱。

颗粒剂：口服或开水冲服。一日 3 次。6 个月以下，一次 2～3g；6 个月～1 岁，一次 3～4g；1～3 岁，一次 4～5g；3 岁以上儿童酌量或遵医嘱。无蔗糖颗粒服用量减半。

胶囊：口服。一次 4 粒，一日 3 次。

【注意事项】

1．忌辛辣、生冷、油腻食物。

2．不宜在服药期间同时服用滋补性中药。

3．风寒感冒者不适用。

4．糖尿病患儿及有高血压、心脏病、肝病、肾病等病严重者应在医师指导下服用。

5．脾虚便溏者应在医师指导下服用。

6．发热体温超过 38.5℃的患儿，应去医院就诊。

【规格】

口服液：每支装（1）10ml，（2）20ml。

片剂：每片重 0.53g。

颗粒剂：每袋装 5g：（1）相当于净饮片 15g，（2）相当于净饮片 30g（无蔗糖）。

胶囊：每粒装 0.4g。

【贮藏】 密封，避光，置阴凉处。

【药理毒理】 本药有解热、抗炎和一定抗病原微生物作用。

· 解热、抗炎作用　双黄连口服液 22.5g（生药）/kg 灌胃，对大肠杆菌内毒素所致家兔发热有解热作用[1]。双黄连口服液对二甲苯致小鼠耳肿胀、蛋清性大鼠足趾肿胀、H^+致小鼠腹腔毛细血管通透性提高均具明显的抑制作用；双黄连口服液能明显抑制发热模型家兔肛温的升高[2]。

·抗菌作用 体外试验，双黄连口服液对甲型链球菌、乙型链球菌、大肠杆菌、铜绿假单胞菌、肺炎双球菌、金黄色葡萄球菌、白色葡萄球菌、变形杆菌、脑膜炎双球菌、白喉杆菌、幽门螺旋杆菌等有一定的抑制作用[1, 3-5]。

·抗病毒作用 双黄连口服液对呼吸道合胞病毒（RSV）感染鼠有保护作用，能降低组织内病毒滴度，阻止体内病毒复制，抗RSV作用类似于同剂量的病毒唑[6]。能抗流感A_3型病毒[7]。

·毒理 急性毒性试验灌服双黄连口服液达225g（生药）/kg小鼠活动仍正常，也无死亡；长期毒性试验，双黄连口服液54g（生药）/kg和27g（生药）/kg给大鼠灌胃30天，体重、血液学指标、血液生化学指标、重要脏器系数及病理组织学检查均未见明显异常[8]。

【临床报道】 用双黄连口服液治疗呼吸道感染100例，疗效显著，其有效率达99%。在退热、咽痛、咽充血、止咳、血象及胸片方面均优于对照组，故及早使用有利于缩短疗程，减少病情变化[9]。治疗流行性感冒比单纯利巴韦林滴注具有更好的临床疗效[10]。

【参考文献】

[1] 于震，王军，周红艳，等. 双黄连粉剂抑菌、清热实验研究[J]. 中医研究，2000，13（2）：28.

[2] 叶沛光，黄余龙. 双黄连口服液抗炎解热作用的实验研究[J]. 宜春学院学报（自然科学），2006，28（2）：110-111.

[3] 刘春，白瑞珍，宗润芝. 双黄连口服液杀菌效果的实验研

究[J].辽宁中医学院学报,2001,3(4):305.

[4] 高法彬,邱世翠,彭启海,等.双黄连口服液体外抑菌作用研究[J].时珍国医国药,2001,12(7):584.

[5] 蒋振明,徐国缨,张存钧,等.中药复方对幽门螺杆菌抑菌作用的体外实验[J].中国中西医结合消化杂志,2001,9(2):101.

[6] 吴成林,杨占秋,侯炜,等.双黄连口服液抗呼吸道合胞病毒的实验研究[J].数理医药学杂志,2005,18(6):592-594.

[7] 佟奎明,周昆,王德全,等.双黄连口服液抗流感病毒作用的实验观察[J].佳木斯医学院学报,1990,13(4):340-341.

[8] 解黎雯,关昕,黄红,等.双黄连口服液毒性试验研究[J].基层中药杂志,1999,13(2):20.

[9] 林娟,潘秀华.双黄连口服液治疗呼吸道感染100例[J].福建中医杂志,1997,28(6):26.

[10] 张仁衍,王玲.中西医结合治疗流行性感冒40例临床观察[J].实用中西医结合临床,2011,11(3):23-24.

柴胡口服液(滴丸)

【处方】柴胡。

【功能与主治】解表退热。用于外感发热,症见身热面赤、头痛身楚、口干而渴。

【用法与用量】

口服液:口服。一次10～20ml,一日3次。小儿酌减。

滴丸:含服。一次1袋,一日3次。

【注意事项】

1．忌辛辣、生冷、油腻食物。

2．不宜在服药期间同时服用滋补性中药。

3．风寒感冒者不适用。

4．糖尿病患儿及有高血压、心脏病、肝病、肾病等病严重者应在医师指导下服用。

【规格】

口服液：每支装10ml。

滴丸：每袋装0.525g。

【贮藏】密封，置阴凉处。

【临床报道】将142例外感发热患者随机分为治疗组（98例）和对照组（44例），治疗组采用柴胡口服液治疗，对照组用柴胡注射液治疗。结果两组退热总有效率差异无显著性（$P>0.05$）；但4h后退热作用比较，治疗组优于对照组（$P<0.01$）；通过剂型改革充分保留了药物有效成分，服用剂量小而方便，疗效快而持久[1]。

【参考文献】

[1] 王秀珍，李洁，林先毅．柴胡口服液治疗外感发热142例疗效观察[J]．中国中医急症，2002，11（4）：239-240．

柴黄颗粒（口服液、片、胶囊）

【处方】柴胡、黄芩提取物（以黄芩苷计）。

【功能主治】清热解毒。用于上呼吸道感染，感冒发热。

【用法与用量】

颗粒剂：口服。一次1袋，一日2次。

口服液：口服。一次10ml，一日3次，或遵医嘱。

片剂：口服。一次 3~5 片，一日 2 次。

胶囊：口服。一次 3~5 粒，一日 2 次。

【禁忌】 糖尿病者禁服。

【注意事项】

1．忌辛辣、生冷、油腻食物。

2．不宜在服药期间同时服用滋补性中药。

3．发热体温超过 38.5℃ 的患儿，请去医院就诊。

4．风寒感冒者慎服。

【规格】

颗粒剂：每袋装 4g。

口服液：每支装 10ml。

片剂：（1）薄膜衣片：每片重 0.5g；（2）糖衣片：片芯重 0.5g。

胶囊：每粒装 0.42g。

【贮藏】 密封，置阴凉处。

【药理毒理】 本品有解热、抗炎、抗菌作用。

·解热作用　柴黄片与柴黄颗粒对角叉菜胶与 2,4-二硝基酚所致的大鼠发热有解热作用[1]。

·抗炎作用　柴黄片与柴黄颗粒对二甲苯所致小鼠耳肿胀有抑制作用[1]。柴黄片能抑制醋酸所致小鼠腹腔毛细血管通透性增高，抑制皮肤被动超敏反应[2]。

·抗菌作用　柴黄片含药血清对大肠杆菌和流感嗜血杆菌有抑制作用[2]。体外实验，柴黄片和柴黄口服液对金黄色葡萄球菌、藤黄八叠球菌、大肠杆菌、铜绿假单胞菌均有抑制作用[3]。

【参考文献】

[1] 刘亚欧，白筱璐，余悦，等.柴黄制剂的解热抗炎作用研

究[J].中药药理与临床,2008,24(2):22-24.

[2] 韩俭,吴勇杰,李文广,等.柴黄片的抗炎、抗过敏、抗菌作用研究[J].中药药理与临床,2003,19(2):36.

[3] 刘炳茹,王伟,屈晓原.柴黄片剂及其口服液的体外抑菌作用研究[J].时珍国医国药,2000,11(5):397.

柴胡注射液

【处方】柴胡。

【功能与主治】清热解表。用于治疗感冒、流行性感冒及疟疾等的发热。

【用法与用量】肌内注射。一次2~4ml,一日1~2次。

【不良反应】本品所致不良反应包括过敏性休克、过敏性哮喘、晕厥、眩晕、胸闷气短、心慌、心动过速、急性肾衰竭、急性肺水肿、大疱性表皮松解型药疹、致死等,总体发生率较低[1-2]。

【禁忌】对本药过敏者禁用。

【注意事项】

1．本品为退热解表药,无发热者不宜使用。

2．本品应避免与其它药物混合使用。

3．有药物过敏史或过敏体质的患儿避免使用。

【规格】每支装2ml。

【贮藏】密封,避光,置阴凉处。

【药理毒理】本品有解热、抗病毒的作用。

・解热作用 柴胡注射液对LPS发热模型大鼠有较好的解热作用,其解热效果可能与其抑制外周 IL-1β、PGE2增加和下丘脑 cAMP、PGE2 释放有关[3]。

· 抗病毒作用 体外实验，本品对呼吸道合胞病毒有抑制作用。其最大无毒浓度、半效有效浓度、最小有效浓度分别为 1000μg/ml、500μg/ml、250μg/ml，治疗指数是 $4^{[4]}$。

【参考文献】

[1] 孙宗喜，吕晓慧.柴胡注射液的药理及不良反应文献分析[J].中国医院药学杂志，2012，32（11）：904-905.

[2] 林博明.柴胡注射液的不良反应[J].海峡药学，2006，18（5）：217-218.

[3] 左泽平，王志斌，高阳，等.柴胡注射液对LPS发热大鼠解热机制的研究[J].中药药理与临床，2012，28（4）：57-59.

[4] 廖传胜，余道文，董继华.柴胡注射液抑制呼吸道合胞病毒的研究[J].深圳中西医结合杂志，1999，9（2）：20.

蒲地蓝消炎口服液

【处方】 蒲公英、苦地丁、板蓝根、黄芩。

【功能与主治】 清热解毒，抗炎消肿。用于疖肿、腮腺炎、咽炎、扁桃体炎等。

【用法与用量】 口服。一次 10ml，一日 3 次，小儿酌减。

【禁忌】 对本药过敏者禁用。

【注意事项】

1．忌辛辣、生冷、油腻食物。

2．不宜在服药期间同时服用滋补性中药。

3．风寒感冒者慎服。

【规格】 每支装 10ml。

【贮藏】 密封，置阴凉处（不超过 20℃）。

【临床报道】

1．选取167例急性呼吸道感染的患儿，按就诊顺序分成2组，A组为84例，单独口服蒲地蓝消炎口服液；B组为83例，在抗感染、抗病毒的基础上，服用其他止咳平喘药、解热药及对症治疗。结果：单纯应用蒲地蓝消炎口服液组的疗效优于对照组。结论：在治疗急性呼吸道感染时，单纯应用蒲地蓝消炎口服液的疗效优于抗生素联合其他药物治疗，且蒲地蓝消炎口服液无不良反应，服用方便，可避免滥用抗生素的危害[1]。

2．将126例急性扁桃体炎患儿随机分为蒲地蓝消炎口服液组66例和对照组60例，观察治疗前后临床症状体征的变化，结果观察组在缓解临床症状和体征方面优于对照组（$P < 0.05$）。结论：蒲地蓝消炎口服液佐治急性扁桃体炎安全有效，可显著缩短病程，缓解症状，不良反应少[2]。

3．将疱疹性咽峡炎患儿70例随机分为两组，治疗组口服蒲地蓝消炎口服液，对照组口服利巴韦林颗粒剂，5~7天为1个疗程。结果：蒲地蓝消炎口服液治疗组与对照组两组总有效率比较有显著性差异（$P < 0.01$）。结论：蒲地蓝消炎口服液治疗疱疹性咽峡炎安全有效[3]。

【参考文献】

[1] 马秀兰.治疗儿童急性呼吸道感染的临床疗效观察[J].中国医院用药评价与分析，2011，11（11）：1030-1031.

[2] 崇瑞玲.蒲地蓝消炎口服液治疗急性扁桃体炎疗效观察[J].中外医疗，2010，7：117.

[3] 李育红.蒲地蓝消炎口服液治疗疱疹性咽峡炎35例疗效观察[J].中国临床医生，2011，39（7）：53-54.

（三）暑湿表证常用中成药品种

藿香正气水（软胶囊、口服液、胶囊、颗粒、丸、片）

【处方】 苍术、陈皮、厚朴（姜制）、白芷、茯苓、大腹皮、生半夏、甘草浸膏、广藿香油、紫苏叶油。

【功能与主治】 解表化湿，理气和中。用于外感风寒、内伤湿滞或夏伤暑湿所致的感冒，症见头痛昏重、胸膈痞闷、脘腹胀痛、呕吐泄泻；胃肠型感冒见上述证候者。

【用法与用量】

酊剂：口服。一次5～10ml，一日2次，用时摇匀。

软胶囊：口服。一次2～4粒，一日2次。

口服液：口服。一次5～10ml，一日2次，用时摇匀。

胶囊：口服。一次4粒，一日2次。

颗粒剂：口服。一次5g，一日2次。

丸剂：口服。一次8丸，一日3次。

片剂：口服。一次4～8片，一日2次。儿童用量酌减或遵医嘱。

【注意事项】

1．忌辛辣、生冷、油腻食物，饮食宜清淡。

2．不宜在服药期间同时服用滋补性中药。

3．有高血压、心脏病、肝病、糖尿病、肾病等病严重者应在医师指导下服用。

4．吐泻严重者应及时去医院就诊。

5．本品含乙醇（酒精）40%～50%，儿童严格按用法用量服用,不宜长期服用。

6. 对本品及酒精过敏者禁用,过敏体质者慎用。

【规格】

酊剂:每瓶装10ml。

软胶囊:每粒装0.45g。

口服液:每支装10ml。

胶囊:(1)每粒装0.25g,(2)每粒装0.3g。

颗粒剂:每袋装5g。

丸剂(浓缩丸):每8丸相当于原生药3g。

片剂:每片重0.3g。

【贮藏】 密封,置阴凉干燥处。

【药理毒理】 本品具有一定影响肠运动及屏障功能、抗过敏、镇吐、抗菌、抗病毒、调节免疫并减轻腹泻等作用。

• 对肠运动及屏障功能的影响 藿香正气水能够抑制由激动剂-卡巴胆碱(CCH)和KCl引起大鼠结肠平滑肌的收缩,抑制收缩的作用与抑制平滑肌细胞膜上钙通道的开放是相关的[1]。藿香正气水能抑制家兔、豚鼠等试验动物离体肠肌的自发活动,并能缓解组胺、乙酰胆碱、氯化钡等所致肠肌痉挛[2,3];藿香正气水灌胃能抑制乙酰胆碱所致在体家兔肠肌张力的增高[4,5],抑制毒扁豆碱所致犬、家兔在体肠管的痉挛性收缩[4]。对于肢体缺血-再灌注所致肠屏障功能损伤大鼠,藿香正气软胶囊可降低血清TNFα水平及血浆二妥氧化酶活性,增加小肠上皮细胞膜的流动性[6],降低血清NO浓度[7]。

• 抗过敏作用 藿香正气水和口服液在体外可抑制大鼠肥大细胞脱颗粒[8,9],藿香正气水含药血清也能抑制嗜碱白细胞的脱颗粒及 IL-3 所致组胺释放[10]。

•镇吐作用　藿香正气水对硫酸铜所致家鸽的呕吐反应,可延长其发生的潜伏期,减少呕吐次数,还可抑制小鼠胃肠运动[2]。

•抗菌、抗病毒作用　藿香正气水能抑制痢疾杆菌、大肠杆菌的生长,使流感病毒感染鸡胚的血凝滴度下降[2]。

•调节免疫并减轻腹泻作用　福氏痢疾杆菌和鼠伤寒沙门氏菌所致菌群失调腹泻小鼠（BSD 小鼠）腹泻明显,外周血和 PP 结 CD^{4+},$CD^{8+}T$ 淋巴细胞紊乱,外周血和肠组织 TNF-α 升高。藿香正气双向胶囊可减少 BSD 小鼠腹泻次数,缩短病程,调节 CD^{4+},$CD^{8+}T$ 淋巴细胞平衡,降低 TNF-α[12]。

【临床报道】将 200 例感冒夹湿患者随机分为治疗组 100 例,对照组 100 例,分别给予藿香桂枝汤和藿香正气水治疗,疗程 3 天。治疗组总有效率为 92%,对照组 74%,两组比较有统计学意义（$P < 0.05$）;两组用药均能改善患者的临床症状和体征（$P < 0.05$ 或 $P < 0.01$）,治疗组在改善患者恶寒、鼻塞、流涕、咳嗽、咯痰等症状方面疗效优于对照组（$P < 0.05$）;两组治疗前后实验室检查未见明显变化;治疗过程中未见有药物相关的毒副作用[11]。

【参考文献】

[1] 李康,陈思亮,周文良,等. 中药藿香正气水对大鼠结肠平滑肌收缩的机理研究 [J]. 中国实验方剂学杂志,2010,16（5）:131-134.

[2] 田文艺,兰芳,肖永新,等. 藿香正气胶囊和藿香正气水药理作用的比较 [J]. 中成药,1990,12（4）:31.

[3] 刘中煜,袁美明,聂正惠,等. 藿香正气水解痉、镇痛和抗菌作用实验观察 [J]. 中草药,1984,15（12）:15.

[4] 周雪仙，王克美．藿香正气丸（水）对肠平滑肌的作用 [J]．湖南中医学院学报，1984，(1)：62．

[5] 高振贺，姚林富，王红．藿香正气冲剂与水剂对家兔在体肠张力影响的比较 [J]．天津药学，1991，3（1）：15．

[6] 谢肆聪，唐方．藿香正气软胶囊对肠屏障功能保护作用的实验研究 [J]．中草药，2003，34（3）：252．

[7] 谢肆聪，唐方．藿香正气软胶囊对肠屏障功能保护作用的机理研究 [J]．中国中药杂志，2004，29（5）：456．

[8] 余传星，朱玲．藿香正气水阻断肥大细胞脱颗粒的实验研究 [J]．中医药研究，1994，(4)：60．

[9] 余传星，朱玲．藿香正气口服液抗肥大细胞脱颗粒的机制探讨 [J]．中成药，2002，24（2）：120．

[10] Yu Chuanxing, Zhu Ling. Experimental researches on inhibitory effect of Huoxiang Zhengqi Liquid（藿香正气水）on histamine release[J]. CJIM, 2003, 9（4）: 276.

[11] 褚蕾，朱虹江．藿香桂枝汤与藿香正气水治疗外感夹湿型感冒100例临床对照观察 [J]．云南中医学院学报，2007，30（5）：45-47．

[12] 何颖辉，罗晓健，钱星文，等．藿香正气胶囊对菌群失调小鼠黏膜免疫的影响 [J]．中国中药杂志，2007，32（22）：2397-2400．

藿香正气滴丸

【处方】 苍术、陈皮、厚朴（姜制）、白芷、茯苓、大腹皮、生半夏、甘草浸膏、广藿香油、紫苏叶油。

【功能与主治】解表化湿，理气和中。用于外感风寒，内伤湿滞，头痛昏重、脘腹胀痛，呕吐泄泻；胃肠型感冒。

【用法与用量】口服。一次1～2袋，一日2次。

【注意事项】

1．饮食宜清淡。

2．不宜在服药期间同时服用滋补性中成药。

3．高血压、心脏病、肝病、糖尿病、肾病等病严重者应在医师指导下服用。

4．服药3天后或服药期间症状无改善，或症状加重，或出现新的严重症状如胸闷、心悸等应立即停药，并去医院就诊。

5．对本品过敏者禁用，过敏体质者慎用。

【规格】每袋装2.6g。

【贮藏】密封，置阴凉干燥处。

【临床报道】将429例感冒（风寒兼湿滞证）患者随机分为治疗组（n=322）和对照组（n=107），其中剔除脱落12例，实际完成病例417例（治疗组314例，对照组103例）。两组分别接受藿香正气滴丸及藿香正气软胶囊治疗，治疗组314例（藿香正气滴丸）愈显率75.79%，总有效率98.41%，对照组（藿香正气软胶囊）愈显率69.90%，总有效率98.06%。治疗组与对照组感冒疗效比较无统计学意义（$P > 0.05$），说明两组疗效相当，但藿香正气滴丸对改善患者泄泻症状明显优于藿香正气软胶囊（$P < 0.05$）[1]。

【参考文献】

[1] 张瑞明，王蕾，常静，等.藿香正气滴丸治疗感冒（风寒兼湿滞证）的随机对照研究[J].华西医学，2005，20（1）：48-50.

保济丸（口服液）

【处方】 钩藤、菊花、蒺藜、厚朴、木香、苍术、天花粉、广藿香、葛根、化橘红、白芷、薏苡仁、稻芽、薄荷、茯苓、广东神曲。

【功能与主治】 解表，祛湿，和中。用于暑湿感冒，症见发热头痛、腹痛腹泻、恶心呕吐、肠胃不适，亦可用于晕车晕船。

【用法与用量】

丸剂：口服。一次 1.85～3.7g，一日 3 次。

口服液：口服。一次 10～20ml，一日 3 次。

【注意事项】

1．忌辛辣、生冷、油腻食物。

2．不宜在服药期间同时服用滋补性中药。

3．外感燥热者不宜服用。

4．有高血压、心脏病、肝病、糖尿病、肾病等病严重者应在医师指导下服用。

5．吐泻严重者应及时去医院就诊。

6．对本品过敏者禁用，过敏体质者慎用。

7．吞咽食物有噎感者，尽早到医院诊治。

8．不适用于急性肠道传染病之剧烈恶心、呕吐、水泻不止。

【规格】

丸剂：（1）每瓶装 1.85g，（2）每瓶装 3.7g。

口服液：每瓶装 10ml。

【贮藏】 密封。

【药理毒理】 本品具有抗炎、镇痛及调节胃肠运动等作用。

·抗炎、镇痛作用　保济丸灌服，能显著抑制醋酸诱发小鼠的扭体反应,降低二甲苯引起的小鼠耳郭肿胀和耳毛细血管通透性,明显对抗蓖麻油引起的小鼠泻下作用,对小鼠小肠蠕动及新斯的明引起的小肠蠕动亢进均有抑制作用[1]。能明显拮抗乙酰胆碱致离体兔肠的痉挛,有解痉作用[2]。

• 调节胃肠运动功能　保济丸灌服,能减少蓖麻油致泻小鼠的湿粪粒数,抑制小鼠小肠蠕动,对抗新斯的明所致的小肠运动亢进[1]。能促进家兔离体肠管平滑肌收缩幅度,但不影响频率,可被阿托品阻滞,但不被磷酸组胺或苯海拉明增强或封闭;本品灌服,能促进小鼠胃肠推进运动;能增加十二指肠电位[3]。能明显抑制小鼠胃排空,增加胃中酚红的残留率;抑制正常小鼠及肠功能亢进小鼠的小肠推进作用,明显抑制推进距离和推进率[4]。

• 抗菌作用　保济丸对乙型溶血性链球菌的体外最小抑菌浓度(MIC)为50g/L,对金黄色葡萄球菌、福氏痢疾杆菌、伤寒杆菌的MIC为10g/L,对鼠伤寒杆菌、大肠杆菌、铜绿假单胞菌、白色念珠菌的MIC为20g/L[1]。体内抗菌实验结果显示,保济丸对大肠杆菌引起的小鼠腹腔感染死亡有明显的保护作用;体外抗菌试验结果显示保济丸对4种常见致病菌有较强的抑菌作用[5]。有抗鼻病毒作用[6]。

• 毒理　急性毒性试验,小鼠灌服保济丸的LD_{50}为699.8±30.11g/kg(相当于临床口服量的5000倍);小鼠腹腔注射保济丸的LD_{50}为84.14±4.20g/kg[1]。

【临床报道】对照治疗112例胃肠型感冒(风寒夹食证),其中治疗组(保济浓缩丸)85例,对照组(保济丸)27例。两组对胃肠型感冒、风寒夹食证有效率及各症状改善比较均无显著性差异（$P > 0.05$）。未发现明显的不良反应[7]。

【参考文献】

[1] 张丹，肖柳英，陈绮文，等.保济丸的药理作用研究[J]. 中药新药与临床药理，1998，9（4）：212-214.

[2] 吴君，吴清和，黄萍，等.保济丸对离体兔肠作用的实验研究[J]. 西北药学杂志，2011，26（4）：274-276.

[3] 李锐，李灿辉，李迅，等.保济丸对消化道运动功能的影响[J]. 中成药研究，1984，（1）：21.

[4] 吴君，韩芸，吴清和，等.保济丸对胃肠运动功能的影响[J]. 中国实验方剂学杂志，2011，17（18）：229-231.

[5] 郭卫真，刘妮，卢东荣，等.保济丸抗菌作用的实验研究[J]. 内蒙古中医药，2010，12：48.

[6] 张俊丽，刘妮.保济丸抗呼吸道病毒的体外实验研究[J]. 浙江中西医结合杂志，2008，18（11）：686-687.

[7] 黄晓丹，薛素琴，黄彬，等.保济浓缩丸治疗胃肠型感冒的临床研究[J]. 中国民族民间医药，2009，44-45.

暑湿感冒颗粒

【处方】 藿香、佩兰、香薷、紫苏叶、防风、白芷、苦杏仁、半夏、茯苓、陈皮、大腹皮。

【功能与主治】 清暑祛湿，芳香化浊。用于外感风寒引起的感冒，胸闷呕吐，腹泻便溏，发热不畅。

【用法与用量】 口服。一次1袋，一日3次；小儿酌减。

【注意事项】 服药期间饮食宜清淡。

【规格】 每袋重8g。

【贮藏】密闭,防潮。

(四)气虚感冒常用中成药品种

参苏丸(胶囊)

【处方】党参、紫苏叶、葛根、前胡、茯苓、半夏(制)、陈皮、枳壳(炒)、桔梗、甘草、木香。

【功能与主治】益气解表,疏风散寒,祛痰止咳。用于身体虚弱、感受风寒所致感冒,症见恶寒发热、头痛鼻塞、咳嗽痰多、胸闷呕逆、乏力气短。

【用法与用量】

丸剂:口服。一次6~9g,一日2~3次。

胶囊:口服。一次4粒,一日2次。

【注意事项】

1. 忌辛辣、生冷、油腻食物。

2. 不宜在服药期间同时服用滋补性中药。

3. 风热感冒者不适用。

4. 有高血压、心脏病、肝病、糖尿病、肾病等慢性病严重者应在医师指导下服用。

5. 对本品过敏者禁用,过敏体质者慎用。

【规格】

丸剂:每袋装6g。

胶囊:每粒装0.45g。

【贮藏】密封。

【临床报道】李红梅将85例咳嗽患者随机分成两组,治疗组

（参苏胶囊）42例，对照组（盐酸氨溴索口服液）43例，治疗组有效率97.62%，对照组有效率93.02%。证实参苏胶囊止咳、祛痰效果临床疗效确切[1]。

【参考文献】

[1] 李红梅.参苏胶囊临床疗效观察[J].中国当代医药，2009，16（8）：52-53.

玉屏风颗粒（口服液、胶囊）

【处方】 黄芪、白术（炒）、防风。

【功能与主治】 益气，固表，止汗。用于表虚不固，自汗恶风，面色㿠白，或体虚易感风邪者。

【用法与用量】

颗粒剂：开水冲服。一次1袋，一日3次。

口服液：口服。一次10ml，一日3次。

胶囊：口服。一次2粒，一日3次。

【注意事项】

1．忌油腻食物。

2．本品宜饭前服用。

3．服药2周或服药期间症状无明显改善，或症状加重者，应立即停药并去医院就诊。

4．过敏者禁用，过敏体质者慎用。

【规格】

颗粒剂：每袋装5g。

口服液：每支装10ml。

胶囊：每粒装0.5g。

【贮藏】 密封。

【药理毒理】 本品具有抗过敏、抗疲劳、抗病毒及增强免疫等作用。

· 抗过敏作用　玉屏风颗粒对过敏性鼻炎大鼠能降低 IgE 抗体水平，改善大鼠过敏性鼻炎症状，鼻黏膜的嗜酸细胞增多，鼻黏膜溃疡、腺体增生以及充血水肿等病理学改变得到明显改善，对过敏性鼻炎大鼠和豚鼠具有良好的抗过敏作用[1]。

· 抗疲劳作用　玉屏风颗粒能延长正常小鼠及利血平脾虚小鼠的常温游泳时间；对限制饮食所致气虚小鼠的高温游泳时间和用放血法造成的气虚小鼠模型的低温游泳时间也有明显的延长作用[2]。

· 增强免疫作用　玉屏风口服液本品灌胃对小鼠巨噬细胞吞噬功能有明显的促进作用，可提高吞噬百分率和吞噬指数，镜下可见巨噬细胞呈现细胞被激活的现象，并增加小鼠胸腺重量[3, 4]。

· 抗病毒作用　鸡胚试验表明：玉屏风口服液对流行性感冒病毒 A 毒株 15EID50、30EID50 感染所致病变均有的抑制作用，且能灭活病毒[5]。

· 其他作用　该药还有明显提高小鼠网状内皮系统吞噬指数的作用；能抑制毛果芸香碱致大鼠出汗亢进，有止汗、抗应激和提高网状内皮系统吞噬功能的作用[2]。

【临床报道】

1. 运用玉屏风颗粒口服治疗伤风鼻塞（急性鼻炎）、鼻窒（慢性鼻炎）、鼻鼽（过敏性鼻炎）等 300 例，并设对照组用辛芩颗粒，治疗组痊愈率、显效率、有效率分别为 23.3%、30.0%、43.3%，总有效率为 96.7%。玉屏风颗粒口服可以有效缓解鼻腔阻塞、减少流鼻涕，改善和恢复嗅觉功能，减轻临床症状，总有效率明显优于对照组[6]。

2．用玉屏风颗粒治疗反复呼吸道感染180例，显效112例（62.2%），好转54例（30.0%），无效14例（7.8%），总有效率为92.2%。停药后观察1年以上患儿100例，感染次数明显减少，症状较前明显减轻，病程明显缩短[7]。

3．将86例小儿反复呼吸道感染（RRTI）病例随机分为观察组和对照组各43例，对照组予常规抗感染、对症治疗，观察组在常规治疗的基础上加玉屏风口服液。观察治疗后1年内呼吸道感染发作的次数、程度、持续时间的变化。结果治疗组总有效率83.72%，明显高于对照组53.49%（$P < 0.01$）。证实玉屏风口服液可明显减少反复呼吸道感染儿童呼吸道感染发作的次数及程度，疗效显著，值得临床推广应用[8]。

4．将82例反复呼吸道感染患儿随机分成2组，观察组41例给以常规治疗，治疗组41例在常规治疗基础上给以玉屏风口服液治疗。2组治疗后IgA、IgG、IgM升高值均有显著差异，玉屏风口服液可有效治疗小儿反复呼吸道感染[9]。

【参考文献】

[1] 文洁，朱建梅，李婕，等．玉屏风颗粒治疗过敏性鼻炎的实验研究[J]．中成药，2011，33（6）：934-936．

[2] 崔琦珍，杜群，巫燕莉，等．玉屏风颗粒益气固表作用研究[J]．中药药理与临床，2008，24（2）：2-4．

[3] 邹莉玲．玉屏风口服液对流感病毒抑制及对机体免疫功能的影响[J]．中药材，1990，13（1）：37．

[4] 李淑贞．玉屏风口服液对免疫抑制小鼠免疫功能的调节作

用[J]. 中成药，1992，14（3）：26.

[5] 邹莉玲. 玉屏风口服液在鸡胚内对流感病毒的抑制作用[J]. 江西中医药，1989，（6）：40.

[6] 黄跃，兰小玲，甘金梅，等. 玉屏风颗粒治疗急慢性鼻炎、过敏性鼻炎300例疗效观察[J]. 中国社区医师，2011，13（275）：178.

[7] 汤景平. 玉屏风颗粒防治反复呼吸道感染180例[J]. 新中医，2009，41（5）：64-65.

[8] 俞慧君，蔡妙国，管敏昌. 玉屏风口服液治疗小儿反复呼吸道感染疗效观察[J]. 海峡药学，2011，23，（10）：166-167.

[9] 方泽雄. 玉屏风口服液治疗小儿反复呼吸道感染疗效观察[J]. 中外医疗，2009，3：85-86.

（五）感冒夹痰证常用中成药品种

清宣止咳颗粒

【处方】桑叶、薄荷、苦杏仁、桔梗、白芍、紫菀、枳壳、陈皮、甘草。

【功能与主治】疏风清热，宣肺止咳。用于小儿外感风热咳嗽，症见咳嗽、咯痰、发热或鼻塞、流涕、微恶风寒、咽红或痛、苔薄黄等。

【用法与用量】开水冲服。1～3岁，一次1/2包；4～6岁，一次3/4包；7～14岁，一次1包，一日3次。

【禁忌】糖尿病患儿禁服。

【注意事项】

1. 忌食辛辣、生冷、油腻食物。

2. 婴儿应在医师指导下服用。

3. 脾虚易腹泻者慎服。

4. 风寒袭肺咳嗽不适用,症见发热恶寒、鼻流清涕、咳嗽痰白等。

【规格】每袋装 10g。

【贮藏】密封。

小儿清热止咳口服液(合剂)

【处方】麻黄、炒苦杏仁、石膏、甘草、黄芩、板蓝根、北豆根。

【功能与主治】清热宣肺,平喘利咽。用于小儿外感风热所致的感冒,症见发热恶寒、咳嗽痰黄、气促喘息、口干音哑、咽喉肿痛。

【用法与用量】

口服液:口服。1～2岁,一次3～5ml;3～5岁,一次5～10ml;6～14岁,一次10～15ml,一日3次。用时摇匀。

合剂:口服。1～2岁,一次3～5ml;3～5岁,一次5～10ml;6～14岁,一次10～15ml,一日3次。用时摇匀。

【注意事项】

1. 忌食辛辣、生冷、油腻食物。

2. 风寒感冒者不适用,表现为发热畏冷、肢凉、流清涕、咽不红。

3. 高血压、心脏病患儿慎服。婴儿及糖尿病患儿应在医师指导下服用。

4. 脾虚易腹泻者慎服。

【规格】

口服液：每支装10ml。

合剂：每支装10ml。

【贮藏】密封。

小儿清热利肺口服液

【处方】麻黄、生石膏、金银花、连翘。

【功能与主治】清热宣肺，止咳平喘。用于小儿咳嗽属风热犯肺证，症见发热、咳嗽或咯痰、流涕或鼻塞、咽痛、口渴。

【用法与用量】口服。1～2岁，一次3～5ml；3～5岁，一次5～10ml；6～14岁，一次10～15ml，一日3次。

【注意事项】

1．忌食辛辣、生冷、油腻食物。

2．风寒咳嗽者不适用，表现为发热无汗、咽痒咳嗽、痰白稀薄。

3．脾胃虚弱者慎用。

4．对本药过敏者禁用，过敏体质者慎用。

【规格】每支装10ml。

【贮藏】密封。

（六）感冒夹滞证常用中成药品种

本证型中"健儿清解液"的内容见急性上呼吸道感染风热表证。

小儿七星茶颗粒（口服液）

【处方】薏苡仁、稻芽、山楂、淡竹叶、钩藤、蝉蜕、甘草。

【功能与主治】开胃消滞,清热定惊。用于小儿积滞化热,消化不良,不思饮食,烦躁易惊,夜寐不安,大便不畅,小便短赤。

【用法与用量】

颗粒剂:开水冲服。一次3.5～7g,一日3次。

口服液:口服。儿童一次1～2支,一日2次;婴儿酌减。

【注意事项】

1．服药期间忌食生冷、油腻等不易消化食品。

2．过敏体质者慎用。

【规格】

颗粒剂:每袋装7g。

口服液:每支装10ml。

【贮藏】密封,置阴凉处。

保济口服液

【处方】广藿香、白芷、薄荷、菊花、蒺藜、苍术、葛根、厚朴、化橘红、薏苡仁、茯苓、广东神曲、钩藤、木香、天花粉、稻芽。

【功能与主治】解表,祛湿,和中。用于腹痛吐泻,噫食嗳酸,恶心呕吐,肠胃不适,消化不良,舟车晕浪,四时感冒,发热头痛。

【用法与用量】口服。成人一次2瓶,3岁以上儿童一次1瓶,3岁以下儿童酌减,一日3次。

【注意事项】

1．忌食生冷、油腻、不易消化食物。

2．不适用于急性肠道传染病之剧烈恶心、呕吐、水泻不止。

3．吞咽食物有噎感者，尽早到医院诊治。

【规格】每瓶装10ml。

【贮藏】密封。

小儿豉翘清热颗粒

【处方】连翘、淡豆豉、薄荷、荆芥、栀子（炒）、大黄、青蒿、赤芍、槟榔、厚朴、黄芩、半夏。

【功能与主治】疏风解表，清热导滞。用于小儿风热感冒夹滞证，症见发热咳嗽、鼻塞流涕、咽红肿痛、纳呆口渴、脘腹胀满、便秘或大便酸臭、溲黄等。

【用法与用量】开水冲服。6个月～1岁，一次1～2g；1～3岁，一次2～3g；4～6岁，一次3～4g；7～9岁，一次4～5g；10岁以上，一次6g，一日3次。

【注意事项】

1．忌食生冷、辛辣食物。

2．服本药时不宜同时服用滋补性中成药。

3．脾胃虚弱、大便次数多者慎用。

4．6岁以上儿童可在医师指导下加量服用。

【规格】每袋装2g。

【贮藏】密封，置阴凉干燥处。

【药理毒理】本品具有抗病毒、退热及增强免疫等功能。

本品对流感病毒，呼吸道合胞病毒及小儿麻痹病毒有较好抑制和杀灭作用；且有广谱抗菌的作用，本品对小鼠巴豆油性耳肿和大鼠角叉菜胶足肿有抑制作用，对酵母引起的大鼠发热和消毒牛奶所引起的家兔非感染性发热,均有降温作用,并可增强机体的免疫功能[1]。

【临床报道】

1. 将278例急性上呼吸道感染的患儿随机分为治疗组(小儿豉翘清热颗粒组136例)和对照组(病毒唑组142例)。2组对症治疗相同,治疗组给予小儿豉翘清热颗粒口服每日3次,3~5d为1个疗程;对照组给予病毒唑口服10~15mg/kg·d,3~5d为1个疗程。结果:治疗组总有效率为92.6%,对照组为75.35%,2组比较差异显著($P<0.01$)[1]。

2. 将92例小儿风热感冒夹滞证患儿随机分为两组:治疗组(46例)服用小儿豉翘清热颗粒,对照组(46例)服用利巴韦林。平均3次/d,疗程3~4d。比较治疗组和对照组的疗效。结果:治疗组的愈显率为89.1%,对照组的愈显率为71.8%,两组愈显率的差异有统计学意义($P<0.01$)高于对照组[2]。

3. 将118例小儿风热夹滞型外感发热病例分为2组:治疗组60例给予小儿豉翘清热颗粒;对照组58例给予利巴韦林片、儿童感冒颗粒。均每日3次,疗程3d。比较2组退热时间、临床有效率及主要症状、体征改善情况。结果:治疗组总有效率83.33%,对照组有效率74.14%,2组比较有显著性差异($P<0.01$)[3]。

【参考文献】

[1] 崇瑞玲,李淑铭.小儿豉翘清热颗粒治疗急性上呼吸道感染疗效观察[J].内蒙古中医药,2009,2:20.

[2] 李书桃,李乖霞.小儿豉翘清热颗粒治疗小儿风热感冒夹

滞证46例疗效观察[J].吉林医学,2010,31(6):780.

[3] 张瑞杰,刘元辉,杨谦.小儿豉翘清热颗粒对小儿风热夹滞型外感发热的临床疗效观察[J].中国药房,2008,9(24):1902-1903.

(七)感冒夹惊证常用中成药品种

小儿回春丹

【处方】 川贝母、陈皮、木香、白豆蔻、枳壳、法半夏、沉香、天竺黄、僵蚕、全蝎、檀香、牛黄、麝香、胆南星、钩藤、大黄、天麻、甘草、朱砂。

【功能与主治】 开窍定惊,清热化痰。用于小儿急惊,痰热蒙蔽,发热烦躁,神昏惊厥,或反胃呕吐,夜啼吐乳,痰嗽哮喘,腹痛泄泻。

【用法与用量】 口服。周岁以下,一次1丸;1~2岁,一次2丸,一次2~3次。

【注意事项】

1. 忌食生冷、辛辣食物。
2. 服本药时不宜同时服用滋补性中成药。
3. 按照用法用量服用,服药期间症状加重,或兼见其他症状,应及时去医院就诊。
4. 对本品过敏者禁用,过敏体质者慎用。
5. 因本品含有朱砂,不宜久服。

【规格】 每丸重0.09g。

【贮藏】 密封,置阴凉干燥处。

【药理毒理】 本品具有退热、抗惊厥的作用。

1. 将60只SD幼年大鼠随机分为模型组、安定组、回春丹（高）组和回春丹（低）组，以热水浴诱发惊厥发作，观察各组实验大鼠惊厥发生及死亡例数、惊厥潜伏期、惊厥持续时间及肛温上升速度。结果：与模型组相比，回春丹（高）组、回春丹（低）组和安定组对实验大鼠均可明显降低惊厥发生率，延长惊厥潜伏期及减慢肛温上升速度（$P<0.01$或$P<0.05$）[1]。

2. 将40只SD幼年大鼠随机分为正常组、模型组、地西泮组、小儿回春丹（高）组、小儿回春丹（低）组，以热水浴诱发惊厥（5min或至惊厥发作），检测各组大鼠大脑皮质Glu、GABA含量。结果：模型组实验大鼠大脑皮质Glu含量明显升高（$P<0.01$），GABA含量明显降低（$P<0.05$），GABA/Glu明显降低（$P<0.01$）；与模型组相比，小儿回春丹（高）组、小儿回春丹（低）组大鼠大脑皮层Glu含量明显降低（$P<0.05$），GABA含量明显升高（$P<0.05$，$P<0.01$），GABA/Glu明显升高（$P<0.05$，$P<0.01$）。结论：小儿回春丹预防FC的作用机制可能与其影响大脑皮质Glu与GABA的含量，调节兴奋性氨基酸递质与抑制性氨基酸递质的平衡有关[2]。

【参考文献】

[1] 尚莉丽，邓军霞，牛敏国. 小儿回春丹预防热性惊厥的实验研究[J]. 安徽中医学院学报，2004，23（4）：41-43.

[2] 邓军霞，牛敏国，尚莉丽. 小儿回春丹对热性惊厥大鼠大脑皮质Glu、GABA含量的影响[J]. 安徽中医学院学报，2006，25（4）：34-36.

清开灵颗粒

【处方】 胆酸、珍珠母、猪去氧胆酸、栀子、水牛角、板蓝根、黄芩苷、金银花。

【功能与主治】 清热解毒,镇静安神。用于外感风热所致发热,烦躁不安,咽喉肿痛;上呼吸道感染、病毒性感冒、急性咽炎见上述证候者。

【用法与用量】 口服。一次3～6g,一日2～3次,儿童酌减或遵医嘱。

【注意事项】

1．忌辛辣、生冷、油腻食物。

2．不宜在服药期间同时服滋补性中药。

3．风寒感冒者不适用,其表现为恶寒重,发热轻,无汗,头痛,鼻塞,流清涕,喉痒咳嗽。

4．高血压、心脏病患儿慎服;平素脾胃虚寒及久病体虚患儿如出现腹泻时慎服。

5．患有肝病、肾病、糖尿病等慢性病严重者应在医师指导下服用。

6．服药3天症状无缓解,应去医院就诊。

【规格】 每丸重0.09g。

【贮藏】 密封。

【药理毒理】 本品具有抑菌的作用。

清开灵颗粒对乙型溶血性链球菌、甲型溶血性链球菌、肺炎双球菌、金黄色葡萄球菌、流感杆菌的最低抑菌浓度(MIC)分别为:0.0313g/mL、0.0313g/mL、0.0625g/mL、0.0313g/mL、0.0625g/mL[1]。

【临床报道】

1. 治疗124例上感高热患儿,对照组采用小儿速效感冒冲剂(片)或泰诺糖浆常规口服,结果:治疗组124例,显效87例,有效28例,无效7例,总有效率92.74%;对照组102例,显效34例,有效30例,无效30例,总有效率70.59%,治疗组的总有效率明显高于对照组($P<0.01$)[2]。

2. 将100例上呼吸道感染患儿随机分为两组,分别给予清开灵颗粒和头孢克肟颗粒治疗,观察各组疗效及不良反应,运用药物经济学成本-效果对比分析进行评价。结果:清开灵颗粒和头孢克肟颗粒总有效率分别为90%和86%。两者疗效比较差异无统计学意义。两组的成果-效果对比分析分别为5.937和13.184[3]。

【参考文献】

[1] 何军,黄清松.清开灵颗粒体外抑菌作用研究[J].赣南医学院学报,2011,31(2):192-193.

[2] 张冬梅,侯学光.清开灵颗粒剂治疗小儿上感高热124例[J].中医研究,2000,13(4):30-31.

[3] 梁雪芳,张东毅.清开灵与头孢克肟颗粒治疗社区小儿上呼吸道感染的成本与效果对比分析[J].临床医药实践,2012,21(4):292-294.

附二

治疗急性上呼吸道感染的常用中成药简表

证型	药物名称	功能	主治病证	用法用量	备注
风寒表证	正柴胡饮颗粒	发散风寒，解热止痛。	用于外感风寒所致的发热恶寒、无汗、头痛、鼻塞、喷嚏、咽痒咳嗽、四肢酸痛；流感初起、轻度上呼吸道感染见上述证候者。	开水冲服。一次3g，一日3次，小儿酌减或遵医嘱。	药典，基药，医保
	荆防颗粒（合剂）	发汗解表，散风祛湿。	用于感冒风寒，头痛身痛，恶寒无汗，鼻塞流涕，咳嗽。	颗粒剂：开水冲服。一次15g，一日3次。合剂：口服。一次10～20ml，一日3次。用时摇匀。	医保
	感冒清热颗粒（胶囊、口服液）	疏风散寒，解表清热。	用于风寒感冒，头痛发热，恶寒身痛，鼻流清涕，咳嗽咽干。	颗粒剂：开水冲服。一次1袋，一日2次。胶囊：口服。一次3粒，一日2次。口服液：口服。一次10ml，一日2次。	颗粒剂：药典，基药，医保 胶囊：医保
风热表证	小儿退热合剂	疏风解表，解毒利咽。	用于小儿风热感冒，症见发热恶风，头痛目赤，咽喉肿痛；痄腮、喉痹。	口服。5岁以下，一次10ml；5～10岁，一次20～30ml，一日3次，或遵医嘱。	医保
	健儿清解液	清热解毒，祛痰止咳，消滞和中。	用于口腔糜烂，咳嗽咽痛，食欲不振，脘腹胀满等症。小儿咳喘。	口服。一次10～15ml（1支～1½支），1岁以内，一次4ml（2/5支），2～5岁，一次8ml（4/5支），6岁以上酌加，一日3次。	医保

续表

证型	药物名称	功能	主治病证	用法用量	备注
风热表证	双黄连口服液（片、颗粒、胶囊）	疏风解表，清热解毒。	用于外感风热所致的感冒，症见发热、咳嗽、咽痛。	口服液：口服。一次20ml，一日3次；小儿酌减或遵医嘱。 片剂：口服。一次4片，一日3次；小儿酌减或遵医嘱。 颗粒剂：口服或开水冲服。一日3次。6个月以下，一次2～3g；6个月～1岁，一次3～4g；1～3岁，一次4～5g；3岁以上儿童酌量或遵医嘱。无蔗糖颗粒服用量减半。 胶囊：口服。一次4粒，一日3次。	口服液：药典，医保 片剂：药典，基药，医保 颗粒剂：药典，基药，医保 胶囊：基药，医保
	柴胡口服液（滴丸）	解表退热。	用于外感发热，症见身热面赤、头痛身楚、口干而渴。	口服液：口服。一次10～20ml，一日3次。小儿酌减。 滴丸：含服。一次1袋，一日3次。	口服液：药典，医保 滴丸：医保
	柴黄颗粒（口服液、片、胶囊）	清热解毒。	用于上呼吸道感染，感冒发热。	颗粒剂：口服。一次1袋，一日2次。 口服液：口服。一次10ml，一日3次，或遵医嘱。 片剂：口服。一次3～5片，一日2次。 胶囊：口服。一次3～5粒，一日2次。	颗粒剂：医保 片剂：药典，医保 胶囊：医保
	柴胡注射液	清热解表。	用于治疗感冒、流行性感冒及疟疾等的发热。	肌内注射。一次2～4ml，一日1～2次。	基药，医保
	蒲地蓝消炎口服液	清热解毒，抗炎消肿。	用于疔肿、腮腺炎、咽炎、扁桃体炎等。	口服。一次10ml，一日3次，小儿酌减。	医保

急性上呼吸道感染

续表

证型	药物名称	功能	主治病证	用法用量	备注
暑湿表证	藿香正气水（软胶囊、口服液、胶囊、颗粒、丸、片）	解表化湿，理气和中。	用于外感风寒、内伤湿滞或夏伤暑湿所致的感冒，症见头痛昏重、胸膈痞闷、脘腹胀痛、呕吐泄泻；胃肠型感冒见上述证候者。	酊剂：口服。一次5~10ml，一日2次，用时摇匀。软胶囊：口服。一次2~4粒，一日2次。口服液：口服。一次5~10ml，一日2次，用时摇匀。胶囊：口服。一次4粒，一日2次，小儿酌减。颗粒剂：口服。一次5g，一日2次，儿童酌减，温开水送服。丸剂：口服。1次8丸，一日3次。片剂：口服。一次4~8片，一日2次。	酊剂：药典，基药，医保 软胶囊：药典，基药，医保 口服液：药典，基药，医保 胶囊：基药，医保 颗粒剂：基药，医保 丸剂：基药 片剂：医保
	藿香正气滴丸	解表化湿，理气和中。	用于外感风寒，内伤湿滞，头痛昏重、脘腹胀痛，呕吐泄泻；胃肠型感冒。	口服。一次1~2袋，一日2次。	基药，医保
	保济丸（口服液）	解表，祛湿，和中。	用于暑湿感冒，症见发热头痛、腹痛腹泻、恶心呕吐、肠胃不适，亦可用于晕车晕船。	丸剂：口服。一次1.85~3.7g，一日3次。口服液：口服。一次10~20ml，一日3次，儿童用量酌减，或遵医嘱。	丸剂：药典，基药，医保 口服液：医保
	暑湿感冒颗粒	清暑祛湿，芳香化浊。	用于外感风寒引起的感冒，胸闷呕吐，腹泻便溏，发热不畅。	口服。一日3次，一次1袋；小儿酌减。	
体虚感冒	参苏丸（胶囊）	益气解表，疏风散寒，祛痰止咳。	用于身体虚弱，感受风寒所致感冒，症见恶寒发热、头痛鼻塞、咳嗽痰多、胸闷呕逆、乏力气短。	丸剂：口服。一次6~9g，一日2~3次。胶囊：口服。一次4粒，一日2次。	丸剂：药典，医保 胶囊：医保

续表

证型	药物名称	功能	主治病证	用法用量	备注
体虚感冒	玉屏风颗粒（口服液、胶囊）	益气，固表，止汗。	用于表虚不固，自汗恶风，面色㿠白，或体虚易感风邪者。	颗粒剂：开水冲服。一次1袋，一日3次。口服液：口服。一次10ml，一日3次。胶囊：口服。一次2粒，一日3次。	颗粒剂：药典，基药，医保口服液：药典胶囊：医保
感冒夹痰证	清宣止咳颗粒	疏风清热，宣肺止咳。	用于小儿外感风热咳嗽，症见咳嗽，咯痰，发热或鼻塞，流涕，微恶风寒，咽红或痛，苔薄黄等。	开水冲服。1～3岁，一次1/2包；4～6岁，一次3/4包；7～14岁，一次1包，一日3次。	医保，基药
	小儿清热止咳口服液（合剂）	清热宣肺，平喘利咽。	用于小儿外感风热所致的感冒，症见发热恶寒、咳嗽痰黄、气促喘息、口干音哑、咽喉肿痛。	口服液：口服。1～2岁，一次3～5ml；3～5岁，一次5～10ml；6～14岁，一次10～15ml，一日3次，用时摇匀。合剂：口服。1～2岁，一次3～5ml；3～5岁，一次5～10ml；6～14岁，一次10～15ml，一日3次，用时摇匀。	口服液：医保
	小儿清热利肺口服液	清热宣肺，止咳平喘。	用于小儿咳嗽属风热犯肺证，症见发热，咳嗽或咯痰，流涕或鼻塞，咽痛，口渴。	口服。1～2岁一次3～5ml，3～5岁一次5～10ml，6～14岁一次10～15ml，一日3次。	医保
	小儿七星茶颗粒（口服液）	开胃消滞，清热定惊。	用于小儿积滞化热，消化不良，不思饮食，烦躁易惊，夜寐不安，大便不畅，小便短赤。	颗粒剂：开水冲服。一次3.5~7g，一日3次。口服液：口服。儿童一次1～2支，一日2次；婴儿酌减。	口服液：医保

急性上呼吸道感染

续表

证型	药物名称	功 能	主治病证	用法用量	备注
感冒夹滞证	保济口服液	解表，祛湿，和中。	用于腹痛吐泻，噫食嗳酸，恶心呕吐，肠胃不适，消化不良，舟车晕浪，四时感冒，发热头痛。	口服。成人一次2瓶，3岁以上儿童一次1瓶，3岁以下儿童酌减，一日3次。	医保
	小儿豉翘清热颗粒	疏风解表，清热导滞。	用于小儿风热感冒夹滞证，症见发热咳嗽，鼻塞流涕，咽红肿痛，纳呆口渴，脘腹胀满，便秘或大便酸臭，溲黄等。	开水冲服。6个月~1岁，一次1~2g；1~3岁，一次2~3g；4~6岁，一次3~4g；7~9岁，一次4~5g；10岁以上，一次6g，一日3次。	医保
感冒夹惊证	小儿回春丹	开窍定惊，清热化痰。	用于小儿急惊，痰热蒙蔽，发热烦躁，神昏惊厥，或反胃呕吐，夜啼吐乳，痰嗽哮喘，腹痛泄泻。	口服。周岁以下，一次1丸；1~2岁，一次2丸，一日2~3次。	
	清开灵颗粒	清热解毒，镇静安神。	用于外感风热所致发热，烦躁不安，咽喉肿痛；及上呼吸道感染、病毒性感冒、急性咽炎见上述证候者。	口服。一次3~6g，一日2~3次，儿童酌减或遵医嘱。	基药，医保

支气管炎

支气管炎是气管及支气管黏膜发生炎症所致。是儿童期常见呼吸道疾病。常继发于上呼吸道感染，或为急性传染病的一种临床表现。气管常同时受累，故实可称为急性气管-支气管炎，婴幼儿多见。

支气管炎发病大多先有上呼吸道感染症状，3～4天后以咳嗽为主要症状，开始为干咳，之后有痰，小婴儿常常将痰吞咽。咳嗽表明感染已波及气管及支气管。婴幼儿症状较重，常有发热伴随咳嗽后的呕吐（呕吐物中常含有黏液）及腹泻等。一般无全身症状。体检双肺呼吸音粗糙，在咳嗽时可有不固定、散在的干湿性罗音，一般无气促、发绀。症状常常在21天内缓解。如超过此期，咳嗽仍然持续存在，应怀疑有继发感染，如肺炎、肺不张或可能存在而未发现的其他慢性疾病。血象：病毒性支气管炎白细胞总数正常或偏低；细菌性支气管炎白细胞总数可升高，中性粒细胞增多。X线胸片检查可示肺纹理增粗，或肺门阴影增浓。

现代医学根据病原的不同，采取不同的治疗方法。病毒感染者，可以考虑使用抗病毒类药物。对婴幼儿有发热、黄痰、白细胞增多者，或考虑有细菌感染时可适当选用抗生素，如青霉素类、复方磺胺甲基异恶唑等。对症治疗一般不用镇咳剂或镇静剂，以免抑制咳嗽反射，影响黏痰咳出。①化痰止咳：对于刺激性咳嗽可用复方甘草合剂、急支糖浆等，痰稠者可口服沐舒坦或富露施。②平喘：对喘憋严重者，可使用支气管扩张剂，如喘乐宁雾化吸入。

支气管炎是儿科常见的肺系疾病之一，临床以咳嗽、咯痰为主要特征。属于中医学"咳嗽"范畴。

一、中医病因病机分析及常见证型

小儿咳嗽的发生原因，主要为感受外邪，其中又以感受风邪为主。此外，肺脾虚弱则是本病的主要内因。咳嗽的病变部位主要在肺，病理机制以肺气失宣为主。肺为娇脏，其性清宣肃降，上连咽喉，开窍于鼻，外合皮毛，主一身之气，司呼吸。外邪从口鼻或皮毛而入，邪侵入肺，肺气不宣，清肃失职，而发生咳嗽。小儿咳嗽亦常与脾相关。小儿脾常不足，脾虚生痰，上贮于肺，或咳嗽日久不愈，耗伤正气，可转为内伤咳嗽。小儿咳嗽病因虽多，但其发病机理则一，皆为肺脏受累，宣肃失司而成。外感咳嗽病起于肺，内伤咳嗽可因肺病迁延，或他脏先病，累及于肺所致。

根据发病季节和患儿的临床表现，咳嗽常见的证型有：风寒袭肺证、风热犯肺证、燥邪伤肺证、痰湿蕴肺证、痰热壅肺证、阴虚肺热、肺脾气虚证七型。

二、辨证选择中成药

1. 风寒袭肺证

【临床表现】咳嗽频作，痰稀色白易咯，鼻塞，喷嚏，流清涕，恶寒，发热，无汗，咽痒声重，口不渴，头痛，全身酸痛，舌质淡红，苔薄白，脉浮紧，指纹浮红。

【辨证要点】咳嗽痰稀色白，流清涕，恶寒，舌质淡红，苔薄白，脉浮紧，指纹浮红。

【病机简析】风邪致病，首犯肺卫，风为百病之长，其他外邪多随风侵袭人体。风夹寒邪，风寒束肺，肺气失宣，则见咳嗽，痰白清稀，流清涕，恶寒，舌质淡红，苔薄白，脉浮紧，指纹浮红。

【治法】疏风散寒，宣肺止咳。

【辨证选药】可选解肌宁嗽丸、宝咳宁颗粒、通宣理肺口服液等。

此类成药多由紫苏叶、前胡、苦杏仁、半夏、陈皮、麻黄、茯苓、甘草等药物组成，具有疏风散寒，宣肺止咳的作用。

2. 风热犯肺证

【临床表现】咳嗽不爽，痰稠色黄难咯，鼻流浊涕，发热，恶风，有汗，咽痛，口渴，头痛，舌质红，苔薄黄，脉浮数，指纹浮紫。

【辨证要点】咳嗽痰稠色黄，鼻流浊涕，发热，恶风，舌质红，苔薄黄，脉浮数，指纹浮紫。

【病机简析】风邪致病，首犯肺卫，风为百病之长，其他外邪多随风侵袭人体。风夹热邪，风热犯肺，肺失清肃，则致咳嗽不爽，痰黄黏稠，鼻流浊涕；正邪相争，则发热。

【治法】疏风清热，宣肺止咳。

【辨证选药】可选急支糖浆、蛇胆川贝液。

此类成药多由荆芥、防风、柴胡、陈皮、桔梗、生姜、甘草等药物组成,具有发汗解表,发散风寒,宣肺止咳的作用。

3. 燥邪伤肺证

【临床表现】干咳无痰,或痰少难咯,或痰中带血,咽干鼻干,口干欲饮,咽痒咽痛,发热,大便干,舌红少津,苔薄而干,脉浮数,指纹浮紫。

【辨证要点】干咳无痰,或痰少难咯,舌红少津,苔薄而干,脉浮数,指纹浮紫。

【病机简析】肺为娇脏,外感燥邪犯肺,劫灼肺津,耗伤肺阴,则干咳无痰,或痰少难咯,或痰中带血,咽干鼻干,口干欲饮;肺与大肠相表里,故有大便干。

【治法】润燥止咳,疏风宣肺。

【辨证选药】可选清燥润肺合剂。

此类成药多由桑叶、黑芝麻、阿胶、麦冬、苦杏仁、北沙参、枇杷叶、甘草等药物组成,具有润燥止咳,疏风宣肺的作用。

4. 痰热壅肺证

【临床表现】咳嗽痰多,或痰稠色黄难咯,发热口渴,面赤心烦,或伴气促,小便短赤,大便干结,舌质红,苔黄腻,脉滑数,指纹紫滞。

【辨证要点】咳嗽,痰稠色黄,面赤心烦,小便短赤,大便干结,舌质红,苔黄腻,脉滑数,指纹紫滞。

【病机简析】外感邪热稽留,炼液生痰,或素有食积内热,或心肝火盛,痰热相结,阻于气道,肺失清肃,则致咳嗽痰多,痰稠色黄,不易咯出。

【治法】清肺化痰,肃肺止咳。

【辨证选药】可选小儿肺热咳喘口服液、儿童清肺口服液、小儿宣肺止咳颗粒、小儿百部止咳糖浆。

此类成药多由麻黄、苦杏仁、石膏、浙贝母、紫苏子（炒）、葶苈子、甘草等药物组成，具有清肺，化痰，止咳的作用。

5. 痰湿蕴肺证

【临床表现】咳嗽声重，痰多色白而稀，喉间痰鸣，胸闷纳呆，口不渴，神疲肢倦，大便溏薄，舌质淡，苔白腻，脉滑，指纹紫滞。

【辨证要点】咳嗽，痰多色白而稀，舌质淡，苔白腻，脉滑，指纹紫滞。

【病机简析】小儿脾常不足，易为乳食、生冷所伤，则使脾失健运，水谷不能生成精微，酿为痰浊，上贮于肺。肺脏娇嫩，不能敷布津液，化液生痰，痰阻气道，肺失宣降，气机不畅，则致咳嗽痰多，痰色白而稀。

【治法】燥湿化痰，肃肺止咳。

【辨证选药】可选橘红痰咳液。

此类成药多由化橘红、百部、半夏、白前、苦杏仁、五味子、茯苓、甘草等药物组成，具有理气祛痰，宣肺止咳的作用。

6. 阴虚肺热证

【临床表现】干咳无痰，或痰少难咯，或痰中带血，咽痛声嘶，口舌干燥，潮热盗汗，五心烦热，形体消瘦，大便干结，舌红少苔，脉细数，指纹紫。

【辨证要点】干咳无痰，或痰少难咯，咽痛口干，形体消瘦，大便干结，舌红少苔。

【病机简析】小儿肺脏嫩弱，若遇外感咳嗽日久不愈，正虚邪恋，热伤肺津，阴津受损，阴虚生内热，损伤肺络，或阴虚生燥，而致久咳不止，干咳无痰，声音嘶哑。

【治法】养阴清热。

【辨证选药】可选养阴清肺口服液。

此类成药多由地黄、川贝母、麦冬、玄参、甘草等药物组成，具有养阴润肺，清肺利咽，宣肺止咳的作用。

7. 肺脾气虚证

【临床表现】咳嗽无力，痰稀色白，久延难愈。神疲自汗，气短懒言，面白少华，少食纳呆，反复感冒，舌质淡，苔薄白，脉细无力，指纹淡。

【辨证要点】咳嗽无力，痰稀色白，久延难愈。神疲气短懒言，面白少华，舌质淡，苔薄白，脉细无力，指纹淡。

【病机简析】小儿禀赋不足素体虚弱者，或外感咳嗽经久不愈耗伤正气后，致使肺气亏虚，脾气虚弱，运化失司，气不布津，痰液内生，蕴于肺络，则致久咳不止，咳嗽无力，痰白清稀。

【治法】益气补肺，健脾化痰。

【辨证选药】可选陈夏六君子丸。

此类成药多由党参、白术、茯苓、陈皮、半夏、炙甘草等药物组成，具有益气补肺，健脾化痰的作用。

三、用药注意

临床选药必须以辨证论治的思想为指导，针对不同证型，选择与其相对证的药物，才能收到较为满意的疗效。另外，应注意随时观察支气管炎病情变化，监测患儿的体温，若出现高热、咳嗽加重、气促等，及时采取退热等相应措施。调护方面还需避风寒，防病情进展；饮食宜清淡，切忌肥甘油腻食物，以防影响药效的发挥。药品贮藏宜得当,存于阴凉干燥处,药品性状发生改变时禁止服用。药品必需妥善保管,放在儿童不能接触的地方,以防发生意外。儿童用药,必须在成人的监护下使用。对于具体药品的饮食禁忌、配伍禁忌、证候禁忌、病症禁忌、特殊体质禁忌、特殊人群禁忌等,各药品具体内容中均有详细介绍,用药前务必仔细阅读。

附一

常用治疗支气管炎的中成药药品介绍

(一)风寒袭肺证常用中成药品种

解肌宁嗽丸

【处方】紫苏叶、前胡、葛根、苦杏仁、桔梗、半夏(制)、陈皮、浙贝母、天花粉、枳壳、茯苓、木香、玄参、甘草。

【功能与主治】宣肺,化痰止咳。用于小儿头痛身热,咳嗽痰盛,气促,咽喉疼痛。

【用法与用量】口服。小儿周岁,一次半丸;2~3岁,一次1丸,一日2次。

【注意事项】

1. 忌食生冷、辛辣食物。

2. 在服用咳嗽药时,应停止服用补益中成药。

【规格】每丸重3g。

【贮藏】密封。

宝咳宁颗粒

【处方】紫苏叶、桑叶、前胡、浙贝母、麻黄、桔梗、天南星(制)、陈皮、苦杏仁(炒)、黄芩、青黛、天花粉、枳壳(麸炒)、山楂(炒)、甘草、牛黄。

【功能与主治】清热解表，止嗽化痰。用于小儿外感风寒、内热停食引起的头痛身热，咳嗽痰盛，气促作喘，咽喉肿痛，烦躁不安。

【用法与用量】开水冲服。一次2.5g，一日2次；周岁以内小儿酌减。

【注意事项】

1. 忌食生冷辛辣食物。
2. 在服用咳嗽药时，应停止服用补益中成药。

【规格】每袋装5g。

【贮藏】密封。

【临床报道】

1. 殷氏观察宝咳宁颗粒治疗小儿咳嗽。方法：采用对照试验。结果：对支气管炎的平均治愈率有显著差异（$P<0.01$），止咳时间明显优于对照组[1]。

2. 李氏观察宝咳宁颗粒临床疗效：宝咳宁颗粒治疗组120例中，痊愈68例，显效40例，有效8例，无效4例，总有效率96.7%；抗病毒口服液对照组80例中，痊愈10例，显效15例，有效33例，无效22例，总有效率72.5%。治疗组疗效优于对照组（$P<0.01$）。在临床观察中，均未见明显不良反应，且患儿易于接受[2]。

【参考文献】

[1] 殷河源.宝咳宁颗粒治疗小儿咳嗽160例[J].华西药学杂志,2000,15（2）:141.

[2] 李国兵.宝咳宁颗粒治疗小儿急性支气管炎120例[J].浙江中西医结合杂志,2009,19（1）:41.

通宣理肺口服液

【处方】 紫苏叶、前胡、桔梗、苦杏仁、麻黄、甘草、陈皮、半夏（制）、茯苓、枳壳（炒）、黄芩。

【功能与主治】 解表散寒，宣肺止嗽。用于风寒束表、肺气不宣所致的感冒咳嗽，症见发热、恶寒、咳嗽、鼻塞流涕、头痛、无汗、肢体酸痛。

【用法与用量】 口服。一次20ml，一日2~3次。

【禁忌症】 对本品过敏者禁用。

【注意事项】

1．忌辛辣食物。

2．有支气管扩张、肺脓疡、肺结核、肺心病、高血压的患儿，应在医师指导下服用。

【规格】 每支装10ml。

【贮藏方法】 密封，置阴凉处。

（二）风热犯肺证常用中成药品种

急支糖浆

【处方】 鱼腥草、金荞麦、四季青、麻黄、前胡、枳壳、甘草。

【功能与主治】 清热化痰，宣肺止咳。用于外感风热所致的咳嗽，症见发热、恶寒、胸膈满闷、咳嗽咽痛；急性支气管炎、慢性支气管炎急性发作见上述证候者。

【用法与用量】 口服。一次20～30ml，一日3～4次；儿童1岁以内一次5ml，1～3岁一次7ml，3～7岁一次10ml，7岁以上一次15ml，一日3～4次。

【禁忌】

1．忌辛辣、生冷、油腻食物。

2．不宜在服药期间同时服用滋补性中药。

【注意事项】

1．支气管扩张、肺脓疡、肺心病、肺结核患儿出现咳嗽时应去医院就诊。

2．高血压、心脏病患儿慎用。

3．糖尿病患儿及有肝病、肾病等慢性病严重者应在医师指导下服用。

4．服药期间，若患儿发热体温超过38.5℃，或出现喘促气急者，或咳嗽加重、痰量明显增多应去医院就诊。

【规格】 每瓶装100ml。

【贮藏】 密封，置阴凉处。

【药理毒理】 具有抗炎、镇咳、祛痰的作用。

急支糖浆对巴豆油所致的小鼠耳郭肿胀有明显的抑制作用，说明该药对炎症早期的血管通透性增加、渗出和水肿有显著的抑制作用。急支糖浆对小鼠氨水引咳有明显的镇咳作用，祛痰实验（酚红法）也显示急支糖浆具有较显著的祛痰作用，其镇咳祛痰作用均显示一定的量效关系[1]。

【临床报道】临床运用急支糖浆治疗儿童外感咳嗽 125 例，对照组 33 例选用咳快好，结果治疗组治愈 103 例，治愈率为 82.4%，有效 9 例（7.2%），与对照组相比具有显著差异（$P < 0.01$）。结论：急支糖浆对治疗急性咳嗽有较好疗效[2]。

【参考文献】

[1] 李昌煜，何煜舟，严茂祥. 急支糖浆的抗炎镇咳祛痰作用[J]. 江苏中医，1998，19（4）：43-44.

[2] 孙丽华. 急支糖浆治疗外感咳嗽 125 例临床观察[J]. 临床肺科杂志，1998，（1）：59.

蛇胆川贝液

【处方】蛇胆汁、平贝母。

【功能与主治】祛风止咳，除痰散结。用于肺热咳嗽，痰多气喘，胸闷，咳痰不爽或久咳不止。

【用法与用量】口服。一次 10ml，一日 2 次，小儿酌减。

【注意事项】

1. 忌食辛辣、油腻食物。

2. 本品适用于肺热咳嗽，其表现为咳嗽，咯痰不爽，痰黏稠。

3. 支气管扩张、肺脓疡、肺心病、肺结核患儿应在医师指导下服用。

4. 服药期间，若患儿出现高热，体温超过 38.5℃，或出现喘促气急者，或咳嗽加重，痰量明显增多应到医院就诊。

【规格】每支装 10ml。

【贮藏】密封，置阴凉处。

（三）燥邪伤肺证常用中成药品种

清燥润肺合剂

【处方】 桑叶、石膏、甘草、黑芝麻、阿胶、麦冬、苦杏仁、北沙参、枇杷叶。

【功能与主治】 清燥润肺。用于燥气伤肺，干咳无痰，气逆而喘，咽干鼻燥，心烦口渴。

【用法与用量】 口服。一次10～15ml，一日3次。

【注意事项】

1. 忌食辛辣、油腻食物。

2. 支气管扩张、肺脓疡、肺心病、肺结核患儿应在医师指导下服用。

3. 服药期间，若患儿出现高热，体温超过38.5℃，或出现喘促气急者，或咳嗽加重，痰量明显增多应到医院就诊。

【规格】 每瓶装100ml。

【贮藏】 密封。

（四）痰热壅肺证常用中成药品种

小儿肺热咳喘口服液

【处方】 麻黄、苦杏仁、石膏、甘草、金银花、连翘、知母、黄芩、板蓝根、麦冬、鱼腥草。辅料为苯甲酸钠、甜蜜素。

【功能与主治】 清热止咳平喘。用于热邪犯于肺卫所致发热，汗出，微恶风寒，咳嗽，痰黄，或兼喘息，口干而渴。

【用法与用量】 口服。1～3岁，一次10ml，一日3次；4～7岁，一次10ml，一日4次；8～12岁，一次20ml，一日3次。

【不良反应】 大剂量服用，可能有轻度胃肠不适反应。

【注意事项】

1. 忌辛辣、生冷、油腻食物。

2. 不宜在服药期间同时服用滋补性中药。

3. 婴儿应在医师指导下服用。

4. 风寒闭肺、内伤久咳者不适用。

5. 高血压、心脏病患儿慎用。脾虚易腹泻者应在医师指导下服用。

6. 发热体温超过38.5℃的患儿，应去医院就诊。

【规格】 每支装10ml。

【贮藏】 密封，置阴凉处保存。

【临床报道】

1. 将60例支气管肺炎患儿随机分为小儿肺热咳喘口服液治疗组（观察组，n=30）和常规治疗组（对照组，n=30）。两组均给予常规治疗，观察组在此基础上给予小儿肺热咳喘口服液治疗方案，比较两组治疗后退热、止咳、平喘、肺部罗音消失时间及临床疗效。结果：治疗后观察组止咳、平喘、肺部罗音消失时间均显著短于对照组（$P<0.05$）；总有效率观察组（93.33%）显著高于对照组（73.33%）（$P<0.05$）。结论：小儿肺热咳喘口服液辅助治疗支气管肺炎见效快，疗效肯定，值得临床推广使用[1]。

2. 运用小儿肺热咳喘口服液治疗呼吸道感染患儿110例，

临床疗效满意[2]。

【参考文献】

[1] 洪一鸣.小儿肺热咳喘口服液治疗支气管肺炎临床观察[J].当代医学，2011，17（29）：136.

[2] 刘萌春，孙广宁.小儿肺热咳喘口服液治疗呼吸道感染临床观察[J].中医药导报，2006，3（27）：121.

儿童清肺口服液

【处方】 麻黄、苦杏仁（去皮炒）、石膏、甘草、桑白皮（蜜炙）、瓜蒌皮、黄芩、板蓝根、法半夏、浙贝母、橘红、紫苏子（炒）、葶苈子、紫苏叶、细辛、薄荷、枇杷叶（蜜炙）、白前、前胡、石菖蒲、天花粉、青礞石（煅）。

【功能与主治】 清肺，化痰，止咳。用于面赤身热，咳嗽，痰多，咽痛。

【用法与用量】 口服。6岁以上，一次2支；6岁以下，一次1支，一日3次。

【禁忌】 久咳、汗出、体虚者忌用。

【注意事项】

1．服用本药时不宜同时服用滋补性中成药。

2．对本品过敏者禁用，过敏体质者慎用。

【规格】 每支装10ml。

【贮藏】 密闭，置阴凉处。

【临床报道】 彭氏等用儿童清肺口服液治疗小儿痰热咳嗽30例，结果显示本组30例中，14例痊愈，8例显效，3例有效，5例无效。证候总积分由治疗前的12.2±4.12分，降至治疗后的

3.27±4.66分；咳嗽积分由4.40±0.97分，降至1.40±2.11分；咯痰积分由3.47±1.57分，降至1.27±1.70分。治疗前后对比，均有显著性差异[1]。

【参考文献】

[1] 彭征屏，李荣辉. 儿童清肺口服液治疗小儿痰热咳嗽30例[J]. 中国民间疗法，2001，9（11）：42.

小儿宣肺止咳颗粒

【处方】 麻黄、竹叶、防风、西南黄芩、桔梗、芥子、苦杏仁、葶苈子、马兰、黄芪、山药、山楂、甘草。

【功能与主治】 宣肺解表，清热化痰。用于小儿外感咳嗽，痰热壅肺所致的咳嗽痰多、痰黄黏稠、咳痰不爽。

【用法与用量】 用温开水冲服。1岁以内，一次1/3袋；1~3岁，一次2/3袋；4~7岁，一次1袋；8~14岁，一次$1\frac{1}{2}$袋，一日3次，3日为一疗程。

【注意事项】

1. 忌食辛辣、生冷、油腻食物。

2. 对本品过敏者禁用，过敏体质者慎用。

【规格】 每袋装8g。

【贮藏】 密封。

【临床报道】 运用小儿宣肺止咳颗粒治疗120例小儿外感咳嗽（痰热证），临床控制15例（25.00%），显效24例（40.00%），有效17例（28.33%），无效4例（6.67%），显效率65.00%，有效率93.33%。表明该药具有宣肺止咳、清热化痰的功效[1]。

【参考文献】

[1] 黄兴华.小儿宣肺止咳颗粒治疗小儿外感咳嗽[J].河南中医，2004，24（9）：47.

小儿百部止咳糖浆

【处方】 蜜百部、苦杏仁、桔梗、桑白皮、麦冬、知母、黄芩、陈皮、甘草、制天南星、枳壳（炒）。

【功能与主治】 清肺，止咳，化痰。用于小儿痰热蕴肺所致的咳嗽、顿咳，症见咳嗽、痰多、痰黄黏稠、咯吐不爽，或痰咳不已，痰稠难出；百日咳见上述证候者。

【用法与用量】 口服。2岁以上，一次10ml；2岁以内，一次5ml，一日3次。

【注意事项】

1. 忌食辛辣、生冷、油腻食物。

2. 按照用法用量服用，服药3天症状无改善或服药期间症状加重者，应及时就医。

【规格】 每瓶装100ml。

【贮藏】 密封。

（五）痰湿蕴肺证常用中成药品种

橘红痰咳液

【处方】 化橘红、百部、半夏、白前、苦杏仁、五味子、茯苓、甘草。

【功能与主治】 理气祛痰,润肺止咳。用于治疗感冒、支气管炎、咽喉炎引起的痰多咳嗽、气喘等症。

【用法与用量】 口服。一次10~20ml,一日3次。

【不良反应】 不良反应轻微,少数患儿可发生轻度恶心、呕吐、血压升高、便秘等症状。

【禁忌】 风热者忌用。

【注意事项】

1. 服药期间忌食辛辣、油腻食物。

2. 本品适用于痰湿咳嗽,其表现为咳嗽反复发作,咳声重浊,痰多,因痰而咳嗽,痰黏稠或稠厚成块,色白或带灰色,每于早晨或食后咳甚痰多,常伴有胸闷,脘痞。舌苔白腻,脉濡滑。风热咳嗽者忌用,其表现为咳嗽,咯痰不爽,痰黏稠或稠黄,喉燥咽痛,咳时汗出,常伴有鼻流黄涕,口渴,头痛,恶风,身热等表证。舌苔薄黄,脉浮数或滑数。

3. 支气管扩张、肺脓疡、肺心病、肺结核患儿应在医师指导下服用。

4. 服用1周病证无改善,应停止服用,去医院就诊。

5. 服药期间,若患儿出现高热,体温超过38.5℃,或是出现喘促气急,或是咳嗽加重,痰量明显增多,或是痰中出现脓血,应到医院就诊。

【规格】 每支装10ml。

【贮藏】 密封,置阴凉处。

（六）阴虚肺热证常用中成药品种

养阴清肺口服液

【处方】 地黄、川贝母、麦冬、白芍、玄参、薄荷、牡丹皮、甘草。

【功能与主治】 养阴润肺，清热利咽。用于咽喉干燥疼痛，干咳，少痰或无痰。

【用法与用量】 口服。一次1支，一日2~3次。

【禁忌】 咳嗽痰多或舌苔厚腻者慎用。

【注意事项】

1．忌辛辣食物。

2．痰湿壅盛患儿不宜服用，其表现为痰多黏稠，或稠厚成块。

3．风寒咳嗽者不宜服用，其表现为咳嗽声重，鼻塞流清涕。

4．有支气管扩张、肺脓疡的患儿，应在医师指导下服用。糖尿病患儿服用前应向医师咨询。

【规格】 每支装10ml。

【贮藏】 密封，置阴凉处。

（七）肺脾气虚证常用中成药品种

陈夏六君子丸

【处方】 党参、白术（土炒）、茯苓、陈皮、半夏（制）、炙甘草。

【功能与主治】 补脾健胃，理气化痰。用于脾胃虚弱，食少不化，腹胀胸闷，气虚痰多。

【用法与用量】口服。水蜜丸,一次6g;小蜜丸,一次9g;大蜜丸,一次1丸,一日2~3次。

【注意事项】

1. 忌食辛辣、生冷、油腻、不易消化食物。

2. 不适用于诊断明确的萎缩性胃炎。

3. 不适用于口干舌燥,大便干结者。

【规格】水蜜丸,每瓶装60g;小蜜丸,6g/9g;大蜜丸,每丸重9g。

【贮藏】密封。

附二

治疗支气管炎的常用中成药简表

证型	药物名称	功能	主治病证	用法用量	备注
风寒袭肺证	解肌宁嗽丸	宣肺,化痰止咳。	用于小儿头痛身热,咳嗽痰盛,气促,咽喉疼痛。	口服。小儿周岁,一次半丸;2~3岁,一次1丸,一日2次。	
	宝咳宁颗粒	清热解表,止嗽化痰。	用于小儿外感风寒、内热停食引起的头痛身热,咳嗽痰盛,气促作喘,咽喉肿痛,烦躁不安。	开水冲服。一次2.5g,一日2次;周岁以内小儿酌减。	医保
	通宣理肺口服液	解表散寒,宣肺止嗽。	用于风寒束表、肺气不宣所致的感冒咳嗽,症见发热、恶寒、咳嗽、鼻塞流涕、头痛、无汗、肢体酸痛。	口服。一次20ml,一日2~3次。	医保

续表

证型	药物名称	功能	主治病证	用法用量	备注
风热犯肺证	急支糖浆	清热化痰，宣肺止咳。	用于外感风热所致的咳嗽，症见发热，恶寒，胸膈满闷，咳嗽咽痛；急性支气管炎，慢性支气管炎急性发作见上述证候者。	口服。一次20～30ml，一日3～4次；儿童1岁以内一次5ml，1～3岁一次7ml，3～7岁一次10ml，7岁以上一次15ml，一日3～4次。	药典，基药，医保
	蛇胆川贝液	祛风止咳，除痰散结。	用于肺热咳嗽，痰多气喘，胸闷，咳痰不爽或久咳不止。	口服。一次10ml，一日2次，小儿酌减。	药典，基药，医保
燥邪伤肺证	清燥润肺合剂	清燥，润肺。	用于燥气伤肺，干咳无痰，气逆而喘，咽干鼻燥，心烦口渴。	口服。一次10～15ml，一日3次。	医保
痰热壅肺证	小儿肺热咳喘口服液	清热止咳平喘。	用于热邪犯于肺卫所致发热、汗出、微恶风寒、咳嗽、痰黄，或兼喘息、口干而渴。	口服，1～3岁，一次10ml，一日3次；4～7岁，一次10ml，一日4次；8～12岁，一次20ml，一日3次。	医保
	儿童清肺口服液	清肺，化痰，止咳。	用于面赤身热，咳嗽，痰多，咽痛。	口服。6岁以上，一次2支；6岁以下，一次1支，一日3次。	医保
	小儿宣肺止咳颗粒	宣肺解表，清热化痰。	用于小儿外感咳嗽，痰热壅肺所致的咳嗽痰多、痰黄黏稠、咳痰不爽。	用温开水冲服。1岁以内，一次1/3袋；1～3岁，一次2/3袋；4～7岁，一次1袋；8～14岁，一次1$\frac{1}{2}$袋，一日3次，3天为一疗程。	

续表

证型	药物名称	功 能	主治病证	用法用量	备注
痰热壅肺证	小儿百部止咳糖浆	清肺，止咳，化痰。	用于小儿痰热蕴肺所致的咳嗽、顿咳，症见咳嗽、痰多、痰黄黏稠、咯吐不爽，或痰咳不已、痰稠难出；百日咳见上述证候者。	口服。2岁以上，一次10ml；2岁以内，一次5ml，一日3次。	
痰湿蕴肺证	橘红痰咳液	理气祛痰，润肺止咳。	用于治疗感冒、支气管炎、咽喉炎引起的痰多咳嗽、气喘等症。	口服。一次10~20ml，一日3次。	医保
阴虚肺热证	养阴清肺口服液	养阴润肺，清热利咽。	用于咽喉干燥疼痛，干咳，少痰或无痰。	口服。一次1支，一日2~3次。	医保
肺脾气虚证	陈夏六君子丸	补脾健胃，理气化痰。	用于脾胃虚弱，食少不化，腹胀胸闷，气虚痰多。	口服。水蜜丸，一次6g；小蜜丸，一次9g；大蜜丸，一次1丸，一日2~3次。	

小儿厌食症

小儿厌食症（infantile anorexia）是儿科常见的一种慢性食欲障碍性病证。诊断标准以长期食欲不振，见食不贪为主要症状，进食量较病前减少1/3以上，发病最短时间为2周以上，并排除其他系统疾病。

小儿厌食症是小儿时期以较长时间厌恶进食，食量减少为特征的一种多发病症。本病各季节均可发病，但以夏季最为常见，小儿各年龄阶段均可发病，但以1～6岁最为多见，且城市儿童的发病率高于农村儿童。

本病患儿虽较长时间厌恶进食、食欲减退、食量减少，但一般无其他明显不适，预后良好。但长期不愈者，孱瘦羸弱，抗御外邪能力下降，易患他病，甚至转化为疳证，影响正常的生长发育。

现代医学认为，厌食是就症状而言，指较长时间的食欲减退或消失，食量减少。厌食主要分为病理性和功能性两种，任何能使胃肠功能紊乱的原因均可导致厌食。现代医学常根据病因进行治疗，针对有全身疾病的患儿，积极治疗原发病；因药物因素引起的则停用引起胃肠反应的抗生素及其他药物；纠正微量元素缺乏，补充微量元素；使用助消化剂胃酶合剂或酵母片；使用胃动力药，提高食管下端括约肌张力，促进胃蠕动，加快胃排空，减轻腹胀。并主张合理喂养，合理添加辅食，不乱加"营养食品"。

培养良好的饮食卫生习惯。定时、按顿，饭前不进零食饮料，荤素搭配，不要偏食，要保持愉快的进食情绪。

中医认为小儿厌食主要是由于小儿脾胃失于健运所致。

一、中医病因病机分析及常见证型

中医学认为小儿厌食的病因，以脾失健运为主，如其他疾病伤及脾胃，或寒凉伤脾、温燥伤胃、夏暑困脾，情志失调等。另外，许多非疾病因素，如喂养不当、错误教育、饮食结构不合理，也对小儿厌食的发生产生了不小的影响。

根据小儿厌食症的发病特点，临床常见证候有脾胃湿热证、脾失健运证、脾胃气虚证、脾胃阴虚证、脾虚肝旺证等。

二、辨证选择中成药

1. 脾胃湿热证

【临床表现】不思进食，厌恶进食甚至拒食，口渴不欲饮，肢体倦怠，口臭，时有恶心，甚至呕吐，大便黏腻或臭秽，小便黄少，舌红，苔薄黄腻，脉滑数，指纹紫滞。

【辨证要点】不思进食，口渴不欲饮，肢体倦怠，时有恶心，甚至呕吐，舌红，苔薄黄腻，脉滑数，指纹紫滞。

【病机简析】小儿生机蓬勃，发育旺盛，但脏腑幼嫩，消化力薄，即脾常虚。脾为生化之源，加之脾喜燥而恶湿，得阳则运，湿性缠绵黏滞，困扰于脾，则水谷不运，遇湿则困，脾胃功能失调，水谷的运化不利，脾失健运而水湿停聚于内，中焦湿重，郁而化热，湿热阻滞中焦，则临床可见厌食，口渴不欲饮，肢体倦怠，口臭，时有恶心，甚至呕吐，大便黏腻或臭秽，小便黄少，苔薄黄腻，脉滑数，指纹紫滞。

【治法】 清热燥湿，健脾助运。

【辨证选药】 可选用保济丸（口服液）、王氏保赤丸、小儿消食颗粒。

此类中成药的组方常以藿香、佩兰、香薷等祛暑解表，芳香化湿；厚朴、木香、葛根理气和中，用于脾失健运，内伤湿滞或夏季感受暑湿所致的不思饮食、肢体倦怠、脘腹胀痛、呕吐泄泻；鸡内金、山楂、六神曲、炒麦芽、陈皮健脾化滞。具有燥湿醒脾，和中开胃的作用。

2. **脾失健运证**

【临床表现】 食欲不振，厌恶进食甚至拒食，面色少华，精神尚可，口淡乏味，时有流涎，嗳气呃逆，恶心，大便软溏，舌淡红，苔薄白或腻，脉濡，指纹淡红。

【辨证要点】 食欲不振，面色少华，口淡流涎，舌淡红，苔薄白或腻，脉濡，指纹淡红。

【病机简析】 小儿属稚阴稚阳之体，脾常不足，肠胃嫩弱。若乳食不节，喂养不当，恣投杂食，伤及脾胃，使脾运失健，胃失和降，则成厌食之证。本证为厌食初期表现，除不欲进食症状外，其他症状不明显，精神、形体如常。若失于调治，病情迁延，损伤脾气，则易转为他证。

【治法】 健脾助运，消食开胃。

【辨证选药】 可选用启脾丸（口服液）、小儿进食片、小儿喜食片、小儿喜食糖浆、肥儿糖浆、儿康宁糖浆、小儿香橘丸。

此类中成药的组方常以黄芪、白术、木香、砂仁、陈皮、苍术等健脾益气，芳香开胃，理气和中；白扁豆、山药、莲子、薏苡仁、甘草等健脾化湿开胃,用于脾失健运,内伤脾胃的不思饮食;山楂、炒麦芽、六神曲、厚朴、枳实消导化滞。具有健脾益气,醒脾和胃的作用。

3. 脾胃气虚证

【临床表现】不思饮食,厌恶进食甚至拒食,面色少华,神疲倦怠,少气懒言,形体偏瘦,唇色淡,口淡乏味,脘腹胀,大便稀溏,舌淡胖,边有齿印,色淡红,苔薄白,脉细软,指纹淡红。

【辨证要点】厌恶进食甚至拒食,面色少华,神疲懒言,唇淡,脘腹胀,便溏,舌淡胖,边有齿印,色淡苔薄白,脉细软,指纹淡红。

【病机简析】长期进食不多,或先天不足,后天调护失宜;或大病久病之后,护理不当,损伤脾气。脾虚运化无力,胃失受纳,脾胃虚损,中气不足,故面色少华,神疲倦怠,少气懒言,厌食甚至拒食;气血精微化生不足,不能营养全身,故而面色少华,形体偏瘦,口唇色淡;脾失健运故而脘腹胀,大便稀溏。本证多见于脾胃素虚,或脾运失健,迁延失治者。以不思饮食,面色少华,肢倦乏力,形体偏瘦为辨证依据。

【治法】健脾益气,佐以助运。

【辨证选药】可选用小儿健脾丸、醒脾养儿颗粒、健儿膏、参苓健儿膏、小儿健脾贴膏。

此类中成药的组方常以人参、白术、茯苓、炙甘草、陈皮、法半夏、健脾理气;白扁豆、山药、莲子、砂仁芳香开胃,醒脾和胃;山楂、神曲、麦芽消导化食。具有健脾益气,运脾开胃的作用。

4. 脾胃阴虚证

【临床表现】不思饮食,厌恶进食,面色少华,口渴喜冷饮,唇红，手足心热，汗多浸衣，形体偏瘦，大便燥结，小便黄少，舌红，苔花剥，脉细数，指纹紫或红。

【辨证要点】厌恶进食，口渴喜冷饮，唇红，手足心热，汗多形瘦，大便燥结，舌红，苔花剥，脉细数，指纹紫或红。

【病机简析】小儿饮食不能自调，食物不知饥饱。过于溺爱，乱投杂食，恣食肥甘、辛辣、炙煿之物，伤及胃阴，脾失散精之职，胃不司纳而致厌食；或素体阴虚，热病伤阴等，导致脾胃阴液受损而成厌食。以口干食少，手足心热，汗多形瘦，大便偏干，舌红少苔或花剥为特征。

【治法】滋脾养胃。

【辨证选药】可选用儿康宁糖浆、小儿肠胃康颗粒、小儿健脾丸、健儿素冲剂、小儿健胃糖浆、稚儿灵冲剂、健儿片。

此类中成药的组方常以党参、黄芪、白术、茯苓、大枣健脾；玉竹、麦冬、制何首乌养胃阴；山药、薏苡仁、焦山楂、炒麦芽、桑枝健脾理气；白扁豆、山药、莲子、砂仁芳香开胃，醒脾和胃；山楂、神曲、麦芽消导化食。

5. 脾虚肝旺证

【临床表现】食欲不振，厌恶进食，形体偏瘦，两胁胀满，平素烦躁易怒，夜寐欠安，兴奋躁动，口臭泛酸，嗳气呃逆，大便失调，舌红，苔薄黄，脉细小弦，指纹紫滞。

【辨证要点】厌恶进食，形瘦胁满，烦躁易怒，夜寐欠安，兴奋躁动，口臭泛酸，大便失调，舌红，苔薄黄，脉细小弦，指纹紫滞。

【病机简析】脾胃为后天之本，气血生化之源，脾胃气虚，受纳与健运乏力，则饮食减少；肝气郁滞，横逆犯胃，导致脾虚更甚，肝旺脾虚导致本病发生。

【治法】疏肝健脾，理气和胃。

【辨证选药】可选用小儿七星茶颗粒（口服液）、醒脾养儿颗粒。

此类中成药的组方常以薏苡仁、稻芽、山楂、甘草健脾理气；淡竹叶、钩藤、蝉蜕、山栀茶平肝理气，导滞泄热。

三、用药注意

临床选药必须以辨证论治的思想为指导，针对不同证型，选择与其相对证的药物，才能收到较为满意的疗效。另外，应注意小儿厌食症的病情变化，随症加减药物。调护方面注意养成良好饮食规律，不挑食，不暴饮暴食；食物宜清淡，切忌肥甘油腻、辛辣刺激、寒凉冰镇等。药品贮藏宜得当，一般需存放于阴凉干燥处，若药品性状发生改变，应禁止服用。药品必须妥善保管，放在儿童接触不到的地方，以防意外发生。儿童用药，必须在成人的监护下使用。对于具体药品的饮食禁忌、配伍禁忌、证候禁忌、病证禁忌、特殊体质禁忌、特殊人群禁忌等，各药品的用药说明中均有详细介绍，用药前请务必仔细阅读。

附一

常用治疗小儿厌食症的中成药药品介绍

（一）脾胃湿热证常用中成药品种

保济丸（口服液）

【处方】钩藤、菊花、蒺藜、厚朴、木香、苍术、天花粉、广藿香、葛根、化橘红、白芷、薏苡仁、稻芽、薄荷、茯苓、广东神曲。

【功能与主治】 解表，祛湿，和中。用于暑湿感冒，症见发热头痛、腹痛腹泻、恶心呕吐、肠胃不适，亦可用于晕车晕船。

【用法与用量】

丸剂：口服。一次1.85～3.7g，一日3次。

口服液：口服。一次10～20ml，一日3次。儿童酌减。

【注意事项】

1．忌辛辣、生冷、油腻食物。

2．不宜在服药期间同时服用滋补性中药。

3．外感燥热者不宜服用。

4．有高血压、心脏病、肝病、糖尿病、肾病等慢性病严重者应在医师指导下服用。

5．发热体温超过38.5℃的患儿，应去医院就诊。

6．吐泻严重者应及时去医院就诊。

7．对本品过敏者禁用，过敏体质者慎用。

8．吞咽食物有噎感者，尽早到医院诊治。

9．不适用于急性肠道传染病之剧烈恶心、呕吐、水泻不止。

【规格】

丸剂：每瓶装（1）1.85g，（2）3.7g。

口服液：每瓶装10ml。

【贮藏】 密封。

【药理毒理】 本品具有抗炎、镇痛及调节胃肠运动等作用。

保济丸能减少蓖麻油致泻小鼠的湿粪粒数，抑制小鼠小肠蠕动，对抗新斯的明所致的小肠运动亢进[1]。能促进家兔离体肠管平滑肌收缩幅度，但不影响频率，可被阿托品阻滞，但不被磷酸组胺或苯海拉明增强或封闭;能促进小鼠胃肠推进运动;能增加十二指肠电位[2]。能明显抑制小鼠胃排空,增加胃中酚红的残留率;抑制正常小鼠及肠功能亢进小鼠的小肠推进作用,明显抑制推进距离和推进率[3]。

【参考文献】

[1] 张丹,肖柳英,陈绮文,等.保济丸的药理作用研究[J].中药新药与临床药理,1998,9(4):212-214.

[2] 郭卫真,刘妮,卢东荣,等.保济丸抗菌作用的实验研究[J].内蒙古中医药,2010,12:48.

[3] 吴君,韩芸,吴清和,等.保济丸对胃肠运动功能的影响[J].中国实验方剂学杂志,2011,17(18):229-231.

王氏保赤丸

【处方】 大黄、黄连、姜、淀粉、巴豆霜、川贝母、荸荠粉、天南星、朱砂。

【功能与主治】 祛滞,健脾,祛痰。用于小儿乳滞疳积,痰厥惊风,喘咳痰鸣,乳食减少,吐泻发热,大便秘结,四时感冒,以及脾胃虚弱,发育不良等症。成人肠胃不清、痰食阻滞者亦有疗效。

【用法与用量】 温开水送服。6个月以内婴儿,一次服5丸;6个月~2岁,超过1个月加1丸;2~7岁后,每超半岁加5丸;7~14岁,服用60丸。一日1次,重症2次或遵医嘱。

【注意事项】 因本品含有朱砂,不宜久服。

【规格】 每60丸重0.15g。

【贮藏】 密封,防潮。

【临床报道】

徐秋琼等观察王氏保赤丸治疗 144 例厌食症患儿，治愈 71 例（49.3%），好转 64 例（44.4%），无效 9 例（6.3%），总有效率为 93.7%[1]。

刘兰观察王氏保赤丸治疗小儿厌食症 70 例的临床疗效。随机分为两组，对照组 35 例，口服多酶片和葡萄糖酸锌口服液；观察组 35 例，在对照组治疗的基础上加用王氏保赤丸。两组治疗前后食量、体质量、血红蛋白均有改善，但治疗组优于对照组（$P < 0.05$）[2]。

【药理毒理】本品能提高与松弛胃肠道平滑肌，加速胃排空，激活胃蛋白酶。

1. 能明显提高松弛状态的胃肠道平滑肌紧张度，对处于紧张状态的胃肠道平滑肌有明显的松弛作用，表现为明显的双向调节作用[3]。

2. 实验表明，本品能加速胃排空速度及推进肠道内容物的速度，对消化酶中的胃蛋白酶活性有明显的激活作用[3]。

【参考文献】

[1] 徐秋琼，倪菊秀. 王氏保赤丸治疗小儿厌食 144 例的临床报道 [J]. 陕西中医学院学报，2000，（4）：33.

[2] 刘兰. 王氏保赤丸治疗小儿厌食症 35 例 [J]. 天津药学，2008，（2）：49-50.

[3] 李璇，陈燕，孙小玉，等. 王氏保赤丸的胃肠道调节作用的研究 [J]. 北京中医，1999，（5）：59-60.

小儿消食颗粒

【处方】鸡内金（炒）、山楂、六神曲（炒）、麦芽（炒）、槟榔、陈皮。

【功能与主治】 消食化滞，健脾和胃。用于脾胃不和，消化不良，食欲不振，便秘，食滞，疳积。

【用法与用量】 开水冲服。1～3岁，一次0.5～1袋；3～7岁，一次1～1.5袋；7岁以上，一次1.5～2袋，一日3次。

【注意事项】

1．脾虚泄泻，大便溏薄，次数多者应慎用或不用。

2．忌食生冷、辛辣食物。

【规格】 每袋装1.2g。

【贮藏】 密封，防潮。

【药理毒理】 李俊松等观察小儿消食颗粒的促进消化作用及最大耐受量。结果：对小鼠的小肠运动均有明显的促进作用；能够增加大鼠体重及食物利用率，还能明显提高大鼠胃蛋白酶活性并增加胃蛋白酶排出量；小鼠的最大耐受量为儿童1日用量的54倍（56g/kg）。小儿消食颗粒有明显促进消化的作用，且常用剂量口服给药安全[1]。

【参考文献】

[1] 李俊松，赖筱娟，王华富，等．小儿消食颗粒促消化研究[J]．中国实验方剂学杂志，2010，（18）：132-134．

（二）脾失健运证常用中成药品种

启脾丸（口服液）

【处方】 人参、白术（炒）、茯苓、甘草、陈皮、山药、莲子（炒）、山楂（炒）、六神曲（炒）、麦芽（炒）、泽泻。

【功能与主治】健脾和胃。用于脾胃虚弱，消化不良，腹胀便溏。

【用法与用量】

丸剂：口服。一次1丸，一日2～3次；3岁以内小儿酌减。

口服液：口服。一次10ml，一日2～3次；3岁以内儿童酌减。

【注意事项】

1. 忌生冷、油腻及不易消化的食物。

2. 婴幼儿应在医师指导下服用。

3. 感冒时不宜服用。

4. 长期厌食、体弱消瘦者，及腹胀重、腹泻次数增多者应去医院就诊。

5. 服药7天症状无缓解，应去医院就诊。

【规格】

丸剂：每丸重3g。

口服液：每支装10ml。每瓶装：(1)100ml，(2)120ml。

【贮藏】密封，置阴凉干燥处。

小儿进食片

【处方】佛手、石斛、麦芽、枳壳、龙胆、山楂、六神曲、苍术、九香虫、石菖蒲。

【功能与主治】健脾消食。用于小儿食积、厌食、疳积。

【用法与用量】口服。6个月～1岁，一次半片；1～2岁，一次1片；2～3岁，一次1片半；3岁以上，一次2片，一日2次。

【注意事项】

1. 伴感冒发热者慎用。

2. 服药期间忌食生冷、油腻、不易消化的食物。

【规格】糖衣片剂,每盒装12片。

【贮藏】密封。

小儿喜食片

【处方】六神曲(炒)、枳实(炒)、白术(炒)、山楂、稻芽(炒)、麦芽(炒)。

【功能与主治】健脾,消食,化积。用于治疗小儿单纯性消化不良,食欲不振及消化不良引起的腹泻。

【用法与用量】口服。1～3岁,一次2～3片;3～5岁,一次3～5片;5岁以上,酌量增加,一日3次。

【注意事项】

1. 忌食生冷、辛辣食物。
2. 节制饮食,不要偏食。

【规格】每片重0.3g。

【贮藏】密封。

小儿喜食糖浆

【处方】六神曲(炒)、枳壳(炒)、白术(炒)、山楂、稻芽(炒)、麦芽(炒)。

【功能与主治】健脾,消食,化积。用于治疗小儿单纯性消化不良,食欲不振及消化不良引起的腹泻。

【用法与用量】口服。1～5岁,一次3～5ml;5岁以上,一次10～15ml;一岁以内酌减,一日3次。

【注意事项】

1. 患感冒发热,表证未解者慎用。

2. 忌食生冷、辛辣、油腻、炙煿厚味等不易消化的食物。

【规格】每支装 10ml。

【贮藏】密封。

肥儿糖浆

【处方】山药、芡实、莲子、北沙参、薏苡仁（炒）、白扁豆（炒）、山楂、白术（炒）、麦芽（焦）、茯苓。

【功能与主治】小儿滋补剂。用于小儿脾胃虚弱，不思饮食，面黄肌瘦，精神困倦。

【用法与用量】口服。一次 5～10ml，一日 3 次。

【注意事项】

1．患感冒发烧，表证未解者慎用。

2．服药期间忌食生冷、油腻、炙煿厚味等不易消化的食物。

3．便秘，火热内盛者忌用。

【规格】每瓶装 100ml。

【贮藏】密封，置阴凉处。

儿康宁糖浆

【处方】党参、黄芪、白术、茯苓、山药、薏苡仁、麦冬、制何首乌、大枣、焦山楂、炒麦芽、桑枝。

【功能与主治】益气健脾，和中开胃。用于儿童身体瘦弱，消化不良，食欲不佳。

【用法与用量】口服。一次 10ml，一日 3 次，20～30 天为一疗程。

【注意事项】

1. 忌生冷、油腻及不易消化食物。

2. 婴幼儿及糖尿病患儿应在医师指导下服用。

3. 感冒时不宜服用。

4. 食积化热者不适用。

5. 长期厌食、体弱消瘦及腹胀重、腹泻次数增多者应去医院就诊。

6. 服药7天症状无缓解,应去医院就诊。

7. 对本品过敏者禁用,过敏体质者慎用。

【规格】 每瓶装150ml。

【贮藏】 遮光,密封,在阴凉干燥处保存。

【临床报道】

1. 应用儿康宁治疗小儿厌食症285例,对照组230例。治疗组总有效率95.1%,对照组总有效率64.8%,患儿食欲开始恢复时间及有效率治疗组均优于对照组[1]。

2. 观察儿康宁治疗小儿厌食症421例临床疗效,随机分成治疗组213例和对照组208例,治疗组有效率88.7%,对照组有效率35.6%,两组有效率差异非常显著($P<0.01$)[2]。

【参考文献】

[1] 张振华,陈霞,李凤玲.儿康宁治疗小儿厌食症285例临床观察[J].黑龙江护理杂志,1999,(3):32-33.

[2] 王雷,许应荣.儿康宁治疗小儿厌食症临床观察[J].职业与健康,2000,(9):94-95.

小儿香橘丸

【处方】木香、陈皮、苍术（米泔炒）、白术（麸炒）、茯苓、甘草、白扁豆（去皮）、山药、莲子、薏苡仁（麸炒）、山楂（炒）、麦芽（炒）、六神曲（麸炒）、厚朴（姜炙）、枳实、香附（醋炙）、砂仁、半夏（制）、泽泻。

【功能与主治】健脾和胃，消食止泻。用于小儿饮食不节引起的呕吐便泻，脾胃不和，身热腹胀，面黄肌瘦，不思饮食。

【用法与用量】口服。一次1丸，1日3次。周岁以内小儿酌减。

【注意事项】脾气虚弱无积滞者不宜服用，忌食瓜果、冷饮。

【规格】每丸重3g。

【贮藏】密闭贮藏。

（三）脾胃气虚证常用中成药品种

小儿健脾丸

【处方】人参、白术、茯苓、炙甘草、陈皮、法半夏、白扁豆、山药、莲子、南山楂、桔梗、砂仁、神曲、麦芽、玉竹。

【功能与主治】健脾，和胃，化滞。用于小儿脾胃虚弱引起的消化不良，不思饮食，大便溏泻，体弱无力。

【用法与用量】口服。一次2丸，一日3次。

【注意事项】

1．忌食生冷、油腻等不易消化食品。

2．治疗7～10天后症状未见改善者，应及时到医院咨询医师。

3. 对本品过敏者禁用,过敏体质者慎用。

4. 服用本药同时不宜喝茶和吃萝卜,不宜服用藜芦、五灵脂、皂荚或其制剂。

【规格】 每丸重 3g。

【贮藏】 密封,防潮。

【临床报道】 小儿健脾丸治疗小儿厌食症 106 例的临床效果观察,随机分为观察组与对照组,观察组患儿总有效率为 92.45%;对照组患儿总有效率为 71.70%。观察组与对照组两组患儿临床治疗效果比较,差异有统计学意义($P<0.05$)[1]。

【参考文献】

[1] 虞志华. 小儿健脾丸治疗小儿厌食症的临床效果观察[J]. 吉林医学,2011,(33):7069.

醒脾养儿颗粒

【处方】 一点红、毛大丁草、山栀茶、蜘蛛香。

【功能与主治】 醒脾开胃,养血安神,固肠止泻。用于脾气虚所致的儿童厌食,腹泻便溏,烦躁盗汗,遗尿夜啼。

【用法与用量】 温开水冲服。1 岁以内,一次 1 袋,一日 2 次;1～2 岁,一次 2 袋,一日 2 次;3～6 岁,一次 2 袋,一日 3 次;7～14 岁,一次 3～4 袋,一日 2 次。

【禁忌】 糖尿病患儿禁服。

【注意事项】

1. 忌食生冷、油腻及不易消化食物。

2. 婴儿应在医师指导下服用。

3. 长期厌食、体弱消瘦者,及腹胀重、腹泻次数多者应去医院就诊。

4．服药7天症状无缓解，应去医院就诊。

5．对本品过敏者禁用，过敏体质者慎用。

【规格】每袋重2g。

【贮藏】密封。

【临床报道】

1．观察醒脾养儿颗粒治疗小儿厌食156例的临床效果，治疗组总有效率91.25%，对照组总有效率6.32%。两组总有效率比较差异有显著性（$P<0.01$）[1]。

2．观察醒脾养儿颗粒治疗小儿厌食症110例疗效，治疗组总有效率94.55%，对照组77.5%，两组差异有显著性（$\chi^2=12.19$，$P<0.01$）[2]。

【参考文献】

[1] 刘向萍，马玉宏，刘娟．醒脾养儿颗粒治疗儿童厌食症80例 [J]．陕西中医，2011，（10）：1331-1332．

[2] 贺雷．醒脾养儿颗粒治疗小儿厌食症110例疗效观察 [J]．中国社区医师，2009，（13）：41．

健儿膏

【处方】党参、白术（炒）、白扁豆（炒）、山药、甘草、黄芪、茯苓、陈皮、麦芽（炒）、大枣。

【功能与主治】健脾益气，和胃调中。用于小儿脾胃虚弱，运化乏力所致的面黄肌瘦，厌食纳呆，大便不调，身体虚弱，发育迟缓，自汗盗汗，贫血脉弱等营养不良诸症。

【用法与用量】口服。一次10～15g，一日2次。

【注意事项】

1．伴感冒发热，表证未解者慎用。

2．服药期间忌食生冷、油腻、不易消化的食物。

【贮藏】密封，置阴凉处。

参苓健儿膏

【处方】党参、白芍、茯苓、枳实、白术、山楂、葫芦茶、防风、山药、黄芪。

【功能与主治】健脾和胃。用于小儿脾胃虚弱，食少便溏，自汗，盗汗。

【用法与用量】口服。1～2岁，一次8ml；3～6岁，一次15ml；7～12岁，一次23ml，一日2～3次。

【注意事项】感冒发热者忌服。

【规格】每瓶装（1）150g，（2）200g。

【贮藏】密封，置阴凉处。

小儿健脾贴膏

【处方】丁香、吴茱萸、五倍子、磁石、冰片、麝香。

【功能与主治】疏通经络，温中健脾。用于小儿消化不良。

【用法与用量】穴位贴敷。取足三里、天枢、中脘、关元，久泻者加贴脾俞穴，一日1次。

【禁忌】湿疹、疮疖、皮疹等皮肤有疾患儿忌用。

【注意事项】

1．本品为外用贴剂，不能内服。

2．治疗3～5天症状未见好转，应及时到医院咨询医师。

3．一定要明确穴位的准确部位，敷贴剂对患儿的皮肤不起过敏反应者为佳。

4．过敏体质者慎用。

【规格】每贴0.4g。

【贮藏】密闭，置阴凉干燥处（不超过20℃）。

（四）脾胃阴虚证常用中成药品种

儿康宁糖浆

【处方】党参、黄芪、白术、茯苓、山药、薏苡仁、麦冬、制何首乌、大枣、焦山楂、炒麦芽、桑枝。

【功效主治】益气健脾，和中开胃。用于儿童身体瘦弱、消化不良、食欲不佳者。

【用法与用量】口服。一次10ml，一日3次，20～30天为一疗程。

【注意事项】

1．忌生冷、油腻及不易消化食物。

2．婴幼儿及糖尿病患儿应在医师指导下服用。

3．感冒时不宜服用。

4．食积化热者不适用。

5．长期厌食、体弱消瘦及腹胀重、腹泻次数增多者应去医院就诊。

【规格】每瓶装150ml。

【贮藏】遮光，密封，在阴凉干燥处保存。

小儿肠胃康颗粒

【处方】鸡眼草、地服草、谷精草、夜明砂、蚕砂、蝉蜕、谷芽、盐酸小檗碱、木香、党参、麦冬、玉竹、赤芍、甘草。

【功能与主治】清热平肝,调理脾胃。用于小儿营养紊乱所引起的食欲不振,面色无华,精神烦忧,夜寐啼哭,腹泻腹胀。

【用法与用量】开水冲服。1岁以内,一次5g,一日2次;2~5岁,一次10g,一日2次;5岁以上,一次10g,一日3次,2周为一疗程。

【注意事项】

1．忌生冷、油腻及不易消化食品。

2．婴幼儿应在医师指导下服用。

3．感冒时不宜服用。

4．长期厌食,体弱消瘦者,及腹胀重、腹泻次数增多者应去医院就诊。

5．严格按照用法用量服用,服药7天症状无缓解,应去医院就诊。此药品不宜长期服用。

6．对此药品过敏者禁用,过敏体质者慎用。

【规格】每袋装5g。

【贮藏】遮光,密封,在阴凉干燥处保存。

【临床报道】

1．小儿肠胃康颗粒治疗小儿厌食症120例疗效分析,对照组80例。治疗组总有效率80.8%,对照组总有效率43.8%。小儿胃肠康颗粒治疗小儿厌食症疗效较高[1]。

2. 观察小儿胃肠康颗粒治疗小儿厌食症60例的临床疗效，对照组40例。治疗组总有效率95%，对照组有效率82.5%。小儿胃肠康颗粒治疗小儿厌食症疗效较好[2]。

【参考文献】

[1] 包晓锐. 小儿肠胃康颗粒治疗小儿厌食症120例疗效分析[J]. 吉林医学，2005，(12)：1346.

[2] 林美萍，张杰. 小儿肠胃康颗粒治疗小儿厌食症[J]. 河南中医，2004，(12)：47.

小儿健脾丸

【处方】 人参、白术、茯苓、炙甘草、陈皮、法半夏、白扁豆、山药、莲子、南山楂、桔梗、砂仁、神曲、麦芽、玉竹。

【功能与主治】 健脾，和胃，化滞。用于小儿脾胃虚弱引起的消化不良，不思饮食，大便溏泻，体弱无力。

【用法与用量】 口服。一次2丸，一日3次。

【注意事项】

1. 忌食生冷、油腻等不易消化食品。

2. 治疗7～10天后症状未见改善者，应及时到医院咨询医师。

3. 过敏体质者慎用。

4. 服用本药同时不宜喝茶和吃萝卜，不宜服用藜芦、五灵脂、皂荚或其制剂。

5. 对本品过敏者禁用，过敏体质者慎用。

【规格】 每丸重3g。

【贮藏】 密封，防潮。

【临床报道】 小儿健脾丸治疗小儿厌食症 106 例的临床效果观察，随机分为观察组与对照组，观察组患儿总有效率为 92.45%；对照组患儿总有效率为 71.70%。观察组与对照组两组患儿临床治疗效果比较，差异有统计学意义（$P < 0.05$）[1]。

【参考文献】

[1] 虞志华. 小儿健脾丸治疗小儿厌食症的临床效果观察 [J]. 吉林医学，2011，（33）：7069.

健儿素冲剂

【处方】 党参、白芍、麦冬、诃子、薏苡仁、白术（炒）、稻芽（炒）、南沙参。

【功能与主治】 益气健脾，和胃运中。用于小儿脾胃虚弱，消化不良，腹满胀痛，面黄肌瘦。

【用法与用量】 口服。开水冲服，一次 20～30g，一日 3 次。

【注意事项】

1. 伴感冒发热，表证未解者慎用。
2. 服药期间忌食生冷、油腻、不易消化的食物。

【规格】 每包装 10g。

【贮藏】 密闭，防潮。

小儿健胃糖浆

【处方】 沙参、稻芽、白芍、玉竹、麦芽（炒）、山楂、麦冬、陈皮、荷叶、牡丹皮、山药。

【功能与主治】健脾消食,清热养阴。用于脾胃阴虚所致的食欲减退,消化不良。

【用法与用量】口服。儿童一次10ml,一日3次,婴儿酌减。

【性状】本品为棕黄色的黏稠液体,味甜,微涩。

【禁忌】忌食辛辣食物及各种饮料。

【注意事项】

1．伴感冒发热,表证未解者慎用。

2．服药期间忌食生冷、油腻、不易消化的食物。

【规格】每瓶装10ml。

【贮藏】密封,置阴凉处。

稚儿灵冲剂

【处方】党参、太子参、南沙参、地黄、制何首乌、白术(麸炒)、当归、白芍(麸炒)、黑大豆、木香、白扁豆、山药、仙鹤草、功劳叶、茯苓、五味子(制)、石菖蒲、浮小麦、甘草(蜜炙)、牡蛎(煅)、陈皮、远志(制)、大枣。

【功能与主治】益气健脾,补脑强身。用于小儿厌食,面黄体弱,夜寝不宁,睡后盗汗等症。

【用法与用量】口服,开水冲服。一次9~15g,一日2次。

【注意事项】

1．伴感冒发热,表证未解者慎用。

2．服药期间忌食生冷、油腻、不易消化的食物。

【规格】每袋装10g。

【贮藏】密封。

健儿片

【处方】 黄芪、牡蛎、五味子、淫羊藿、黄精、茯苓、鸡内金、青黛。

【功能与主治】 扶正祛邪,固表止汗,健脾和胃。用于脾胃虚弱引起的少食,多汗,睡眠不宁。

【用法与用量】 口服。1～2岁,一次1～2片;3～6岁,一次3～4片;7岁以上,一次5～6片,一日2次。

【注意事项】

1. 忌食生冷、油腻及不易消化食品。
2. 婴儿应在医师指导下服用。
3. 感冒时不宜服用。
4. 本品适用于脾胃虚弱多汗的患儿。如有缺钙,佝偻病者或长期厌食,体弱消瘦者应去医院就诊。

【贮藏】 密闭。

(五)脾虚肝旺证常用中成药品种

小儿七星茶颗粒(口服液)

【处方】 薏苡仁、稻芽、山楂、淡竹叶、钩藤、蝉蜕、甘草。

【功能与主治】 开胃消滞,清热定惊。用于小儿积滞化热,消化不良,不思饮食,烦躁易惊,夜寐不安,大便不畅,小便短赤。

【用法与用量】

颗粒剂:开水冲服。一次3.5～7g,一日3次。

口服液:口服。一次1～2支,一日2次;婴儿酌减。

【注意事项】

1．服药期间忌食生冷、油腻等不易消化食品。

2．过敏体质者慎用。

【规格】

颗粒剂：每袋装 7g。

口服液：每支装 10ml。

【贮藏】 密封，置阴凉处。

醒脾养儿颗粒

【处方】 一点红、毛大丁草、山栀茶、蜘蛛香。

【功能与主治】 醒脾开胃，养血安神，固肠止泻。用于脾气虚所致的儿童厌食，腹泻便溏，烦躁盗汗，遗尿夜啼。

【用法与用量】 温开水冲服。1岁以内，一次1袋，一日2次；1～2岁，一次2袋，一日2次；3～6岁，一次2袋，一日3次；7～14岁，一次3～4袋，一日2次。

【禁忌】 糖尿病患儿禁服。

【注意事项】

1．忌食生冷、油腻及不易消化食物。

2．婴儿应在医师指导下服用。

3．长期厌食，体弱消瘦者，及腹胀重、腹泻次数多者应去医院就诊。

【规格】 每袋重 2g。

【贮藏】 密封。

【临床报道】

1．观察醒脾养儿颗粒治疗小儿厌食156例的临床效果，治疗组总有效率91.25%，对照组总有效率6.32%。两组总有效率比较差异有显著性（$P<0.01$）。醒脾养儿颗粒治疗小儿厌食疗效显著[1]。

2．观察醒脾养儿颗粒治疗小儿厌食症110例疗效，治疗组总有效率94.55%，对照组77.5%，两组差异有显著性（$\chi^2=12.19$，$P<0.01$）。醒脾养儿颗粒治疗小儿厌食疗效显著[2]。

【参考文献】

[1] 刘向萍，马玉宏，刘娟．醒脾养儿颗粒治疗儿童厌食症80例[J]．陕西中医，2011，（10）：1331-1332．

[2] 贺雷．醒脾养儿颗粒治疗小儿厌食症110例疗效观察[J]．中国社区医师，2009，（13）：41．

附二

治疗小儿厌食症的常用中成药简表

证型	药物名称	功能	主治病证	用法用量	备注
脾胃湿蕴证	保济丸（口服液）	祛湿，醒脾，和中。	用于暑湿季节厌食，症见不思进食，口渴不欲饮，肢体倦怠，口臭，时有恶心，甚至呕吐，大便黏腻或臭秽，小便黄少。	丸剂：口服。一次1.85～3.7g，一日3次。口服液：口服。一次10～20ml，一日3次。儿童用量酌减，或遵医嘱。	丸剂：基药，医保口服液：医保
	王氏保赤丸	祛滞，健脾，祛痰。	用于小儿乳滞疳积、痰厥惊风、喘咳痰鸣、乳食减少、时有恶心，甚至呕吐，大便干结或臭秽，小便黄少，舌红，苔薄黄腻，脉滑数，指纹紫滞	温开水送服。6个月婴儿一次服5丸；6个月～2岁，超过1个月加1丸；2～7岁，每超半岁加5丸；7～14岁，服用60丸，一日1次，重症2次或遵医嘱。	医保

续表

证型	药物名称	功 能	主治病证	用法用量	备注
脾胃湿蕴	小儿消食颗粒	消食化滞，健脾和胃。	用于脾胃不和，消化不良，食欲不振，便秘，食滞，疳积。	开水冲服。1～3岁，一次0.5～1袋；3～7岁，一次1～1.5袋；7岁以上，一次1.5～2袋，一日3次。	医保
脾失健运证	启脾丸（口服液）	健脾和胃。	用于脾胃虚弱，消化不良，腹胀便溏。	丸剂：口服。一次1丸，一日2～3次；3岁以内小儿酌减。口服液：口服。一次10ml，一日2～3次；3岁以内儿童酌减。	药典
	小儿进食片	健脾消食。	用于小儿食积、厌食、疳积。	口服。6个月～1岁，一次半片；1～2岁，一次1片；2～3岁，一次1片半；3岁以上，一次2片，一日2次。	
	小儿喜食片	健脾，消食，化积。	用于治疗小儿单纯性消化不良，食欲不振及消化不良引起的腹泻。	口服。1～3岁，一次2～3片；3～5岁，一次3～5片；5岁以上，酌量增加，一日3次。	
	小儿喜食糖浆	健脾，消食，化积。	用于治疗小儿单纯性消化不良，食欲不振及消化不良引起的腹泻。	口服。1～5岁，一次3～5ml；5岁以上，一次10～15ml；周岁以内酌减，一日3次。	
	肥儿糖浆	小儿滋补剂。	用于小儿脾胃虚弱，不思饮食，面黄肌瘦，精神困倦。	口服。一次5～10ml，一日3次。	
	儿康宁糖浆	益气健脾，和中开胃。	用于儿童身体瘦弱，消化不良，食欲不佳。	口服。一次10ml，一日3次，20～30天为一疗程。	
	小儿香橘丸	健脾和胃，消食止泻。	用于小儿饮食不节引起的呕吐便泻，脾胃不和，身热腹胀，面黄肌瘦，不思饮食。	口服。一次1丸，1日3次。周岁以内小儿酌减。	

续表

证型	药物名称	功能	主治病证	用法用量	备注
脾胃气虚证	小儿健脾丸	健脾，和胃，化滞。	用于小儿脾胃虚弱引起的消化不良，不思饮食，大便溏泻，体弱无力	口服。一次2丸，一日3次。	
	醒脾养儿颗粒	醒脾开胃，养血安神，固肠止泻。	用于脾气虚所致的儿童厌食，腹泻便溏，烦躁盗汗，遗尿夜啼。	温开水冲服。1岁以内，一次1袋，一日2次；1～2岁，一次2袋，一日2次；3～6岁，一次2袋，一日3次；7～14岁，一次3～4袋，一日2次。	基药，医保
	健儿膏	健脾益气，和胃调中。	用于小儿脾胃虚弱，运化乏力所致的面黄肌瘦，厌食纳呆，大便不调，身体虚弱，发育迟缓，自汗盗汗，贫血脉弱等营养不良诸症。	口服。一次10～15g，一日2次。	药典
	参苓健儿膏	健脾和胃。	用于小儿脾胃虚弱，食少便溏，自汗，盗汗。	口服。1～2岁，一次8ml；3～6岁，一次15ml；7～12岁，一次23ml，一日2～3次。	药典
	小儿健脾贴膏	疏通经络，温中健脾。	用于小儿消化不良。	穴位贴敷。取足三里、天枢、中脘、关元，久泻者加贴脾俞穴，一日1次。	药典
脾胃阴虚证	儿康宁糖浆	益气健脾，和中开胃。	用于儿童身体瘦弱、消化不良、食欲不佳。	口服。一次10ml，一日3次，20～30天为一疗程。	
	小儿肠胃康颗粒	清热平肝，调理脾胃。	用于小儿营养紊乱所引起的食欲不振，面色无华，精神烦忧，夜寐哭啼，腹泻腹胀。	开水冲服。1岁以内，一次5g，一日2次；2～5岁，一次10g，一日2次；5岁以上，一次10g，一日3次。2周为一疗程。	医保

续表

证型	药物名称	功能	主治病证	用法用量	备注
脾胃阴虚证	小儿健脾丸	健脾，和胃，化滞。	用于小儿脾胃虚弱引起的消化不良，不思饮食，大便溏泻，体弱无力。	口服。一次2丸，一日3次。	
	健儿素冲剂	益气健脾，和胃运中。	用于小儿脾胃虚弱，消化不良，腹满胀痛，面黄肌瘦。	口服。开水冲服，一次20～30g，一日3次。	
	小儿健胃糖浆	健脾消食，清热养阴。	用于脾胃阴虚所至的食欲减退，消化不良。	口服。儿童一次10ml，一日3次，婴儿酌减。	
	稚儿灵冲剂	益气健脾，补脑强身。	用于小儿厌食，面黄体弱，夜寝不宁，睡后盗汗等症。	口服，开水冲服。一次9～15g，一日2次。	
	健儿片	扶正祛邪，固表止汗，健脾和胃。	用于脾胃虚弱引起的少食，多汗，睡眠不宁。	口服。1～2岁，一次1～2片；3～6岁，一次3～4片；7岁以上，一次5～6片，一日2次。	
脾虚肝旺证	小儿七星茶颗粒（口服液）	开胃消滞，清热定惊。	用于小儿积滞化热，消化不良，不思饮食，烦躁易惊，夜寐不安，大便不畅，小便短赤。	颗粒剂：开水冲服。一次3.5～7g，一日3次。口服液：口服。一次1～2支，一日2次；婴儿酌减。	
	醒脾养儿颗粒	醒脾开胃，养血安神，固肠止泻。	用于脾气虚所致的儿童厌食，腹泻便溏，烦躁盗汗，遗尿夜啼。	温开水冲服。1岁以内，一次1袋，一日2次；1～2岁，一次2袋，一日2次；3～6岁，一次2袋，一日3次；7～14岁，一次3～4袋，一日2次。	基药，医保

小儿腹泻

　　腹泻（infantile diarrhea）或称腹泻病，是一组由多病原、多因素引起的以大便次数增多和大便性状改变为特点的儿科常见病，亦是我国婴幼儿最常见的消化道综合征。6个月～2岁的婴幼儿发病率较高，夏秋季节多发，是造成小儿营养不良、生长发育障碍和死亡的主要原因之一。

　　引起小儿腹泻的病因分为：①感染性：较为多见，可由病毒、细菌、真菌、寄生虫等引起；②非感染性：包括饮食性、过敏性、先天酶缺陷及气候因素等引起的腹泻。

　　婴幼儿易患腹泻主要与其消化系统尚未发育成熟，胃酸和消化酶分泌少，酶活力偏低，血清免疫球蛋白和胃肠道分泌型IgA较低，机体防御机能差等因素有关。感染性腹泻以病毒引起者多见，约占婴幼儿感染性腹泻的80%。主要病原为轮状病毒，其次为柯萨奇病毒、埃可病毒、肠道腺病毒等肠道病毒；细菌性腹泻（不包括法定传染病）的主要病原是致泻性大肠杆菌，其次为空肠弯曲菌、耶尔森菌、沙门菌等。此外中耳炎、急性上呼吸道感染、肺炎、肾盂肾炎等肠道外感染可并发腹泻；滥用抗生素可引起肠道菌群紊乱而导致腹泻。非感染性腹泻与喂养不当有关，或有部分小儿对牛奶或豆类过敏，原发性或继发性双糖酶（主要为乳糖酶）缺乏或活性降低，肠道对糖的消化吸收不良，使乳糖积滞而引起腹泻。气候突然变化，腹部受凉使肠蠕动增加；天气过热消化液分泌减少，或因口渴饮奶过多等，导致消化功能紊乱而引发腹泻。

临床表现为大便次数增多，稀薄或带水，呈黄色或黄绿色，有酸味，常见白色或黄白色奶瓣或泡沫。可伴有食欲不振、溢乳或呕吐。重者除较重的胃肠道症状外还有较明显的脱水、电解质紊乱和全身中毒症状，如发热、烦躁，或精神萎靡，嗜睡，眼窝、囟门凹陷，尿少，泪少，皮肤黏膜干燥、弹性下降，口唇樱红，呼吸深大，腹胀，抽搐等，甚至昏迷、休克。迁延性、慢性腹泻多见于营养不良患儿，持续腹泻又加重营养不良，两者互为因果，导致免疫功能低下，继发感染，形成恶性循环，最终引发多脏器功能异常。

小儿腹泻的治疗原则为：调整饮食，预防和纠正脱水，合理用药，加强护理，预防并发症。首先明确病因，不同时期治疗重点各有侧重，急性腹泻应注意维持水、电解质平衡及抗感染；迁延性及慢性腹泻则应注意肠道菌群失调问题及饮食疗法；过敏性腹泻应注意祛除致敏因素。

本病中医称为"泄泻"。其主要病变部位在脾胃。

一、中医病因病机分析及常见证型

中医学认为小儿泄泻的病因以感受外邪、伤于饮食、脾胃虚弱为多见。小儿脏腑柔嫩，肌肤薄弱，冷暖不知自调，易为外邪侵袭而发病。外感风、寒、暑、热诸邪常与湿邪相合而致泻，盖因脾脏喜燥而恶湿，湿困脾阳，运化失职，湿盛则濡泻，故前人有"无湿不成泻"，"湿多成五泻"之说。四时气候当中，长夏多湿，故外感泄泻以夏秋多见，其中又以湿热泻最为常见。小儿脾常不足，饮食不知自节，若调护失宜，喂养不当，饮食失节或不洁，则可损伤脾胃发生泄泻，而成伤食泻。若小儿素体脾胃虚弱，或久病迁延不愈，致脾胃虚弱，胃不能腐熟水谷，脾无以运化精微，水反为湿，谷反为滞，清浊不分，合污而下，形成脾虚泄泻；亦有暴泻实证失治误治，迁延不愈，转成脾虚泄泻。脾虚致泻者，一般先耗脾气，继伤脾阳，日久则造成脾肾阳虚。无力温煦，水谷不化，并走肠间，而成澄澈清冷、洞泄而下的脾肾阳虚泻。由于小儿稚阴未充，稚阳未长，患泄泻后较成人更易损阴伤阳而发生变证。重症泄泻患儿因泻下过度，伤阴耗气，出现气阴两伤，甚至阴竭阳脱的危重变证。若久泻不止，脾气虚弱，肝气亢旺而生内风，则可形成慢惊风。脾虚失运，生化乏源，气血不足，日久则成疳证。

二、辨证选择中成药

1. 湿热泻

【临床表现】大便水样，或如蛋花汤样，泻下急迫，量多次频，气味秽臭，或见少许黏液，腹痛时作，食欲不振，或伴呕恶，神疲乏力，或发热烦躁，口渴，小便短黄，舌质红，苔黄腻，脉滑数，指纹紫。

【辨证要点】泻下急迫，量多次频，气味秽臭，舌质红，苔黄腻，脉滑数，指纹紫。

【病机简析】湿热之邪蕴结脾胃，纳运无权，水谷不化，为湿为滞，下注大肠，故见泻下急迫，便如黄水，或伴黏液；湿热交蒸，阻滞肠胃气机，故见发热，腹痛，食欲不振，呕恶时作；小便短黄，舌质红，苔黄腻，脉滑数，指纹紫为湿热内蕴之征。

【治法】清肠解热，化湿止泻。

【辨证选药】可选葛根芩连微丸、小儿泻速停颗粒、苍苓止泻口服液、枫蓼肠胃康颗粒、儿泻停颗粒、健脾止泻宁颗粒、小儿双解止泻颗粒等。

此类中成药多由葛根、黄芩、黄连、苍术等药物组成，具有清肠解热，化湿止泻的作用。

2. 风寒泻

【临床表现】大便清稀，夹有泡沫，臭气不甚，肠鸣腹痛，或伴恶寒发热，鼻流清涕，咳嗽，舌质淡，苔薄白，脉浮紧，指纹淡红。

【辨证要点】大便清稀，夹有泡沫，臭气不甚，或伴风寒表证。舌质淡，苔薄白，脉浮紧，指纹淡红。

【病机简析】风寒乃无形之邪，客于肠胃，寒凝气滞，中阳受困，运化失职，乃致泄泻。因寒则所下清稀，因风则中多泡沫，非由乳食积滞及湿热内蕴，故其气不臭；寒湿内困肠胃，寒凝气滞，邪欲下趋，气机不通则肠鸣腹痛；风寒束表，卫气失宣则恶寒发热，流涕咳嗽。舌质淡，苔薄白，脉浮紧，指纹淡红为风寒之象。

【治法】疏风散寒，化湿和中。

【辨证选药】可选用藿香正气水（软胶囊、口服液、胶囊、颗粒、丸、片、滴丸）、保济丸（口服液）、小儿腹泻外敷散。

此类中成药多由藿香、佩兰、苍术、茯苓、厚朴、陈皮等组成，具散寒化湿，和中止泻的作用。

3. 伤食泻

【临床表现】大便稀溏，夹有乳凝块或食物残渣，气味酸臭，或如败卵。脘腹胀满,便前腹痛,泻后痛减,腹痛拒按,嗳气酸馊,或有呕吐,不思乳食,夜卧不安,舌苔厚腻,或微黄,脉滑实,指纹滞。

【辨证要点】起病前有乳食不节史,便稀夹有不消化物,气味酸臭,脘腹胀痛,泻后痛减。

【病机简析】乳食不节,停积不化,蕴蒸内腑,故见粪便酸臭,或如败卵;胃失和降,其气上逆,故见嗳气酸馊,或有呕吐;乳食停积,壅于肠胃,化湿化滞,阻塞气机,故见脘腹胀满,腹痛时作;泻后积滞得下,邪有出路,气机暂畅,通则不痛,故泻后痛减;乳食积滞,胃纳失职,故不思乳食;胃不和则卧不安,故夜卧不安;舌苔厚腻,或微黄,脉滑实,指纹滞乃乳食内积之象。

【治法】运脾和胃,消食化滞。

【辨证选药】可选用保儿安颗粒、小儿化食丸、胃肠安丸等。

此类中成药常由山楂、神曲、麦芽、陈皮、槟榔等组成,具有消食化滞,和胃助运之功。用于伤食腹泻属"通因通用"之法,食积除,泻自止。

4. **脾虚泻**

【临床表现】大便稀溏,色淡不臭,多于食后作泻,时轻时重,面色萎黄,形体消瘦,神疲倦怠,舌淡苔白,脉缓弱,指纹淡。

【辨证要点】病程较长,大便稀溏,多于食后作泻,面色萎黄,形体消瘦。

【病机简析】脾胃虚弱,清阳不升,纳运无权,故大便稀溏,食后作泻;病发于脾虚,非因乳食积滞,故色淡不臭;脾虚失运,精微不布,生化乏源,形神失养,故面色萎黄,形体消瘦,神疲倦怠。舌淡苔白，脉缓弱，指纹淡为脾气虚弱之象。

【治法】 健脾益气，助运止泻。

【辨证选药】 可选用婴儿健脾颗粒（口服液）、小儿腹泻宁糖浆、醒脾养儿颗粒、小儿香橘丸、止泻保童颗粒等。

此类中成药常由人参、白术、茯苓、黄芪等组成，具有健脾益气，助运止泻之功。脾虚泻非一日而成，治之亦非三五日可愈，故此类中成药服用疗程宜长。

5. 脾肾阳虚泻

【临床表现】 久泻不止，大便清稀，澄澈清冷，完谷不化，或见脱肛，形寒肢冷，面色㿠白，精神萎靡，睡时露睛，舌淡苔白，脉细弱，指纹淡。

【辨证要点】 久泻不止，大便清稀，澄澈清冷，完谷不化。

【病机简析】 脾肾阳虚，命火不足，脾胃失于温煦，水谷不得腐熟，故便下清稀，完谷不化；命门火衰，阳气式微，阴寒内生则形寒肢冷，面色㿠白，精神萎靡，睡时露睛；脾阳虚甚，中气下陷故见脱肛。舌淡苔白，脉细弱，指纹淡为脾肾阳虚之象。

【治法】 温补脾肾，固涩止泻。

【辨证选药】 可选用四神丸、附子理中丸等。

此类中成药常由附子、肉桂、人参、白术、茯苓等组成，具有温阳健脾，收涩止泻之功。

6. 变证

（1）气阴两伤

【临床表现】 泻下过度，质稀如水，精神萎软或心烦不安，目眶及囟门凹陷，皮肤干燥或枯瘪，啼哭无泪，口渴引饮，小便短少，甚至无尿，唇红而干，舌红少津，苔少或无苔，脉细数。

【辨证要点】 泄泻伴见精神萎软，皮肤干燥，小便短少。

【病机简析】 泻下无度，津伤液竭，肌肤不得滋养，故见目眶及囟门凹陷，皮肤干燥或枯瘪，啼哭无泪，口渴引饮，小便短少，甚至无尿；气随津脱，心神失主，故见精神萎靡，心烦不安。舌红少津，苔少或无苔，脉细数乃气阴耗伤之征。

【治法】 健脾益气，酸甘敛阴。

【辨证选药】 可选用儿宝颗粒。

此类中成药常由人参、沙参、生地、麦冬、五味子、乌梅等组成，具有益气养阴，涩肠止泻之功。

（2）阴竭阳脱

【临床表现】 泻下不止，次频量多，精神萎靡，表情淡漠，面色青灰或苍白，哭声微弱，啼哭无泪，尿少或无，四肢厥冷，舌淡无津，脉沉细欲绝。

【辨证要点】 腹泻伴见精神萎靡，面色青灰或苍白，尿少或无，四肢厥冷，脉沉细欲绝。

【病机简析】 本证常由气阴两伤证进一步发展而来，乃属危急重症。阴竭证皮肤枯瘪，啼哭无泪，无尿；阳脱证神萎淡漠，四肢厥冷，脉微欲绝。

【治法】 挽阴回阳，救逆固脱。

【辨证选药】 本证乃危急重症，应采取中西医结合急救措施，单用中成药恐难奏效。若见昏迷谵妄，可配合服用安宫牛黄丸、至宝丸、苏合香丸等。

三、用药注意

临床选药必须以辨证论治的思想为指导，针对不同证型，选择与其相对证的药物，才能收到较为满意的疗效。另外，应随时注意监测腹泻病情变化，监测患儿的体温、腹泻次数、大便性状及尿量。若出现高热，及时采取退热措施，伴有脱水征象应及时补充液体；饮食宜清淡，富含水分及营养，切忌肥甘油腻、辛辣刺激等食物，以防影响药效的发挥。药品贮藏宜得当，一般需存放于阴凉干燥处，若药品性状发生改变，应禁止服用。药品必须妥善保管，放在儿童不能接触的地方，以防意外发生。儿童用药，必须在成人的监护下使用。对于具体药品的饮食禁忌、配伍禁忌、证候禁忌、病证禁忌、特殊体质禁忌、特殊人群禁忌等，各药品的用药说明中均有详细介绍，用药前务必仔细阅读。

附一

常用治疗小儿腹泻的中成药药品介绍

（一）湿热泻常用中成药品种

葛根芩连微丸

【处方】葛根、黄芩、黄连、甘草。

【功能与主治】解肌透表，清热解毒，利湿止泻。用于湿热蕴结所致的泄泻腹痛，便黄而黏，肛门灼热。

【用法与用量】口服。一次3g，小儿一次1g，一日3次；或遵医嘱。

【禁忌】对本品过敏者禁用。

【注意事项】

1. 饮食宜清淡，禁食生冷、油腻、难消化食物。

2. 脾胃虚寒腹泻者不适用。

【规格】每袋装 1g。

【贮藏】密封，防潮。

【药理毒理】本品具有止泻止痢、抗菌、抗病毒等作用。

·止泻止痢作用　动物实验证实该药能够明显抑制正常小鼠小肠推进运动；对抗新斯的明引起的小鼠小肠推进机能亢进；抑制蓖麻油引起的小鼠腹泻；抑制大鼠离体回肠正常运动；对抗 Ach 引起的大鼠离体回肠痉挛性收缩[1]。

·抗菌作用　体外对痢疾杆菌等致病菌具有不同程度的抑制作用，降低痢疾杆菌感染小鼠的死亡率[1]。

·抗病毒作用　通过细胞病变效应、噻唑蓝比色法检测细胞活性，观察葛根芩连微丸抗人轮状病毒 709 株的作用。结果：葛根芩连微丸的恒河猴胚胎肾细胞半数存活浓度为 0.703mg/ml，对人轮状病毒 709 株无直接灭活杀伤作用；对人轮状病毒 709 株有一定预防吸附的作用，IC50=0.146mg/ml，TI=4.815068；能够抑制人轮状病毒 709 株细胞内生物合成的作用，IC50=0.023mg/ml，TI=30.56522。结论：葛根芩连微丸对轮状病毒吸附宿主细胞有一定干预作用，但是主要通过抑制轮状病毒在恒河猴胚胎肾细胞内的生物合成过程发挥体外抗轮状病毒作用[2]。

【临床报道】

1. 彭氏[3]对 34 例儿童急性肠炎进行了葛根芩连微丸和庆大霉素、氟派酸的疗效对比观察。治疗组 20 例予以葛根芩连微丸，10 岁以下儿童每日 3 次，每次 1.5g。10～14 岁儿童每日 3 次，每次 2g。对照组给庆大霉素 0.5 万 u/kg·d 静滴和氟派酸 15mg/kg·d，分次口服，三天为一疗程。结果：治疗组显效率达 75%，总有效率90%。对照组分别为28.6%和42.3%，经统计学检验两组差异显著（$P < 0.01$）。故认为葛根芩连微丸对儿童急性肠炎，尤其是病毒性肠炎具有起效快，疗效高，止泻时间短，无毒副作用等优点，系治疗该病的理想药物。

2．顾氏等[4]采用葛根芩连微丸治疗32例小儿腹泻为治疗组，以庆大霉素治疗30例为对照组。结果：治疗组显效率78.12%，总有效率93.74%；对照组显效率56.66%，总有效率70%。治疗组疗效显著优于对照组（$P < 0.05$）。

【参考文献】

[1] 何飞，刘元，韦焕英，等．葛根芩连微丸止泻止痢药效学实验研究[J]．中国实验方剂学杂志，2003，05．

[2] 杨蒙蒙，张琰、陈文，等．葛根芩连微丸体外抗轮状病毒作用实验研究[J]．中华中医药学刊，2010，09．

[3] 彭勤．葛根芩连微丸对儿童急性肠炎的疗效观察[J]．黑龙江中医药，1998，05．

[4] 顾金珠，雍慧文，吴葆德．葛根芩连微丸治疗小儿腹泻32例疗效观察[J]．苏州医学院学报，1998，09．

小儿泻速停颗粒

【处方】地锦草、茯苓、儿茶、乌梅、焦山楂、白芍、甘草。

【功能与主治】清热利湿，健脾止泻。用于小儿湿热壅遏大肠所致的腹泻。症见大便水样，或如蛋花汤样，量多次频，气味秽臭，或见少许黏液，腹痛时作，食欲不振，口渴，舌质红，苔黄腻。

【用法与用量】开水冲服。6个月以内，一次1.5～3g；6个月～1岁，一次3～6g；1～3岁，一次6～10g；3～7岁，一次10～15g；7～12岁，一次15～20g，一日3～4次。

【禁忌】对本品过敏者禁用。

【注意事项】

1．忌辛辣、生冷、油腻食物。

2．脾虚泻者不适用。

3．糖尿病患儿应在医师指导下服用。

【规格】每袋装（1）5g，（2）10g。

【贮藏】密闭，防潮。

【临床报道】李氏[1]用小儿泻速停颗粒治疗小儿轮状病毒肠炎50例，并设对照组50例，全部病例粪便轮状病毒检测阳性（胶金体法）。两组患儿均使用微生态疗法＋胃肠黏膜保护剂、抗病毒治疗及液体疗法，治疗组在此基础上加用小儿泻速停颗粒。结果：治疗组显效26例，有效19例，无效5例，总有效率90%；对照组显效12例，有效27例，无效11例，总有效率78%。治疗组止泻时间、总病程均较对照组明显缩短，差异有统计学意义（$P<0.01$）。

【参考文献】

[1] 李波.泻速停颗粒治疗轮状病毒肠炎50例临床观察[J].医学信息，2010，（10）：2915-2916.

苍苓止泻口服液

【处方】苍术、茯苓、黄芩、金银花、马鞭草、柴胡、葛根、金樱子、土木香、槟榔、甘草。

【功能与主治】清热除湿，健脾止泻。用于湿热泻。症见大便水样，或如蛋花汤样，泻下急迫，量多次频，气味秽臭，或见少许黏液，腹痛时作，食欲不振，或伴呕恶，神疲乏力，或发热烦躁，口渴，小便短黄，舌质红，苔黄腻，脉滑数，指纹紫。

【用法与用量】饭前口服。6个月以内，一次5ml；6个月～1岁，一次5～8ml；1～4岁，一次8～10ml；4岁以上，一次10～20ml，一日3次。3日为一疗程。

【禁忌】对本品过敏者禁用。

【注意事项】

1．忌辛辣、生冷、油腻食物。

2．脾虚泻者禁用。

【规格】每支装10ml。

【贮藏】密封。

【药理毒理】本品具有抗病毒与抑菌等作用。

应用MA-104猴肾传代细胞进行苍苓止泻口服液对人轮状病毒V1型Va株、3型Ya株的抑制试验，结果显示苍苓止泻口服液对其均有较强杀灭效果；对金黄色葡萄球菌、福氏杆菌、表皮葡萄球菌和大肠杆菌有较为明显的抑制作用[1]。

【临床报道】

1．赵氏等[2]将58例轮状病毒肠炎患儿，随机分成苍苓止泻口服液治疗组以及对照组。结果：治疗组和对照组显效率分别为34.48%、10.34%，两组比较有显著性差异（$P < 0.05$），治疗组在缩短病程和排毒时间等指标优于对照组，两组间有显著差异。结论：苍苓止泻口服液治疗婴幼儿轮状病毒肠炎见效快，疗效肯定，不良反应少。

2．石氏等[3]将78例轮状病毒感染性腹泻病患儿，随机分为治疗组和对照组。两组均按照体重、脱水程度进行补液，对照组单用微生态制剂金双歧口服，治疗组在此基础上加用苍苓止泻口服液。结果显示治疗组在脱水纠正时间、大便性质、次数恢复正常所需的时间均较对照组短，两组有统计学显著性差异（$P<0.05$）。结论：苍苓止泻口服液治疗婴幼儿轮状病毒感染性腹泻病见效快，疗效肯定，不良反应少，值得临床推广。

【参考文献】

[1] 肖和印.苍苓止泻口服液治疗小儿湿热型泄泻301例临床观察[J].中医杂志，1998，39（5）：286-287.

[2] 赵瑞秋，沈淑珍.苍苓止泻口服液治疗婴幼儿轮状病毒肠炎疗效观察[J].儿科药学，2002，2.

[3] 石少川，刘丕松.苍苓止泻口服液治疗婴幼儿轮状病毒感染性腹泻病的疗效观察[J].山西医科大学学报，2003，34（2）：152.

枫蓼肠胃康颗粒

【处方】 牛耳枫、辣蓼。

【功能与主治】 清热除湿化滞。用于急性胃肠炎，属伤食泄泻型及湿热泄泻型者，症见腹痛腹满，泄泻臭秽，恶心呕腐，或有发热恶寒，苔黄脉数等。亦可用于食滞胃痛而症见胃脘痛，拒按，恶食欲吐，嗳腐吞酸，舌苔厚腻或黄腻，脉滑数者。

【用法与用量】 开水冲服。6个月以下，一次2～2.5g；6个月～1岁，一次2.5～4g；1～2岁，一次4～5g，一日3次。

【禁忌】 对本品过敏者禁用。

【注意事项】

1. 忌辛辣、生冷、油腻食物。

2．脾虚泻者禁用。

【规格】每袋装 8g。

【贮藏】密封。

【临床报道】周氏[1]对照观察小儿腹泻268例。治疗组服用枫蓼肠胃康颗粒，对照组常规应用抗感染药物，对症处理。结果：治疗组显效98例，有效50例，无效0例；对照组显效75例，有效42例，无效3例。显效有效出现时间，治疗组平均2.4天，对照组平均5.0天，差异有统计学意义（$P<0.01$）。

【参考文献】

[1] 周益颐．枫蓼肠胃康颗粒治疗小儿腹泻的疗效观察[J]．海峡药学，2004，（16）2：94-95.

儿泻停颗粒

【处方】茜草藤、乌梅、甘草。

【功能与主治】清热燥湿，固肠止泻。用于小儿湿热泻。症见大便水样，或如蛋花汤样，泻下急迫，量多次频，气味秽臭，或见少许黏液，腹痛时作，食欲不振，或伴呕恶，神疲乏力，或发热烦躁，口渴，小便短黄，舌质红，苔黄腻，脉滑数，指纹紫。

【用法与用量】开水冲服。6个月以下，一次0.5g；7个月～2岁，一次1g；3岁，一次2g；4～6岁，一次3g；7～14岁，一次4g，一日3次，3日为一疗程。

【禁忌】对本品过敏者禁用。

【注意事项】

1．忌辛辣、生冷、油腻食物。

2．脾虚及脾肾阳虚者不适用。

【规格】每袋装1g。

【贮藏】密封,置阴凉干燥处。

【临床报道】于氏等[1]将178例患儿随机分为两组,治疗组90例,对照组88例。治疗组予以儿泻停颗粒口服及对症治疗,对照组仅予以对症治疗。用药3d后进行疗效比较。结果:治疗组总有效率为86.7%,而对照组总有效率为68.2%,明显高于对照组。结论:儿泻停治疗小儿腹泻有显著疗效。

【参考文献】

[1] 于静,周喜红,高芳,等.儿泻停治疗小儿腹泻临床观察[J].中国实用医刊,2009,36(11):53.

健脾止泻宁颗粒

【处方】党参、白扁豆、黄芩、车前子、金银花、黄连、干姜、建曲、莲子、山楂。

【功能与主治】清热除湿,健脾止泻。用于小儿脾虚湿热引起的腹泻。

【用法与用量】开水冲服。1岁以下,一次5g,一日6次;1~2岁,一次10g,一日5次;3~4岁,一次15g,一日4次。

【注意事项】

1. 忌食辛辣、生冷、油腻及不易消化的食物。

2. 婴儿应在医师指导下服用。

3. 感染性腹泻如肠炎、痢疾等疾病应立即去医院就诊。

4. 大便次数增多及水份丢失明显,有脱水表现者应去医院就诊。

【规格】每袋装10g。

【贮藏】密封,置阴凉干燥处。

【临床报道】涂氏等[1]治疗婴幼儿腹泻62例,结果:治愈38例,好转19例,无效5例,总有效率为91.7%。

【参考文献】

[1] 涂喜梅,岳光汉,吴小玫,等.健脾止泻灵治疗小儿迁延性及慢性腹泻[J].中药药理及临床,1987,3(1):64.

小儿双解止泻颗粒

【处方】黄芩、升麻、地锦草、葛根、车前子(盐炒)、诃子(煨)。

【功能与主治】解表清热,祛湿止泻。适用于小儿轮状病毒肠炎之湿热证。症见大便次数增多,粪质稀薄,重者如水样,或夹有黏液,色黄或绿,时有腹痛口渴烦躁,肛门灼热红赤,小便短黄,或伴有流涕、咳嗽、呕吐、发热,舌质红,苔白腻或黄腻,指纹浮紫,脉浮数或滑数。

【用法与用量】开水冲服。1岁以内,一次2g;1~3岁,一次4g;3~7岁,一次6g,一日3次。

【注意事项】

1. 对伴有重度脱水者及6个月以下的患儿均无临床实验资料支持。

2. 用药期间,可配合使用口服补液盐(ORS)或静脉补液等措施。

【规格】每袋装4g。

【贮藏】密封。

【临床报道】

1. 刘氏[1]应用小儿双解止泻颗粒治疗婴幼儿腹泻35例,

治疗组显效 27 例，有效 7 例，无效 1 例，总有效率为 97.14%。

2．何氏[2]应用小儿双解止泻颗粒治疗小儿轮状病毒性肠炎 46 例，痊愈 35 例（76.1%），有效 9 例（19.6%），无效 2 例（4.3%），总有效率 95.7%。

【参考文献】

[1] 刘彦伶．小儿双解止泻颗粒治疗轮状病毒肠炎疗效观察[J]．吉林中医药，2009，29（2）：133.

[2] 何英．小儿双解止泻颗粒治疗小儿轮状病毒性肠炎 46 例[J]．中国中医药信息杂志，2009，16（10）：62.

（二）风寒泻常用中成药品种

本证型中藿香正气水（软胶囊、口服液、胶囊、颗粒、丸、片）、藿香正气滴丸的内容见急性上呼吸道感染暑湿表证常用中成药品种。

保济丸（口服液）

【处方】 钩藤、菊花、蒺藜、厚朴、木香、苍术、天花粉、广藿香、葛根、化橘红、白芷、薏苡仁、稻芽、薄荷、茯苓、广东神曲。

【功能与主治】 解表，祛湿，和中。用于暑湿感冒，症见发热头痛、腹痛腹泻、恶心呕吐、肠胃不适，亦可用于晕车晕船。

【用法与用量】

丸剂：口服。一次 1.85～3.7g，一日 3 次。

口服液：口服。一次 10～20ml，一日 3 次；儿童按年龄酌减。

【注意事项】

1．忌辛辣、生冷、油腻食物。

2．不宜在服药期间同时服用滋补性中药。

3．有高血压、心脏病、肝病、糖尿病、肾病等慢性病严重者应在医师指导下服用。

4．吐泻严重者应及时去医院就诊。

5．服药3天症状无缓解,应去医院就诊。

6．对本品过敏者禁用,过敏体质者慎用。

【规格】

丸剂:每瓶装(1)1.85g,(2)3.7g。

口服液:每瓶装10ml。

【贮藏】 密封。

【药理毒理】 本品具有抗炎、镇痛及调节胃肠运动等作用。

· 抗炎、镇痛作用　保济丸灌服,能显著抑制醋酸诱发小鼠的扭体反应,降低二甲苯引起的小鼠耳郭肿胀和耳毛细血管通透性,明显对抗蓖麻油引起的小鼠泻下作用,对小鼠小肠蠕动及新斯的明引起的小肠蠕动亢进均有抑制作用[1]。能明显拮抗乙酰胆碱致离体兔肠的痉挛,有解痉作用[2]。

· 调节胃肠运动功能　保济丸灌服,能减少蓖麻油致泻小鼠的湿粪粒数,抑制小鼠小肠蠕动,对抗新斯的明所致的小肠运动亢进[1]。保济丸能促进家兔离体肠管平滑肌收缩幅度,但不影响频率,可被阿托品阻滞,但不被磷酸组胺或苯海拉明增强或封闭;本品灌服,能促进小鼠胃肠推进运动;能增加十二指肠电位[3]。能明显抑制小鼠胃排空,增加胃中酚红的残留率;抑制正常小鼠及肠功能亢进小鼠的小肠推进作用,明显抑制推进距离和推进率[4]。

• 抗菌作用　保济丸对乙型溶血性链球菌的体外最小抑菌浓度（MIC）为50g/L，对金黄色葡萄球菌、福氏痢疾杆菌、伤寒杆菌的MIC为10g/L，对鼠伤寒杆菌、大肠杆菌、铜绿假单胞菌、白色念珠菌的MIC为20g/L[1]。体内抗菌实验结果显示，保济丸对大肠杆菌引起的小鼠腹腔感染死亡有明显的保护作用；体外抗菌实验结果显示保济丸对4种常见致病菌有较强的抑菌作用[5]。有抗鼻病毒作用[6]。

• 毒理　急性毒性试验，小鼠灌服保济丸的LD_{50}为699.8±30.11g/kg（相当于临床口服量的5000倍）；小鼠腹腔注射保济丸的LD_{50}为84.14±4.20g/kg[7]。

【临床报道】陈氏[7]选择2005～2008年轮状病毒性肠炎患儿240例，随机分为治疗组130例，对照组110例。治疗组服用保济口服液，对照组口服蒙脱石散、双歧三联活菌胶囊治疗，两组均给予口服补液盐，并对两组疗效对比观察。结果：治疗组总有效率90%，其中显效60%，有效30%，无效10%，对照组总有效率48.2%，显效20.9%，有效27.3%，无效51.8%。二组比较差异有统计学意义（$P<0.05$）。结论：中药保济口服液治疗轮状病毒性肠炎效果好，副作用少，服药方便，值得儿科医生推广使用。

【参考文献】

[1] 张丹，肖柳英，陈绮文，等.保济丸的药理作用研究[J].中药新药与临床药理，1998，9（4）：212-214.

[2] 吴君，吴清和，黄萍，等.保济丸对离体兔肠作用的实验研究[J].西北药学杂志，2011，26（4）：274-276.

[3] 李锐，李灿辉，李迅，等.保济丸对消化道运动功能的影

响[J].中成药研究,1984,(1):21.

[4] 吴君,韩芸,吴清和,等.保济丸对胃肠运动功能的影响[J].中国实验方剂学杂志,2011,17(18):229-231.

[5] 郭卫真,刘妮,卢东荣,等.保济丸抗菌作用的实验研究[J].内蒙古中医药,2010,12:48.

[6] 张俊丽,刘妮.保济丸抗呼吸道病毒的体外实验研究[J].浙江中西医结合杂志,2008,18(11):686-687.

[7] 陈淑特.保济口服液治疗小儿轮状病毒性肠炎临床观察[J].现代医院,2010,10(22):69.

小儿腹泻外敷散

【处方】吴茱萸、丁香、胡椒、肉桂。

【功能与主治】温中散寒,止痛止泻。用于小儿寒性腹泻。症见大便清稀,夹有泡沫,臭气不甚,肠鸣腹痛,或伴恶寒发热,鼻流清涕,咳嗽,舌质淡,苔薄白,脉浮紧,指纹淡红。

【用法与用量】外用,以食醋调成糊状,敷于脐部。2岁以下,一次1/4瓶;2岁以上,一次1/3瓶;大便每日超过20次者,加敷涌泉穴,用量为1/4瓶;每24小时换药1次。

【禁忌】对本品过敏者禁用。

【注意事项】

1．忌辛辣、生冷、油腻食物。

2．皮肤过敏者慎用,或缩短敷药时间。

3．湿热泻者不适用。

【规格】每瓶装5g。

【贮藏】密封。

（三）伤食泻常用中成药品种

保儿安颗粒

【处方】 山楂、稻草、使君子、布渣叶、莱菔子、槟榔、葫芦茶、孩儿草、莲子心。

【功能与主治】 健脾消滞，利湿止泻，清热除烦，驱虫治积。用于食滞及虫积所致的厌食消瘦，胸腹胀闷，泄泻腹痛，夜睡不宁，咬指等。

【用法与用量】 开水冲服。1岁以内，一次2.5g；2~3岁，一次5g；4岁以上，一次10g，一日2次。

【禁忌】 对本品过敏者禁用。

【注意事项】

1．忌生冷、油腻、不易消化食物。

2．不适用于因肝病或心肾功能不全所致之饮食不消化，不欲饮食，脘腹胀满者。

【规格】 每袋装10g。

【贮藏】 密封。

【临床报道】 陈氏[1]将120例腹泻患儿，随机分为治疗组60例，对照组60例。在液体疗法、微生态制剂、保护肠黏膜屏障功能基础上，治疗组予保儿安颗粒，对照组予病毒唑针剂0~15mg/kg·d，静脉滴注，每日1次。3天后分别对体温、脱水、呕吐、大便次数等情况进行评估。结果：治疗组显效40例(66.7%)，有效17例(28.3%)，无效3例(5%)，总有效率95%；对照组显效26例(43.3%)，有效18例(30%)，无效16例(26.07%)，总有效率70%。

二组比较差异有统计学意义（$P < 0.01$）。

【参考文献】

[1] 陈健. 保儿安颗粒冲剂治疗婴幼儿腹泻的临床观察[J]. 中国中医药现代远程教育，2009，7（1）：31.

小儿化食丸

【处方】六神曲（炒焦）、山楂（炒焦）、麦芽（炒焦）、槟榔（炒焦）、莪术（醋制）、三棱（制）、牵牛子（炒焦）、大黄。

【功能与主治】消食化滞，泻火和胃。用于小儿胃热停食，肚腹胀满，恶心呕吐，大便干燥或大便稀溏，夹有乳凝块或食物残渣，气味酸臭，或如败卵。便前腹痛，泻后痛减，腹痛拒按，舌苔厚腻，或微黄，脉滑实，指纹滞。

【用法与用量】口服。周岁以内，一次1丸；周岁以上，一次2丸，一日2次。

【禁忌】对本品过敏者禁用。

【注意事项】

1. 忌食辛辣、油腻的食物。

2. 中病即止，不可久用。腹泻消失或虽未消失但大便已无明显臭秽之气则应停用药。

【规格】每丸重1.5g。

【贮藏】密封。

胃肠安丸

【处方】木香、沉香、枳壳（麸炒）、檀香、大黄、厚朴（姜制）、朱砂、麝香、巴豆霜、大枣（去核）、川芎。

【功能与主治】芳香化浊,理气止痛,健胃导滞。用于消化不良引起的腹泻、肠炎、菌痢,症见脘腹胀满,腹痛,食积,乳积等。

【用法与用量】口服。小丸:一次20丸,一日3次;小儿1岁内,一次4～6丸,一日2～3次;1～3岁,一次6～12丸,一日3次;3岁以上酌加。大丸:一次4丸,一日3次;小儿酌减。

【注意事项】

1. 忌食辛辣、生冷、油腻食物。

2. 脾胃虚弱,大便溏薄者,不宜应用。

3. 因本品含有朱砂,不宜久服。

【规格】(1)小丸每20丸重0.08g,(2)大丸每4丸重0.08g。

【贮藏】密封。

【药理毒理】本品具有止泻与抗病毒等作用。

- 止泻作用 胃肠安丸可有效降低复合性腹泻动物的腹泻指数,通过提高小肠酶活性、调控紊乱的胃肠激素水平,达到治疗腹泻的目的[1]。

- 抗病毒作用 张氏等[2]利用病毒致细胞病变作用终点稀释法和噻唑蓝比色分析法在细胞水平上检验胃肠安丸的抗轮状病毒作用;观察不同时间段的含药血清抑制轮状病毒情况及药物在体内代谢情况。结果:胃肠安丸有预防、治疗和直接灭活轮状病毒感染的作用,最高抑制率分别为67.05%、67.02%和71.24%($P < 0.05$)。同时在TC0范围以下,药物浓度与病毒抑制率呈正相关。在给药后45～65min之间,药物在血清中浓度最高,其含药血清具有明显的抗轮状病毒作用。结论:胃肠安丸具有良好的体外抗轮状病毒作用。

【参考文献】

[1] 胡瑞,唐方.胃肠安丸对复合性腹泻大鼠小肠消化酶和胃肠激素的调节作用[J].中草药,2011,42(11):2292-2295.

[2] 张婧,周洪经,李晓眠.胃肠安丸抗轮状病毒作用的体外试验[J].天津医科大学学报,2011,17(2):177-180.

(四)脾虚泻常用中成药品种

本证型中醒脾养儿颗粒的内容见小儿厌食症脾胃气虚证常用中成药品种。

婴儿健脾颗粒(口服液)

【处方】白扁豆、白术、山药、木香、鸡内金、川贝母、人工牛黄、碳酸氢钠。

【功能与主治】健脾消食,和胃止泻。用于脾虚夹滞所致泄泻。症见大便次数增多,质稀气臭,消化不良,面色不华,乳食少进,腹痛腹胀,睡眠不宁;婴儿非感染性腹泻见上述证候者。

【用法与用量】

颗粒剂:开水冲服。1岁以内,一次1g;1~3岁,一次4g;4~7岁,一次8g,一日2次。

口服液:口服。6个月以内,一次5ml;6个月~1岁,一次10ml;1~2岁,一次15ml,一日3次。

【禁忌】

1. 糖尿病患儿禁服。

2. 对本品过敏者禁用。

【注意事项】

1．忌食辛辣、生冷、油腻食物。

2．湿热泻者慎服。

【规格】

颗粒剂：每袋装 4g。

口服液：每支装 10ml。

【贮藏】 密封。

【临床报道】 刘氏[1]等将 112 例腹泻患儿随机分为 2 组，治疗组 58 例以中药婴儿健脾颗粒（由白扁豆、白术、山药、鸡内金、木香、川贝母等组成）治疗；对照组以西药乳酸菌片等常规治疗。2 组均以 10～15 天为一疗程，连续治疗 2 个疗程。治疗结果：治疗组总有效率为 91.38%，对照组总有效率为 77.78%；两组比较差异有显著性意义（$P < 0.05$）。结论：婴儿健脾颗粒有健脾、消食、止泻功效，用于治疗婴幼儿腹泻疗效优于常规西药。

【参考文献】

[1] 刘玲，贾曦．婴儿健脾颗粒治疗小儿腹泻疗效观察[J]．现代保健，2007，4（8）：118.

小儿腹泻宁糖浆

【处方】 党参、白术、茯苓、广藿香、木香、葛根、甘草。

【功能与主治】 健脾益气，和胃止泻。用于小儿脾虚泻。症见大便稀溏，色淡不臭，多于食后作泻，时轻时重，面色萎黄，形体消瘦，神疲倦怠，舌淡苔白，脉缓弱，指纹淡。

【用法与用量】 口服。10 岁以上，一次 10ml，一日 2 次；10 岁以下儿童酌减。

【禁忌】对本品过敏者禁用。

【注意事项】

1．忌食辛辣、生冷、油腻食物。

2．湿热泻者不适用。

【规格】每支装10ml。

【贮藏】密封。

小儿香橘丸

【处方】茯苓、苍术、白术（炒）、橘皮、香附（炙）、山药、法半夏、白扁豆、薏米（炒）、莲肉、枳实（炒）、厚朴（炙）、山楂、神曲（炒）、麦芽（炒）、砂仁、泽泻、甘草、木香。

【功能主治】理脾止泻，健胃消食。用于肠胃虚弱，症见大便稀溏，色淡不臭，食后作泻，时轻时重，面色萎黄，形体消瘦，神疲倦怠，舌淡苔白，脉缓弱，指纹淡。

【用法与用量】温开水送服。一次1丸，一日2次；周岁以内小儿酌减。

【禁忌】对本品过敏者禁用。

【注意事项】

1．忌食生冷、油腻食物，便秘者勿服。

2．过敏体质者慎用。

【规格】每丸重3g。

【贮藏】密封，置阴凉处。

止泻保童颗粒

【处方】人参、白术（麸炒）、茯苓、白扁豆、苍术（制）、广藿香、木香、丁香、檀香、砂仁、肉豆蔻（煨）、肉桂、吴茱萸（干草水炙）、芡实（麸炒）、薏苡仁（麸炒）、车前草、滑石、黄连、诃子肉、天冬、麦冬、槟榔。

【功能与主治】 健脾止泻。用于小儿脾胃虚弱、中气下陷所致大便稀溏，色淡不臭，食后作泻，时轻时重，面色萎黄，形体消瘦，神疲倦怠，肛门下坠，舌淡苔白，脉缓弱，指纹淡。

【用法与用量】 开水冲服。一次2.5g（1袋），一日2次；周岁内小儿酌减。

【禁忌】 对本品过敏者禁用。

【注意事项】

1．忌不易消化食物。

2．感冒发热者不宜服用。

3．过敏体质者慎用。

【规格】 每袋装2.5g。

【贮藏】 密封，防潮。

【临床报道】 李氏等[1]将急性腹泻病患儿200例，随机分为治疗组和对照组各100例。对照组采用利巴韦林、补液、纠酸、调节肠道菌群及保护肠道黏膜等常规治疗，治疗组在对照组常规治疗基础上辅以止泻保童颗粒。结果：治疗组较对照组主要症状、体征消失时间缩短（$P<0.01$），未发现明显不良反应。治疗组、对照组的总有效率分别为96.0%、82.0%，两组比较差异有统计学意义（$\chi^2=10.01$，$P<0.05$）。结论：止泻保童颗粒佐治小儿急性腹泻病，使用安全，能缩短病程，增加疗效，提高治愈率。

【参考文献】

[1] 李朝平，张解军．止泻保童颗粒佐治小儿急性腹泻病的疗

效观察[J]. 儿科药学杂志, 2009, 15 (6): 31-33.

(五) 脾肾阳虚泻常用中成药品种

四神丸

【处方】补骨脂、肉豆蔻、五味子、吴茱萸。

【功能与主治】温肾暖脾，涩肠止泻。用于脾肾虚寒之五更泄泻，症见不思饮食，或腹痛，腰酸，肢冷，神疲乏力，舌淡苔薄白，脉沉迟无力。

【用法与用量】饭前口服。一次 9g，一日 1~2 次；儿童酌减。

【禁忌】对本品过敏者禁用。

【注意事项】

1. 忌食辛辣、生冷、油腻食物。
2. 湿热泻者不适用。

【规格】水丸剂，（1）每 500 粒重 30g，（2）每袋装 18g。

【贮藏】密封。

附子理中丸

【处方】附子（制）、党参、炒白术、干姜、甘草。

【功能与主治】温中健脾。用于脾胃虚寒，脘腹冷痛，呕吐泄泻，手足不温。

【用法与用量】口服。水蜜丸，一次 6g；大蜜丸，一次 1 丸，一日 2~3 次。

【禁忌】对本品过敏者禁用。

【注意事项】

1. 忌食辛辣、生冷、油腻食物。

2．湿热泻者不适用。

【规格】水密丸，每瓶装 30g；大密丸，每丸重 9g。

【贮藏】密封。

（六）腹泻气阴两伤常用中成药品种

儿宝颗粒

【处方】太子参、北沙参、茯苓、山楂（炒）、麦芽（炒）、陈皮、白芍（炒）、白扁豆（炒）、麦冬、葛根（煨）。

【功能与主治】健脾益气，生津开胃。用于小儿腹泻日久，面黄体弱，纳呆厌食，脾虚久泻，精神不振，口干燥渴，盗汗等症。

【用法与用量】开水冲服。1～3岁，一次5g；4～6岁，一次7.5g；6岁以上，一次10g，一日2～3次。

【禁忌】对本品过敏者禁用。

【注意事项】

1．忌不易消化食物。

2．感冒发热者不宜服用。

3．糖尿病患儿及有高血压、心脏病、肝病、肾病等慢性病严重者应在医师指导下服用。

4．心悸气短严重者应去医院就诊。

5．过敏体质者慎用。

【规格】每袋装（1）5g,（2）15g。

【贮藏】密封。

【临床报道】

1．丁氏[1]将小儿迁延性、慢性腹泻76例患儿随机分为治疗组和对照组,治疗组应用儿宝颗粒口服治疗,对照组采用思密达和培菲康胶囊口服治疗。两组有脱水及营养不良者同时采用补液、纠酸及支持疗法治疗。结果:治疗组有效率同对照组相比有显著性差异($P<0.05$)。结论:儿宝颗粒治疗小儿迁延性、慢性腹泻疗效满意,安全可靠,值得临床推广使用。

2. 廖氏[2]将214例急性腹泻婴幼儿随机分为三组:A组72例,口服适贝高儿宝颗粒;B组56例,口服适贝高儿宝颗粒+思密达;C组14例,口服思密达。结果:A组治愈27例,显效29例,有效5例,无效11例,总有效率77.8%;B组治愈23例,显效22例,有效4例,无效7例,总有效率80.41%;C组治愈14例,显效29例,有效17例,无效26例,总有效率50.0%。A组与C组比较,$\chi^2=23.115$,$P<0.01$;B组与C组比较,$\chi^2=15.22$,$P<0.01$。治愈时间评估:3天总治愈率,A组37.5%,B组41.4%,C组16.3%。A组与C组比较,$\chi^2=17.002$,$P<0.01$;B组与C组比较,$\chi^2=13.112$,$P<0.01$。

【参考文献】

[1] 丁鸿飞.适贝高儿宝颗粒治疗小儿迁延性、慢性腹泻的临床观察[J].实用中西医结合临床,2011,(6):51-52.

[2] 廖彬.适贝高儿宝颗粒治疗婴幼儿轮状病毒性肠炎临床观察[J].江西中医药2005,36(10):33.

(七)腹泻阴竭阳脱常用中成药品种

本证乃危急重症,应采取中西医结合急救措施,单用中成药恐难奏效。若见昏迷谵妄,可配合服用安宫牛黄丸、至宝丸、苏合香丸等。

附二

治疗小儿腹泻的常用中成药简表

证型	药物名称	功能	主治病证	用法用量	备注
湿热泻	葛根芩连微丸	解肌透表,清热解毒,利湿止泻。	用于湿热蕴结所致的泄泻腹痛、便黄而黏、肛门灼热。	口服。一次3g,小儿一次1g,一日3次;或遵医嘱。	医保
	小儿泻速停颗粒	清热利湿,健脾止泻。	用于小儿湿热壅遏大肠所致的腹泻。症见大便水样,或如蛋花汤样,量多次频,气味秽臭,或见少许黏液,腹痛时作,食欲不振,口渴,舌质红,苔黄腻。	开水冲服。6个月以内,一次1.5～3g;6个月～1岁,一次3～6g;1～3岁,一次6～10g;3～7岁,一次10～15g;7～12岁,一次15～20g,一日3～4次。	医保
	苍苓止泻口服液	清热除湿,健脾止泻。	用于湿热泻。症见大便水样,或如蛋花汤样,泻下急迫,量多次频,气味秽臭,或见少许黏液,腹痛时作,食欲不振,或伴呕恶,神疲乏力,或发热烦躁,口渴,小便短黄,舌质红,苔黄腻,脉滑数,指纹紫。	饭前口服。6个月以内,一次5ml;6个月～1岁,一次5～8ml;1～4岁,一次8～10ml;4岁以上,一次10～20ml,一日3次。3日为一疗程。	医保
	枫蓼肠胃康颗粒	清热除湿化滞。	用于急性胃肠炎,属伤食泄泻型及湿热泄泻型者,症见腹痛腹满、泄泻臭秽、恶心呕腐或有发热恶寒苔黄脉数等。亦可用于食滞胃痛而症见胃脘痛,拒按,恶食欲吐,嗳腐吞酸,舌苔厚腻或黄腻,脉滑数者。	开水冲服。6个月以下,一次2～2.5g;6个月～1岁,一次2.5～4g;1～2岁,一次4～5g。	医保

续表

证型	药物名称	功能	主治病证	用法用量	备注
湿热泻	儿泻停颗粒	清热燥湿，固肠止泻。	用于小儿湿热泻。症见大便水样，或如蛋花汤样，泻下急迫，量多次频，气味秽臭，或见少许黏液，腹痛时作，食欲不振，或伴呕恶，神疲乏力，或发热烦躁，口渴，小便短黄，舌质红，苔黄腻，脉滑数，指纹紫。	开水冲服。6个月以下，一次0.5g；7个月~2岁，一次1g；3岁，一次2g；4~6岁，一次3g；7~14岁，一次4g，一日3次，3日为一疗程。	医保
	健脾止泻宁颗粒	清热除湿，健脾止泻。	用于小儿脾虚湿热引起的腹泻。	开水冲服。1岁以下，一次5g，一日6次；1~2岁，一次10g，一日5次；3~4岁，一次15g，一日4次。	医保
	小儿双解止泻颗粒	解表清热，祛湿止泻。	适用于小儿轮状病毒肠炎之湿热证。症见大便次数增多，粪质稀薄，重者如水样，或夹有黏液，色黄或绿，时有腹痛口渴烦躁，肛门灼热红赤，小便短黄，或伴有流涕，咳嗽，呕吐，发热，舌质红，苔白腻或黄腻，指纹浮紫，脉浮数或滑数。	开水冲服。1岁以下，一次2g；1~3岁，一次4g；3~7岁，一次6g，一日3次。	
风寒泻	藿香正气水（胶囊、口服液、丸、片、颗粒、滴丸）	同急性上呼吸道感染暑湿表证。	同急性上呼吸道感染暑湿表证。	同急性上呼吸道感染暑湿表证。	同急性上呼吸道感染暑湿表证。

续表

证型	药物名称	功能	主治病证	用法用量	备注
风寒泻	保济丸（口服液）	解表，祛湿，和中。	用于暑湿感冒，症见发热头痛、腹痛腹泻、恶心呕吐、肠胃不适；亦可用于晕车晕船。	丸剂：口服。一次1.85~3.7g，一日3次。口服液：口服。一次10~20ml，一日3次；儿童酌减。	丸剂：药典，基药，医保口服液：医保
	小儿腹泻外敷散	温中散寒，止痛止泻。	用于小儿寒性腹泻。症见大便清稀，夹有泡沫，臭气不甚，肠鸣腹痛，或伴恶寒发热，鼻流清涕，咳嗽，舌质淡，苔薄白，脉浮紧，指纹淡红。	外用，以食醋调成糊状，敷于脐部。2岁以下，一次1/4瓶；2岁以上，一次1/3瓶；大便每日超过20次者，加敷涌泉穴，用量为1/4瓶；每24小时换药1次。	
伤食泻	保儿安颗粒	健脾消滞，利湿止泻，清热除烦，驱虫治积。	用于食滞及虫积所致的厌食消瘦，胸腹胀闷，泄泻腹痛，夜睡不宁，咬指等。	开水冲服。1岁以下，一次2.5g；2~3岁，一次5g；4岁以上，一次10g，一日2次。	医保
	小儿化食丸	消食化滞，泻火和胃。	用于小儿胃热停食，肚腹胀满，恶心呕吐，大便干燥或大便稀溏，夹有乳凝块或食物残渣，气味酸臭，或如败卵。便前腹痛，泻后痛减，腹痛拒按，舌苔厚腻，或微黄，脉滑实，指纹滞。	口服。周岁以下，一次1丸；周岁以上，一次2丸，一日2次。	医保
	胃肠安丸	芳香化浊，理气止痛，健胃导滞。	用于消化不良引起的腹泻，肠炎，菌痢，症见脘腹胀满，腹痛，食积，乳积等。	口服。小丸：一次20丸，一日3次；小儿1岁下，一次4~6丸，一日2~3次；1~3岁，一次6~12丸，一日3次；3岁以上酌加。大丸：一次4丸，一日3次；小儿酌减。	医保

续表

证型	药物名称	功能	主治病证	用法用量	备注
脾虚泻	婴儿健脾颗粒（口服液）	健脾消食，和胃止泻。	用于脾虚夹滞所致泄泻。症见大便次数增多，质稀气臭，消化不良，面色不华，乳食少进，腹痛腹胀，睡眠不宁；婴儿非感染性腹泻见上述证候者。	颗粒剂：开水冲服。1岁以内，一次1g，1~3岁，一次4g；4~7岁，一次8g，一日2次。口服液：口服。6个月以内，一次5ml；6个月~1岁，一次10ml；1~2岁，一次15ml，一日3次。	
	小儿腹泻宁糖浆	健脾益气，和胃止泻。	用于小儿脾虚泻。症见大便稀溏，色淡不臭，多于食后作泻，时轻时重，面色萎黄，形体消瘦，神疲倦怠，舌淡苔白，脉缓弱，指纹淡。	口服。10岁以上，一次10ml，一日2次；10岁以下儿童酌减。	
	小儿香橘丸	理脾止泻，健胃消食。	用于肠胃虚弱，大便稀溏，色淡不臭，食后作泻，时轻时重，面色萎黄，形体消瘦，神疲倦怠，舌淡苔白，脉缓弱，指纹淡。	温开水送服。一次1丸，一日2次。周岁以内小儿酌减。	
	止泻保童颗粒	健脾止泻。	用于小儿脾胃虚弱、中气下陷所致大便稀溏，色淡不臭，食后作泻，时轻时重，面色萎黄，形体消瘦，神疲倦怠，肛门下坠，舌淡苔白，脉缓弱，指纹淡。	开水冲服。一次2.5g（1袋），一日2次；周岁内小儿酌减。	医保
脾肾阳虚泻	四神丸	温肾暖脾，涩肠止泻。	用于脾肾虚寒之五更泄泻，症见不思饮食，或腹痛，腰酸，肢冷，神疲乏力，舌淡苔薄白，脉沉迟无力。	饭前服。一次9g，一日1~2次；儿童酌减。	医保

续表

证型	药物名称	功能	主治病证	用法用量	备注
脾肾阳虚泻	附子理中丸	温中健脾。	用于脾胃虚寒,脘腹冷痛,呕吐泄泻,手足不温。	口服。水蜜丸,一次6g;大蜜丸,一次1丸,一日2~3次。	医保
气阴两伤	儿宝颗粒	健脾益气,生津开胃。	用于小儿腹泻日久,面黄体弱,纳呆厌食,脾虚久泻,精神不振,口干燥渴,盗汗等症。	开水冲服。1~3岁,一次5g;4~6岁,一次7.5g;6岁以上,一次10g,一日2~3次。	

消化不良

消化不良是以不思乳食，脘腹胀满，嗳腐吞酸，甚至吐泻酸臭乳食或者便秘为主要临床表现的一种消化系统疾病。本病既可单独出现，也可夹杂于其他疾病中。常年可发病，夏秋季节，暑湿易于困脾，发病率高。各年龄皆可发病，但以婴幼儿为多见。

消化不良起病前多有伤食伤乳史。临床上多出现的是消化道症状，主要表现为不愿进食或进食较少，可伴有断断续续的上腹部不适，或疼痛，饱胀，烧心，口气酸臭，打嗝，呕吐酸臭及不消化的食物或者吐乳，大便酸臭秘结或泄泻。小婴儿有时还可出现吐舌，弄舌，流涎，苦恼不安，睡卧不宁，磨牙等症。体征可见腹部胀大，上腹部可有压痛，但无反跳痛。辅助检查显示：除胃镜下能见到轻型胃炎，胃电图可见空腹期或餐后胃电主频异常，胃动过速或胃动过缓所占百分比增加，固体餐后、餐前主功率比下降外，其他检查如B超、X光造影及血液生化检查等，一般都不能检查出不正常的表现。

现代医学临床常根据病情症状酌情采用恢复胃肠动力药物、胃黏膜保护剂、质子泵抑制剂、抗幽门螺杆菌药物等进行治疗。

本病中医称之为"积滞"，是由于小儿内伤乳食，停聚中焦，积而不化，气滞不行所形成的一种脾胃疾患。

一、中医病因病机分析及常见证型

中医学认为积滞主要有正虚和食伤两个因素。其病位在脾胃，基本病理改变为乳食停聚中脘，积而不化，气滞不行。若禀赋不足，素日脾阳不足，或病后失调，脾气虚损，或过用寒凉攻伐之品，致脾胃虚寒，运化力弱，乳食易于停滞不消，形成积滞；小儿本脾常不足，乳食不知自节，饥饱不均，或喂养不当，损伤脾胃，受纳运化失职，升降失调，积而不消，乃成积滞。

本病属实证，若患儿平素脾胃虚弱，可呈现虚实夹杂证。故本病主要有乳食内积、脾虚夹积两种证型。

二、辨证选择中成药

1. 乳食内积证

【临床表现】不思乳食，嗳腐酸馊或呕吐食物、乳片，脘腹胀满疼痛，便后痛减，大便酸臭，烦躁啼哭，夜眠不安，手足心热，舌质红，苔白厚或黄厚腻，脉象弦滑，指纹紫滞。

【辨证要点】有乳食不节史，不思乳食，脘腹胀满，嗳吐酸腐，大便酸臭。

【病机简析】胃主收纳，脾主运化，乳食不节，脾胃受损，受纳运化失职，出现不思乳食或进食较少；脾胃腐熟运化不及，乳食停滞，胃失和降，出现嗳腐酸馊、呕吐食物、乳片；宿食停滞脘腹，气机阻滞，出现脘腹胀满疼痛；便后气机得暂时通畅，出现便后痛减；食积化热，热扰心神，湿热熏蒸脾胃肠腑，出现大便酸臭，烦躁啼哭，夜眠不安，手足心热。

【治法】消食化乳，和中导滞。

【辨证选药】 可选小儿化食丸、小儿消食片、小儿化滞散、儿滞灵冲剂、保和丸（颗粒、片）、复方鸡内金片、化积散、化积口服液、清胃保安丸、清热化滞颗粒、小儿消积止咳口服液、保赤散、铁娃散（铁娃丹）、小儿消食健胃丸、香苏正胃丸、儿童七珍丸、一捻金。

此类中成药多由山楂、莱菔子、炒麦芽、鸡内金、枳实、陈皮、砂仁等药物组成，可发挥良好的消食导滞，行气化积的作用。

2. 脾虚夹积证

【临床表现】 面色萎黄，形体消瘦，困倦乏力，不思乳食，食则饱胀，腹满喜按，大便稀溏酸腥，夹有乳片或不消化食物残渣，舌质淡，苔白腻，脉细滑，指纹淡滞。

【辨证要点】 面黄，腹满喜按，大便稀溏等脾虚与积滞并见的症状。

【病机简析】 脾虚腐熟运化不及，乳食稍有增加，即停积不化，而成积滞。脾虚机体失养，故面色萎黄、形体消瘦、困倦乏力；脾胃纳运无力，积滞内阻，故不思乳食，食则饱胀，腹满喜按，大便稀溏，夹有乳片或不消化食物残渣。

【治法】 健脾助运，消食化滞。

【辨证选药】 可选用小儿健脾散（娃娃宝）、小儿香橘丸、健儿消食口服液、消食健儿糖浆（冲剂）、健脾消食丸、小儿参术健脾丸、乐儿康糖浆、理中丸、婴儿素、贴积膏。

此类中成药多由黄芪、党参、山药、白术、茯苓、甘草、山楂、神曲、陈皮、半夏、木香、香附等药物组成，有良好的健脾助运，消食化滞的作用。

三、用药注意

临床选药必须以辨证论治的思想为指导,针对不同证型,选择与其相对证的药物,才能收到较为满意的疗效。用药务必咨询医生。如兼有服用其他药品,应当告知医师或药师。积滞患儿饮食以清淡、无刺激、易消化为主,切忌肥甘油腻、难消化食物。药品贮藏宜得当,存于阴凉干燥处,药品性状发生改变时禁止服用。药品必须妥善保管,放在儿童不能接触的地方。儿童若需用药,须在成人的监护下使用。对于具体药品的饮食禁忌、配伍禁忌、证候禁忌、病证禁忌、特殊体质禁忌、特殊人群禁忌等,各药品具体内容中均有详细介绍,用药前务必仔细阅读。

附一

常用治疗消化不良的中成药药品介绍

(一)乳食内积证常用中成药品种

小儿化食丸

【处方】六神曲(炒焦)、山楂(炒焦)、麦牙(炒焦)、槟榔(炒焦)、莪术(醋制)、三棱(制)、牵牛子(炒焦)、大黄。

【功能与主治】消食化滞,泻火通便。主要治疗小儿胃热停食,肚腹胀满,恶心呕吐,烦躁口渴,大便干燥。

【用法与用量】口服,温开水或糊米水送服。周岁以内,一次1丸;周岁以上,一次2丸,一日2次。

【禁忌】

1．忌食辛辣、油腻、厚味等难于消化之食物。

2．脾虚明显者禁止使用本药。

3．应避免同时使用滋补性中药。

4．体质虚弱者忌用本药。

【注意事项】

1．脾虚夹积证脾虚明显者，不宜使用本药。

2．体质虚弱者慎用，以防其损伤脾胃。

3．泄泻者忌用。

【规格】 每丸重1.5g。

【贮藏】 密封。

小儿消食片

【处方】 鸡内金（炒）、山楂、六神曲（炒）、麦芽（炒）、槟榔、陈皮。

【功能与主治】 消食化滞，健脾和胃。用于脾胃不和，消化不良，食欲不振，便秘，食滞，疳积。

【用法与用量】 口服。1～3岁，一次2～4片；3～7岁，一次4～6片；7岁以上，一次6～8片，一日3次。

【禁忌】 脾胃虚弱，大便溏薄与无食积气滞者忌用。

【注意事项】

1．本品是一种较平和的调理脾胃、治疗消化功能紊乱而引起的厌食、便秘、食滞的中成药，对大便溏薄次数多者，应慎用或不用。

2．过敏体质者慎用。

【规格】每片装 0.3g。

【贮藏】密闭。

小儿化滞散

【处方】山楂（炒）、麦芽（炒）、六神曲（麸炒）、槟榔（炒）、鸡内金（醋炙）、牵牛子（炒）、木香、砂仁、陈皮、熟大黄。

【功能与主治】健脾和胃，消食化滞。用于脾胃不和，伤食伤乳，呕吐腹痛，腹胀便秘。

【用法与用量】红糖水冲服。4～6岁，一次3g；1～3岁，一次1.5g；周岁以内小儿酌减，一日2次。

【禁忌】

1. 忌食生冷、油腻食物。

2. 对本品过敏者禁用，过敏体质者慎用。

【注意事项】

1. 脾胃虚弱，食积不化，大便稀溏者不宜服用。

2. 服用3天症状无改善或出现其它不良反应者，应及时就医。

【规格】每袋装 3g。

【贮藏】密封。

儿滞灵冲剂

【处方】小槐花、广山楂、茯苓、槟榔。

【功能与主治】消食健脾，清热导滞。用于小儿食积、纳差、腹胀、腹痛、泻下、发热、精神怠倦、消瘦、面黄、毛发枯焦等，以及小儿单纯性消化不良具有上述证候者。

【用法与用量】开水冲服。1～3岁，一次1块；4～6岁，一次 1.5 块，一日 2～3 次。

【注意事项】 本品以消食导滞为主，兼顾补益脾胃，若脾胃虚弱明显须加强健脾药物。

【规格】 块状冲剂，每块重 7g（相当于总药材 11g）。

【贮藏】 密闭，防潮。

保和丸（颗粒、片）

【处方】 山楂（焦）、茯苓、半夏（制）、六神曲（炒）、莱菔子（炒）、陈皮、麦芽（炒）、连翘。

【功能与主治】 消食，导滞，和胃。用于食积停滞，脘腹胀满，嗳腐吞酸，不欲饮食。

【用法与用量】

丸剂：口服。(1) 大蜜丸，一次 1～2 丸，(2)、(3) 水丸，一次 6～9g，一日 2 次；(4) 浓缩丸，一次 8 丸，一日 3 次。

颗粒剂：开水冲服。一次 4.5g，一日 2 次。

片剂：口服。一次 4 片，一日 3 次。

【注意事项】

1. 忌食生冷、油腻、不易消化食物。

2. 不适用于因肝病或心肾功能不全所致之饮食不消化，不欲饮食，脘腹胀满者。

3. 身体虚弱者不宜长期服用。

【规格】

丸剂：(1) 每丸重 9g，(2) 每袋装 6g，(3) 每袋装 9g，(4) 每 8 丸相当于原生药 3g。

颗粒剂：每袋装 4.5g。

片剂:(1)每片重0.26g,(2)每片重0.4g。

【贮藏】 密封。

【药理毒理】 本品具有延缓胃排空、减少胃酸和胃蛋白酶分泌、促进胰液、胆汁分泌等作用。

· 延缓胃排空作用　保和丸注射皮下给药,有明显延缓小鼠胃排空的作用[1]。

· 减少胃酸和胃蛋白酶分泌的作用　较大剂量保和丸皮下注射能减少胃蛋白酶分泌量和总酸排出量[1]。

· 促进胰液、胆汁分泌的作用　保和丸皮下注射给药,能明显增加小鼠胰蛋白排出量,轻度增加小鼠胆汁分泌量[1]。

· 毒理　保和丸给小鼠灌胃,连续观察7天,证实该药的临床用量是相当安全的[1]。

【参考文献】

[1] 王汝俊,傅定中,邵庭荫,等.保和丸的消化药理研究 [J].中药药理与临床,1991,7(4):1-3.

复方鸡内金片

【处方】 鸡内金、六神曲。

【功能与主治】 健脾开胃,消食化积。用于脾胃不和引起的食积胀满,饮食停滞,呕吐泄痢。

【用法与用量】 口服。一次2~4片,一日3次。

【注意事项】

1. 忌食生冷、油腻、不易消化食物。

2. 服药3天症状无改善,或出现其他症状,应立即停用并到医院诊治。

3．对本品过敏者禁用，过敏体质者慎用。

【规格】每片重0.25g。

【贮藏】密封。

化积散

【处方】山楂（炒）、麦芽（炒）、六神曲（麸炒）、槟榔（炒）、鸡内金（炒）、牵牛子（炒）。

【功能与主治】消食化积。用于小儿脾胃不和，停食停乳，积聚痞块，肚腹膨胀，四肢倦怠，面色萎黄，不思饮食。

【用法与用量】口服。一次3g，一日2次，周岁以内小儿酌减。

【禁忌】脾胃虚弱，泄泻与无食积气滞者忌用。

【规格】每袋装3g。

【贮藏】密封。

【临床报道】方氏[1]用化积散治疗成人食道癌咽下困难21例，获得较好的临床疗效。

【参考文献】

[1] 方卫东. 化积散治疗食道癌咽下困难21例 [J]. 湖北中医杂志，1997，19（1）：30-31.

化积口服液

【处方】鸡内金（炒）、三棱（醋制）、莪术（醋制）、槟榔、雷丸、茯苓（去皮）、海螵蛸、红花、鹤虱、使君子仁。

【功能与主治】健脾导滞，化积除疳。用于脾胃虚弱所致的疳积，症见面黄肌瘦，腹胀腹痛，厌食或食欲不振，大便失调。

【用法与用量】口服。1岁以内，一次5ml；2～5岁，一次10ml；一日2次；5岁以上，一次10ml，一日3次；或遵医嘱。

【注意事项】

1．忌食生冷、油腻及不易消化食物。

2．婴儿及糖尿病患儿应在医师指导下服用。

3．感冒时不宜服用。

4．如腹胀腹痛较重，或长期厌食、体弱消瘦者应去医院就诊。

5．对本品过敏者禁用，过敏体质者慎用。

【规格】每支装10ml。

【贮藏】密闭。

清胃保安丸

【处方】六神曲（麸炒）、山楂（炒）、麦芽（炒）、槟榔、砂仁、白术（麸炒）、茯苓、甘草、陈皮、青皮（醋炙）、厚朴（姜炙）、枳壳（去瓤麸炒）、枳实、白酒曲。

【功能与主治】消食化滞，和胃止呕。主要用于小儿停食停乳，肚腹胀满，呕吐，心烦，口渴，不思饮食。

【用法与用量】口服。一次1丸，一日2次。

【禁忌】

1．忌食生冷、油腻、辛辣、厚味以及难消化的滋补性食物。

2．体质虚弱的患儿，不宜服用本药。

3．脾肾阳虚泄泻的患儿忌服本药。

4．疳证同时患有感冒、支气管炎、肺炎、风疹、麻疹、水痘、猩红热等疾病时不宜服用本药。

5．干疳证不宜服用本药。

【注意事项】

1．宜在饭后30min，待胃中食物消化一段时间后再服。

2．不宜空腹服用。

3．脾虚夹积证若脾虚明显者，应在医师指导下使用。

【规格】 每丸重3g。

【贮藏】 密闭，防潮。

清热化滞颗粒

【处方】 大黄（酒炒）、焦槟榔、大青叶、北寒水石、山楂（焦）、薄荷、化橘红、草豆蔻、广藿香、前胡、麦芽（焦）。

【功能与主治】 清热化滞，表里双解。用于乳食内积，久滞化热兼外感风热证。症见脘腹胀满，食欲不振，恶心呕吐，大便不调，发热口干，咽红咽痛，鼻塞流涕。

【用法与用量】 口服。1～3岁，一次1袋；4～7岁，一次2袋；8岁以上，一次3袋，一日3次。

【注意事项】

1．饮食宜清淡。

2．高血压、心脏病、肝病、糖尿病、肾病等慢性病严重者应在医师指导下服用。

【规格】 每袋装2.5g。

【贮藏】 密封。

【药理毒理】 本品具有调节胃肠激素、促进胃肠蠕动、增强胃运动等作用。

·调节胃肠激素、促进胃肠蠕动作用 给小鼠灌喂清热化滞颗粒能提高小鼠血和小肠组织中GAS含量，降低SS和小肠组织VIP的水平，但对血浆VIP作用不明显。说明该药调节胃肠激素，促进胃肠蠕动作用，可能是其内在的作用机制之一[1]。

· 增强胃运动作用　给大鼠灌服清热化滞颗粒并观察其肌电活动后发现清热化滞颗粒可明显改善积食大鼠的一般状况，提高胃窦区慢波及快波振幅，从而兴奋积食大鼠的胃肌电活动，增强胃运动[2]。

【临床报道】刘氏等[3]临床观察中，将905例积滞兼风热证患儿，随机分为观察组和对照组，观察组予以口服清热化滞颗粒，对照组予口服健儿清解液，研究结果显示：清热化滞颗粒的痊愈率和显效率分别为63.31%、23.79%，总有效率为87.10%；健儿清解液的痊愈和显效率分别为46.07%、28.57%，总有效率为74.64%。得出结论：清热化滞颗粒治疗小儿积滞兼风热证疗效明确、安全、可靠。

【参考文献】

[1] 赵霞，罗兴洪，刘书堂，等.清热化滞颗粒对积滞化热模型小鼠胃泌素的影响[J].中医院学刊，2003，21（9）：1475-1476.

[2] 叶红，刘像安，陈建双.清热化滞颗粒对积滞大鼠胃肌电活动的影响[J].承德医学院学报，2009，2：89-90.

[3] 刘建忠，刘书堂，肖明中，等.清热化滞颗粒治疗小儿积滞兼风热证905例临床观察[J].中国中西医结合儿科，2009，1（2）：136-138.

小儿消积止咳口服液

【处方】山楂（炒）、槟榔、枳实、枇杷叶（蜜炙）、瓜蒌、莱菔子（炒）、葶苈子（炒）、桔梗、连翘、蝉蜕。

【功能与主治】 清热肃肺，消积止咳。用于小儿饮食积滞，痰热蕴肺所致的咳嗽，夜间加重，喉间痰鸣，腹胀，口臭。

【用法与用量】 口服。周岁以内，一次5ml；1～2岁，一次10ml；3～4岁，一次15ml；5岁以上，一次20ml，一日3次，5天为一疗程。

【规格】 每支装10ml。

【贮藏】 密封，置阴凉处（不超过20℃）。

【临床报道】 张氏等[1]将收集到的98例痰热咳嗽兼食积证患儿分为三组，口服液组42例予小儿消积止咳口服液，颗粒组42例予小儿消积止咳颗粒，对照组14例予儿童清肺口服液。疗程5天，观察各组疗效。结果显示口服液组与颗粒组有效率分别为90.48%，88.10%，与对照组57.14%比较，差异有统计学意义（$P<0.05$）；且口服液组与颗粒组对改善饮食和便秘症状优于对照组（$P<0.01$）。所有患儿均无药物副反应及不良事件发生。得出结论：小儿消积止咳口服液/颗粒治疗小儿痰热咳嗽兼食积证疗效确切，且无药物副反应。

【参考文献】

[1] 张雪荣，向希雄. 小儿消积止咳口服液/颗粒治疗痰热咳嗽兼食积证临床疗效观察[J]. 中国中西医结合儿科学，2010，2（6）：521-523.

保赤散

【处方】 六神曲（炒）、巴豆霜、天南星（制）、朱砂。

【功能与主治】 消食导滞，化痰镇惊。主要用于小儿冷积，停乳停食，大便秘结，腹部胀满，痰多。

【用法与用量】口服。6个月～1岁，一次0.09g；2～4岁，一次0.18g，一日2次。

【禁忌】

1．忌食生冷、油腻、辛辣、厚味以及滋补性食物。

2．脾虚泻、脾肾阳虚泻者忌服。

3．小儿体质虚弱者忌用本药。

4．小儿积滞同时患有感冒、支气管炎、肺炎、风疹、麻疹、水痘、猩红热等疾病时不宜服用本药。

【注意事项】

1．本药含有朱砂，朱砂含汞，汞对人体有害。因此，本药应慎用，不宜久服，以防止汞中毒。

2．治疗食积咳嗽时，如有外感症状，要注意配合使用具有解表作用的中成药。

3．治疗痰食惊风时，要注意痰证的轻重，痰涎明显者，应及时加用相应的中成药。

【规格】每瓶装0.09g。

【贮藏】密闭，防潮。

铁娃散（铁娃丹）

【处方】枳实、全蝎、当归、六神曲（麸炒）、麦牙（炒）、山楂（炒）、巴豆霜、牛黄、朱砂等。

【功能与主治】清热化滞。用于小儿内热，停食停乳引起的腹胀身热，呕吐痰涎，四肢抽搐，大便秘结。

【用法与用量】口服。一次0.15g，一日1次，周岁以内小儿酌减。

【禁忌】

1．忌食生冷、油腻、辛辣、厚味以及滋补性食物。

2．脾虚泻、脾肾阳虚泻者忌服。

3．小儿体质虚弱者忌用本药。

4．小儿积滞同时患有感冒、支气管炎、肺炎、风疹、麻疹、水痘、猩红热等疾病时不宜服用本药。

【注意事项】

1．本品含毒性药，按量服用，不宜多服，亦不可久服。最好不用。

2．必须使用本药时，应在医生指导下使用。

3．治疗痰食惊风时，注意配合其它止抽的方法，如用指甲（切）按压人中穴。

4．若惊风抽搐时间较长，或抽搐症状重，应及时送往附近医院抢救。

【规格】每袋装 0.15g。

【贮藏】密封。

小儿消食健胃丸

【处方】六神曲（麸炒）、山楂、莱菔子（炒）、茯苓、陈皮、连翘、枳壳（麸炒）、砂仁、广藿香、清半夏、厚朴（姜制）。

【功能与主治】消食导积，化湿和胃。用于肉食积滞，胸痞脘满，腹胀时痛，嗳腐吞酸，苔厚恶食，大便泄泻。

【用法与用量】口服。一次 1 丸，一日 2 次；周岁以内酌减，3 岁以上者可酌增。

【禁忌】虚寒泄泻者忌服。

【注意事项】

1．忌食肥甘厚味，养成定时定量饮食的良好习惯。

2．对本品过敏者禁用，过敏体质者慎用。

【规格】每丸重 3g。

【贮藏】密封。

香苏正胃丸

【处方】广藿香、紫苏叶、香薷、陈皮、厚朴（姜制）、枳壳（炒）、砂仁、白扁豆（炒）、山楂（炒）、六神曲（炒）、麦芽（炒）、茯苓、甘草、滑石、朱砂。

【功能与主治】解表和中，消食行滞。用于小儿暑湿感冒，停食停乳，头痛发热，呕吐泄泻，腹痛胀满，小便不利。

【用法与用量】口服。一次 1 丸，一日 1～2 次；周岁以内小儿酌减。

【禁忌】虚寒者忌服。

【注意事项】

1．本品含朱砂，不宜过量久服，肝肾功能不全者慎用。

2．服用前应除去蜡皮、塑料球壳；本品可嚼服，也可分份吞服。

【规格】每丸重 3g。

【贮藏】密封。

儿童七珍丸

【处方】胆南星（酒炙）、天麻、半夏曲（麸炒）、滑石、寒食曲、全蝎、巴豆霜。

【功能与主治】祛风镇惊，消食导滞。用于停食停乳引起的肚胀腹硬，呕吐乳食，大便秘结，痰热惊风。

【用法与用量】口服。1～2岁，一次10粒；2～3岁，一次15粒；4～5岁，一次20粒；周岁以内小儿酌减，一日1～2次，或遵医嘱。

【禁忌】

1．忌食生冷、油腻、辛辣、厚味以及滋补性食物。

2．脾虚泻、脾肾阳虚泻者忌服。

3．小儿体质虚弱者忌用本药。

4．小儿积滞同时患有感冒、支气管炎、肺炎等外感性疾病时不宜服用本药。

5．痘疹患儿忌用本药。

6．1岁以下婴儿慎用。

【注意事项】

1．本药消食导滞之力较强，内含泻下之力较强的巴豆霜，不宜久服。

2．本药兼顾的方面较多，作用点较多，对于积滞、咳嗽有痰、食火、惊风兼见的证候比较合适。

3．对于单纯积滞患儿，最好选用其它消食导滞的儿科中成药。

【规格】每100粒重1g。

【贮藏】密封。

一捻金

【处方】大黄、牵牛子（炒）、槟榔、人参、朱砂等药组成。

【功能与主治】 消食导滞,祛痰,通便。用于小儿停乳停食,腹胀便秘,痰盛喘咳。

【用法与用量】 口服。1岁以内,一次0.3g;1～3岁,一次0.6g;4～6岁,一次1g,一日1～2次;或遵医嘱。

【禁忌】

1. 忌食生冷、油腻、辛辣、厚味以及滋补性食物。

2. 泄泻者忌服本药。

3. 小儿体质虚弱者忌用本药。

4. 小儿积滞同时患有风疹、麻疹、水痘、猩红热等出疹性疾病时不宜服用本药。

【注意事项】

1. 本品含毒性药,按量服用,不宜多服,亦不可久服。

2. 必须使用本药时,应在医师指导下使用。

3. 治疗痰食惊风时,注意配合其它止抽的方法,如用指甲(切)按压人中穴。

4. 若惊风抽搐时间较长,或抽搐症状重,应及时送往附近医院抢救。

5. 治疗肺炎喘嗽使用本药时,应在医师指导下使用。

【规格】 每袋装1.2g。

【贮藏】 密封。

(二)脾虚夹积证常用中成药品种

小儿健脾散(娃娃宝)

【处方】 党参、石莲子、木香、广藿香、茯苓、黄芪、白扁豆

（炒）、六神曲、白芷、甘草（蜜炙）。

【功能与主治】 益气健脾，和胃运中。用于脾胃虚弱，脘腹胀满，呕吐泄泻，不思饮食。

【用法与用量】 口服。周岁以上，一次1.5g，一日2次；周岁以内酌减。

【注意事项】 脾胃虚弱，大便溏薄以及无食积气滞者慎用。

【规格】 每袋装1.5g。

【贮藏】 密闭，防潮。

【临床报道】 袁氏等[1]使用娃娃宝口服液治疗小儿脾虚证30例，取得较好的临床疗效。

【参考文献】

[1] 袁培英，修桂英．娃娃宝口服液治疗小儿脾虚证30例[J]．白求恩医科大学学报，1994，20（6）：607．

小儿香橘丸

【处方】 木香、陈皮、苍术（米泔炒）、白术（麸炒）、茯苓、甘草、白扁豆（去皮）、山药、莲子、薏苡仁（麸炒）、山楂（炒）、麦芽（炒）、六神曲（麸炒）、厚朴（姜炙）、枳实、香附（醋炙）、砂仁、半夏（制）、泽泻。

【功能与主治】 健脾和胃，消食止泻。用于小儿饮食不节引起的脾胃不和，症见呕吐腹泻，身热腹胀，面黄肌瘦，不思饮食。

【用法与用量】 口服。一次1丸，一日3次；周岁以内小儿酌减。

【禁忌】 忌食瓜果、冷饮。

【注意事项】 脾气虚弱无积滞者不宜服用。

【规格】 每丸重3g。

【贮藏】密闭。

健儿消食口服液

【处方】炙黄芪、白术（麸炒）、麦冬、陈皮、莱菔子（炒）、山楂（炒）、黄芩。

【功能与主治】健脾益胃，理气消食。用于小儿饮食不节损伤脾胃引起的纳呆食少，脘胀腹满，手足心热，自汗乏力，大便不调，以至厌食、恶食。

【用法与用量】口服。3岁以内，一次5～10ml；3岁以上，一次10～20ml，一日2次，用时摇匀。

【注意事项】

1．患儿平时应少吃巧克力及带颜色的饮料和油腻厚味等不易消化的食品。

2．过敏体质者慎用。

【规格】每支装10ml。

【贮藏】密封，置阴凉处。

消食健儿糖浆（冲剂）

【处方】南沙参、白术、山药、谷芽、麦芽、九香虫。

【功能与主治】健脾消食。用于小儿慢性腹泻，食欲不振及营养不良等症。

【用法与用量】

糖浆：口服。3岁以下，一次5ml；3岁以上，一次10ml，一日3次。

冲剂：口服，热开水冲服。3岁以下，一次半袋；3岁以上，一次1袋,一日3次。

【注意事项】

1. 伴感冒发热,表证未解者慎用。

2. 脾胃虚弱,体质虚弱者慎用。

3. 服药期间忌食生冷、油腻、不易消化的食物。

【规格】

糖浆:每瓶装120ml。

冲剂:每袋装10g。

【贮藏】 密封,置干燥处。

健脾消食丸

【处方】 白术(炒)、草豆蔻、木香、枳实(炒)、鸡内金(醋炙)、槟榔(炒焦)、荸荠粉。

【功能与主治】 健脾,消食,化积。用于小儿脾胃不健引起的乳食停滞,脘腹胀满,食欲不振,面黄肌瘦,大便不调。

【用法与用量】 口服。1岁以内,一次半丸;1~2岁,一次1丸;2~4岁,一次1丸半;4岁以上,一次2丸,一日2次,或遵医嘱。

【禁忌】

1. 忌食生冷、油腻、辛辣、厚味以及滋补性食物。

2. 泄泻的患儿不宜服用本药。

3. 小儿积滞同时患有感冒、支气管炎、肺炎、风疹、麻疹、水痘、猩红热等疾病时不宜服用本药。

【注意事项】

1. 本药虽然具有补虚与消食导滞的双重疗效,但是对于脾虚夹积证中大便不干者,或大便稀溏者应慎用。

2. 本药用于治疗小儿积滞反复感冒者、小儿厌食证腹胀者、小儿腹痛便秘者时,最好在医师指导下使用。

【规格】每丸重3g。

【贮藏】密封。

小儿参术健脾丸

【处方】党参、白术(土炒)、甘草(蜜炙)、芡实(麸炒)、白扁豆(土炒)、山药(麸炒)、莲子肉(土炒)、陈皮、山楂(清炒)、六神曲(麸炒)、麦芽(清炒)、茯苓、薏苡仁(土炒)。

【功能与主治】开胃,健脾,止泻。用于小儿脾胃虚弱,消化不良,面黄肌瘦,精神不振。

【用法与用量】口服。一次1丸,一日2次,3岁以下小儿酌减。

【禁忌】

1. 服药期间忌食寒凉及不易消化食品。
2. 过敏体质者慎用。

【注意事项】

1. 伴感冒发热,表证未解者慎用。
2. 服药期间伴有腹痛、发热、呕吐者应及时上医院就诊。
3. 脾胃虚弱,体质虚弱者慎用。

【规格】每丸重3g。

【贮藏】密封。

乐儿康糖浆

【处方】党参、太子参、黄芪、茯苓、山药、薏苡仁、麦冬、制何首乌、大枣、山楂(焦)、麦芽(炒)、陈皮、桑枝。

【功能与主治】 益气健脾，和中开胃。用于小儿食欲不振，营养不良等症。

【用法与用量】 口服。1～2岁，一次5ml；2岁以上，一次10ml，一日2～3次。

【禁忌】

1. 伴感冒发热，表证未解者慎用。
2. 服药期间忌食生冷、油腻、不易消化的食物。
3. 脾胃虚弱，体质虚弱者慎用。

【注意事项】

1. 患儿平时应少吃巧克力及带颜色的饮料和油腻厚味等不易消化的食品。
2. 对本品过敏者禁用，过敏体质者慎用。

【规格】 每瓶装120ml。

【贮藏】 密封，置阴凉处。

理中丸

【处方】 人参、干姜、白术、甘草。

【功能与主治】 温中散寒，健胃。用于脾胃虚寒，呕吐泄泻，胸满腹痛，消化不良。

【用法与用量】 口服。一次1丸，一日2次；小儿酌减。

【用药禁忌】 泄泻时腹部热胀痛者忌服。

【注意事项】

1. 服药期间忌食生冷、辛辣、油腻之物。
2. 感冒发热者慎用。

【规格】大蜜丸,每丸重9g。

【贮藏】密封,置阴凉干燥处。

婴儿素

【处方】金银花、连翘、薄荷、荆芥、淡豆豉、牛蒡子(炒)、桔梗、淡竹叶、甘草。

【功能与主治】健脾,消食,止泻。用于婴儿非感染性腹泻属脾虚夹滞证候者,症见大便次数增多,粪质稀,气臭,含有未消化之物,面色不华,乳食少进,腹胀腹痛,睡卧不宁。

【用法与用量】口服。1岁以下,一次1g;1～3岁,一次4g;4～7岁,一次8g,一日2次。

【用药禁忌】糖尿病患儿禁服。

【注意事项】

1．忌辛辣、生冷、油腻及不易消化的食物。

2．婴儿应在医师指导下服用。

3．感染性腹泻如肠炎、痢疾等疾病应立即去医院就诊。

4．大便次数增多及水份丢失明显,有脱水表现者应去医院就诊。

【规格】每袋装(1)2g,(2)4g。

【贮藏】密封。

【药理毒理】

·促进胃液分泌作用 婴儿素口服液给大鼠灌胃有促进大鼠胃液分泌的作用[1]。

·毒理 给小鼠灌服婴儿素口服液,共观察7天,动物活动正常,无一只死亡[1]。

【参考文献】

[1] 符旭东，孙汉清．婴儿素口服液对消化系统的药理作用 [J]．药学实践杂志，1997，15（5）：273-276．

贴积膏

【处方】 鸡内金、牵牛子、阿魏。

【功能与主治】 消积化痞。用于脾胃虚弱，宿食停滞引起的食积，乳积，腹大青筋，面黄肌瘦，嗜食异物，二便不调。

【用法与用量】 加温软化，贴于脐腹上。一日1贴。

【禁忌】

1．忌食生冷、油腻、辛辣、厚味以及滋补性食物。

2．患有皮肤病者忌用。

3．患有脐炎或局部有皮肤损伤者忌用。

4．小儿积滞同时患有感冒者忌用。

5．患有风疹、麻疹、水痘、猩红热等出疹性疾患时忌用。

【注意事项】 由于小儿皮肤嫩薄，年龄小的患儿贴敷时间不宜过长。一般不超过4小时。

【规格】 本品为摊于布上的黑膏药，每张净重（1）9g,（2）12g。

【贮藏】 密封，置阴凉干燥处。

附二

治疗消化不良的常用中成药简表

证型	药物名称	功 能	主治病证	用法用量	备注
乳食内积证	小儿化食丸	消食化滞，泻火通便。	主要治疗小儿胃热停食，肚腹胀满，恶心呕吐，烦躁口渴，大便干燥。	口服。周岁以内，一次1丸；周岁以上，一次2丸，一日2次。温开水或糊米水送服。	药典
	小儿消食片	消食化滞，健脾和胃。	用于脾胃不和，消化不良，食欲不振，便秘，食滞，疳积。	口服。1～3岁，一次2～4片；3～7岁，一次4～6片；7岁以上，一次6～8片，一日3次。	医保
	小儿化滞散	健脾和胃，消食化滞。	用于脾胃不和，伤食伤乳，呕吐腹痛，腹胀便秘。	红糖水冲服。4～6岁，一次3g；1～3岁，一次1.5g；周岁以内小儿酌减，一日2次。	
	儿滞灵冲剂	消食健脾，清热导滞。	用于小儿食积、纳差、腹胀、腹痛、泻下、发热、精神怠倦、消瘦、面黄、毛发枯焦等，以及小儿单纯性消化不良具有上述证候者。	开水冲服。1～3岁，一次1块；4～6岁，一次1.5块，一日2～3次。	
	保和丸（颗粒、片）	消食导滞和胃。	用于食积停滞，脘腹胀满，嗳腐吞酸，不欲饮食。	丸剂：口服。大蜜丸一次1～2丸，一日2次。水丸一次6～9g，一日2次。浓缩丸一次8丸，一日3次。颗粒剂：开水冲服。一次4.5g，一日2次。片剂：口服。一次4片，一日3次。	丸剂：药典 颗粒剂：医保 片剂：医保
	复方鸡内金片	健脾开胃，消食化积。	用于脾胃不和引起的食积胀满，饮食停滞，呕吐泄痢。	口服。一次2～4片，一日3次。	药典，医保

续表

证型	药物名称	功 能	主治病证	用法用量	备注
乳食内积证	化积散	消食化积。	用于小儿脾胃不和，停食停乳，积聚痞块，肚腹膨胀，四肢倦怠，面色萎黄，不思饮食。	口服。一次3g，一日2次，周岁以内小儿酌减。	
	化积口服液	健脾导滞，化积除疳。	用于脾胃虚弱所致的疳积，症见面黄肌瘦、腹胀腹痛、厌食或食欲不振、大便失调。	口服。1岁以内，一次5ml，一日2次；2～5岁，一次10ml，一日2次；5岁以上，一次10ml，一日3次；或遵医嘱。	药典，医保
	清胃保安丸	消食化滞，和胃止呕。	主要用于小儿停食停乳，肚腹胀满，呕吐，心烦，口渴，不思饮食。	口服。一次1丸，一日2次。	
	清热化滞颗粒	清热化滞，表里双解。	用于乳食内积，久滞化热兼外感风热证。症见脘腹胀满，食欲不振，恶心呕吐，大便不调，发热口干，咽红咽痛，鼻塞流涕。	口服。1～3岁，一次1袋；4～7岁，一次2袋；8岁以上，一次3袋，一日3次。	药典
	小儿消积止咳口服液	清热肃肺，消积止咳。	用于小儿饮食积滞，痰热蕴肺所致的咳嗽，夜间加重，喉间痰鸣，腹胀，口臭。	口服。周岁以内，一次5ml；1～2岁，一次10ml；3～4岁，一次15ml；5岁以上，一次20ml，一日3次，5天为一疗程。	药典，医保
	保赤散	消食导滞，化痰镇惊。	主要用于小儿冷积，停乳停食，大便秘结，腹部胀满，痰多。	口服。6个月～1岁，一次0.09g；2～4岁，一次0.18g，一日2次。	药典，医保
	铁娃散（铁娃丹）	清热化滞。	用于小儿内热，停食停乳引起的腹胀身热，呕吐痰涎，四肢抽搐，大便秘结。	口服。一次0.15g，一日1次，周岁以内小儿酌减。	医保

续表

证型	药物名称	功能	主治病证	用法用量	备注
乳食内积证	小儿消食健胃丸	消食导积,化湿和胃。	用于肉食积滞,胸痞脘满,腹胀时痛,嗳腐吞酸,苔厚恶食,大便泄泻。	口服。一次1丸,一日2次,周岁以内酌减,3岁以上者可酌增。	药典
	香苏正胃丸	解表和中,消食行滞。	用于小儿暑湿感冒,停食停乳,头痛发热,呕吐泄泻,腹痛胀满,小便不利。	口服,一次1丸,一日1~2次,周岁以内小儿酌减。	药典,医保
	儿童七珍丸	祛风镇惊,消食导滞。	用于停食停乳引起的肚胀腹硬,呕吐乳食,大便秘结,痰热惊风。	口服。1~2岁,一次10粒;2~3岁,一次15粒;4~5岁,一次20粒;周岁以内小儿酌减,一日1~2次,或遵医嘱。	药典,医保
	一捻金	消食导滞,祛痰,通便。	用于小儿停乳停食,腹胀便秘,痰盛喘咳。	口服。1岁以内,一次0.3g;1~3岁,一次0.6g;4~6岁,一次1g,一日1~2次;或遵医嘱。	药典,医保
脾虚夹滞证	小儿健脾散(娃娃宝)	益气健脾,和胃运中。	用于脾胃虚弱,脘腹胀满,呕吐泄泻,不思饮食。	口服。周岁以上,一次1.5g,一日2次;周岁以内酌减。	药典,医保
	小儿香橘丸	健脾和胃,消食止泻。	用于小儿饮食不节引起的脾胃不和,呕吐腹泻,身热腹胀,面黄肌瘦,不思饮食。	口服。一次1丸,一日3次;周岁以内小儿酌减。	药典,医保
	健儿消食口服液	健脾益胃,理气消食。	用于小儿饮食不节损伤脾胃引起的纳呆食少,脘胀腹满,手足心热,自汗乏力,大便不调,以至厌食、恶食。	口服。3岁以内,一次5~10ml;3岁以上,一次10~20ml,一日2次,用时摇匀。	药典,医保

消化不良

续表

证型	药物名称	功 能	主治病证	用法用量	备注
脾虚夹滞证	消食健儿糖浆（冲剂）	健脾消食。	用于小儿慢性腹泻，食欲不振及营养不良等症。	糖浆：口服。3岁以下，一次5ml；3岁以上，一次10ml，一日3次。冲剂：口服，热开水冲服。3岁以下，一次半袋；3岁以上，一次1袋，一日3次。	医保
	健脾消食丸	健脾，消食，化积。	用于小儿脾胃不健引起的乳食停滞，脘腹胀满，食欲不振，面黄肌瘦，大便不调。	口服。1岁以内，一次半丸；1～2岁，一次1丸；2～4岁，一次1丸半；4岁以上，一次2丸，一日2次，或遵医嘱。	药典
	小儿参术健脾丸	开胃，健脾，止泻。	用于小儿脾胃虚弱，消化不良，面黄肌瘦，精神不振。	口服。一次1丸，一日2次，3岁以下小儿酌减。	药典，医保
	乐儿康糖浆	益气健脾，和中开胃。	用于小儿食欲不振，营养不良等症。	口服。1～2岁，一次5ml；2岁以上，一次10ml，一日2～3次。	药典，医保
	理中丸	温中散寒，健胃。	用于脾胃虚寒，呕吐泄泻，胸满腹痛，消化不良。	口服。一次1丸，一日2次。小儿酌减。	药典，医保
	婴儿素	健脾，消食，止泻。	用于婴儿非感染性腹泻属脾虚夹滞证候者，症见大便次数增多，粪质稀，气臭，含有未消化之物，面色不华，乳食少进，腹胀腹痛，睡卧不宁。	口服。1岁以下，一次1g；1～3岁，一次4g；4～7岁，一次8g，一日2次。	药典，医保
	贴积膏	消积化痞。	用于脾胃虚弱，宿食停滞引起的食积，乳积，腹大青筋，面黄肌瘦，嗜食异物，二便不调。	加温软化，贴于脐腹上。一日1贴。	

营养不良

营养不良是由蛋白质和热量不足造成的慢性营养缺乏症。本病多见于3岁以下小儿，主要是由于喂养不当引起或继发于其它疾病。临床表现为皮下脂肪减少，体重下降，肌肉萎缩，严重者生长发育停滞，出现全身各系统不同程度的功能紊乱。

体重不增，反而下降是营养不良最早的临床表现。皮下脂肪渐渐减少以至消失。其顺序是腹部—躯干—四肢—面部—臀部。皮肤松弛，苍白，干燥，脱屑，失去弹性；肌张力降低，运动能力降低。骨骼生长缓慢，身长低于正常；行为异常，智力落后，抑郁或与烦躁交替出现。常有呕吐、腹泻及各种感染，如肺炎、上呼吸道感染等，或有多种维生素及微量元素缺乏、低血糖，甚至可见到中度贫血、肝脾肿大等表现。

临床按轻重将其分为三度：

轻度营养不良：精神状态正常，体重低于正常值的15%～25%，腹壁皮下脂肪厚度为0.4cm～0.8cm，皮肤干燥，身高正常。

中度营养不良：精神不振，烦躁不安，肌张力减弱，肌肉松弛，体重低于正常值的25%～40%，腹壁皮下脂肪厚度小于0.4cm，皮肤苍白、干燥，毛发无光泽，身高较正常减低。

重度营养不良：精神萎靡，嗜睡与烦躁不安交替出现，智力发育落后，肌肉萎缩，肌张力低下，体重低于正常40%以上，腹壁皮下脂肪消失，额部出现皱纹，呈老人样面容，皮肤苍白、干燥无弹性，毛发干枯，身高明显低于正常，常有低体温、脉搏缓慢、食欲不振、便秘的症状，严重者可因血清蛋白降低，而出现营养不良性水肿。血糖和胆固醇水平下降，白蛋白、总蛋白量减低，转铁蛋白较白蛋白减低更敏感，碱性磷酸酶下降，血淀粉酶＜50IU/L，血锌减低。

现代医学主要应用病因治疗、抗感染、纠正酸碱平衡失调、调整和维持体内电解质平衡、营养支持等治疗，针对并发症采用静注葡萄糖及输血等疗法。

本病相当于中医学"疳证"的范畴。疳证是由于喂养不当或多种疾病影响，导致脾胃受损，气液耗伤而形成的一种慢性疾病。临床以形体消瘦，面色无华，毛发干枯，精神萎靡或烦躁，饮食异常为特征。

一、中医病因病机分析及常见证型

本病多由乳食无度，饮食不节，壅滞中焦，损伤脾胃，不能消磨水谷而形成积滞，在积滞的基础上，乳食精微无从运化，脏腑肢体失养，身体日渐羸瘦，气阴耗损而成疳证。饮食不洁，感染虫疾，耗夺乳食精微，气血受损，不能濡养脏腑筋肉，日久亦成疳。本病病理变化主要是脾胃虚弱，运化失调。疳证之常证失治误治，导致脾胃虚衰加重，生化乏源，气血亏耗，诸脏失养，累及肺、心、脾、肾四脏，出现各种兼证，正所谓"有积不治，传之余脏"。

疳证的常证按疾病的轻重不同分为疳气、疳积、干疳三种证候，分别相当于西医学的轻、中、重度营养不良。兼证按疾病的部位不同分为眼疳、口疳、疳肿胀三种证候，分别相当于西医学的角膜软化症、复发性口疮及营养不良性水肿等疾病。

二、辨证选择中成药

1. 常证

（1）疳气

【临床表现】 形体消瘦，面色少华，毛发稀疏，食欲不振或能食善饥，精神不振，易发脾气，大便不调，舌淡，苔薄白或微黄，脉细。

【辨证要点】 形体消瘦，面色少华，毛发稀疏，食欲不振或能食善饥，舌淡，苔薄白或微黄，脉细。

【病机简析】 此证多由于乳食不节，杂食乱投、饥饱失常损伤脾胃所引起。脾与胃以膜相连，与脏腑相合。脾主运化，以运为健，胃主受纳，以消为和。若脾胃失健，则饮食水谷不能化生气血精微以滋养全身，而形体不充。阻碍气机而致饮食不香。脾虚则可见土虚木旺，情绪激动、易发脾气。若因胃强脾弱则见能食易饥、大便不调。

【治法】 养胃生津，理脾消疳。

【辨证选药】 启脾丸（口服液）、健儿膏、参苓白术散（丸、颗粒）、参苓健儿膏、小儿参术健脾丸、儿康宁糖浆、乐儿康糖浆、健脾消食丸、健脾康儿片、消食健儿糖浆（冲剂）。

此类中成药多由人参、白术、山药、茯苓、麦冬、玉竹、甘草等药物组成，可发挥良好的养胃生津、理脾消疳的作用。

（2）疳积

【临床表现】 形体明显消瘦，肚腹膨胀，甚则青筋暴露，面色萎黄无华，头发稀疏如穗，精神不振或易烦躁激动，睡眠不宁，或伴动作异常，食欲不振或多食多便，舌淡，苔薄腻，脉细数。

【辨证要点】 形体明显消瘦，肚腹膨胀，面色萎黄无华，头发稀疏如穗，舌淡，苔薄腻，脉细数。

【病机简析】 本证多由积滞发展而来，积滞内停，壅滞气机，阻滞肠胃，或夹有虫积，导致脾胃为病，属于虚实夹杂证候。病久脾胃虚弱，气血生化乏源，故食欲不振，发稀结穗，形瘦面色无华；胃有伏热，脾失健运则能食不充形骸；心肝之火内扰故夜寐不宁，脾气急躁；积滞于中，络脉被阻，故腹膨如鼓，青筋暴露；舌淡，苔薄腻，脉细数为脾虚夹积之象。

【治法】 导滞祛积，理脾消疳。

【辨证选药】 可选用肥儿散、肥儿丸、肥儿宝冲剂（小儿疳积冲剂）、肥儿疳积颗粒、健儿疳积散、小儿疳积糖、小儿香橘丸、儿滞灵冲剂、儿童清热导滞丸、清热导滞散、烂积丸、清胃保安丸、健脾消食丸、小儿消食片、健儿清解液、健儿消食口服液、贴积膏。

此类中成药的组方多以人参、白术、茯苓等健脾益气；并适当配伍焦山楂、鸡内金等消食化滞；陈皮、木香等理气消积。

（3）干疳

【临床表现】 极度消瘦，面呈老人貌，皮肤干瘪起皱，大肉已脱，皮包骨头，精神萎靡，目无光彩，啼哭无力，毛发干枯，腹凹如舟，不思饮食，大便干或清稀，时有低热，口唇干燥，舌红嫩，苔少，脉沉细。

【辨证要点】 极度消瘦，大肉已脱，毛发干枯，腹凹如舟，舌红嫩,苔少,脉沉细。

【病机简析】干疳为疳之重证,干疳的出现多提示进入病证后期,为气血俱虚,脾胃衰败阶段。气阴衰竭,气血精微化源欲绝,无以滋养肌肉,故形体极度消瘦,毛发干枯,腹凹如舟;脾虚气衰,故精神萎靡,目无光彩,啼哭无力;脾阳极虚,故不思饮食,大便稀溏。

【治法】补益气血,理脾消疳。

【辨证选药】八珍丸(胶囊、颗粒)、稚儿灵颗粒(冲剂)、健脾补血冲剂(颗粒)、健脾八珍糕、十全大补丸(颗粒、膏)。

此类中成药多由人参、太子参、党参、黄芪、大枣、熟地、白芍等药物所组成,可发挥良好的补益气血、理脾消疳等作用。

2. 兼证

(1)眼疳

【临床表现】初起夜盲,入暮暗处视物不清,甚或眼角干涩,畏光羞明,黑睛混浊,白翳遮睛等。

【辨证要点】初起夜盲,眼角干涩,畏光羞明,黑睛混浊。

【病机简析】本证常见于疳证兼维生素缺乏性干眼病患儿。脾病及肝,肝阴不足,精血耗损,不能上营于目,故眼角干涩,白睛生翳,视物不清。

【治法】养血柔肝,滋阴明目。

【辨证选药】杞菊地黄丸(胶囊、片)、石斛夜光丸(颗粒)。

此类中成药多由石斛、麦冬、天冬、菊花、枸杞子、蝉蜕、木贼等药物组成,可发挥良好的养血柔肝、滋阴明目的作用。

(2)口疳

【临床表现】口舌生疮,口腔糜烂,秽臭难闻,面赤唇红,烦躁哭闹,惊悸不安,舌质红,苔薄黄或少苔,脉细数,指纹淡紫。

【辨证要点】口舌生疮,口腔糜烂,秽臭难闻,惊悸不安,舌质红,苔薄黄或少苔,脉细数。

【病机简析】脾病及心,心阴不足,心火上炎,熏蒸口舌,故口舌生疮,口腔糜烂;热扰心神,故烦躁易哭,惊悸不安;舌质红,苔薄黄或少苔,脉细数,指纹淡紫均为心阴不足,心火上炎之象。

【治法】清心泻火,滋阴生津。

【辨证选药】蒲地蓝消炎口服液、导赤丸、儿童清热导滞丸。

此类中成药主要用木通清心泻火;蒲公英、板蓝根等清热解毒;生地、麦冬等养阴;黄连、淡竹叶等清热利尿,以导热下行,从而发挥良好的清心泻火、滋阴生津的作用。

(3)疳肿胀

【临床表现】颜面四肢浮肿,甚或全身浮肿,面色无华,小便短少,四肢欠温,舌淡胖,苔薄白,脉沉缓,指纹隐伏不显。

【辨证要点】颜面四肢浮肿,甚或全身浮肿,小便短少,四肢欠温,舌淡胖,苔薄白,脉沉缓。

【病机简析】本证多由脾肾阳虚,气化失常所致。疳证日久,脾病及肾,气化不行,水湿溢于肌表则颜面四肢浮肿,甚则全身浮肿,小便短少;脾肾阳虚,故面色无华。

【治法】健脾温阳,利水消肿。

【辨证选药】五苓散(片、胶囊)。

此类中成药常用白术、茯苓健脾渗湿;猪苓、泽泻健脾利水;

桂枝宣散水气，从而发挥良好的健脾温阳，利水消肿的作用。

三、用药注意

中成药以其药性温和、服用方便、价格便宜、不良反应较少等特点，受到儿科临床的青睐。但由于有相当一部分患儿家长在这方面的认识不够，认为其副作用小，往往给患儿随意使用中成药，甚至造成滥用。中成药的毒副作用虽然小、在体内易被吸收，但小儿处于生理上的发育期，人体机能与成人又有显著区别，特别是其肝肾功能、中枢神经系统及内分泌系统发育尚不健全，因而对药物的代谢、排泄和耐受性差，脏器比较容易受损。由此，儿科使用中成药应从儿童的生理、病理等方面，结合药物的性质，选择适宜患儿病情的服用剂量，切忌大量滥用。辨证法则是安全使用中成药的首要条件，中成药种类和药名种类繁多，每种中成药都具特有的功效和一定的适用范围，各有专攻，主治相应的病证。不能望文生义，应掌握主治和适应证，药不对证者，就会使机体阴阳偏盛偏衰，致使病情趋重。因此，给予儿童使用中成药之前，必须了解该药品说明中的适应证、注意事项、用法用量、是否属于慎用或忌服的人群，并了解该药的不良反应，这样才能取得良好的治疗效果。必须高度重视中成药的正确使用，达到安全、合理、有效的用药目的。应该根据儿童不同的年龄段和相应病证辨证用药，并给予恰当的药物和服药剂量，如此才能达到正确、预期的治疗目的。

附一

常用治疗营养不良的中成药药品介绍

（一）疳气常用中成药品种

启脾丸（口服液）

【处方】人参、白术（炒）、茯苓、甘草、陈皮、山药、莲子（炒）、山楂（炒）、六神曲（炒）、麦芽（炒）、泽泻。

【功能与主治】健脾和胃。用于脾胃虚弱，消化不良，腹胀便溏。

【用法与用量】

丸剂：口服。一次1丸，一日2～3次；3岁以内小儿酌减。

口服液：口服。一次10ml，一日2～3次；3岁以内小儿酌减。

【禁忌】孕妇慎用。

【注意事项】

1. 忌生冷、油腻及不易消化的食物。

2. 婴幼儿应在医师指导下服用。

3. 感冒时不宜服用。

4. 长期厌食、体弱消瘦者，及腹胀重、腹泻次数增多者应去医院就诊。

【规格】

丸剂：每丸重3g。

口服液：每支装10ml；每瓶装（1）100ml，（2）120ml。

【贮藏】密封,置阴凉干燥处。

健儿膏

【处方】党参、白术(炒)、白扁豆(炒)、山药、甘草、黄芪、茯苓、陈皮、麦芽(炒)、大枣。

【功能与主治】健脾益气,和胃调中。用于小儿脾胃虚弱,运化乏力所致的面黄肌瘦,厌食纳呆,大便不调,身体虚弱,发育迟缓,自汗盗汗,贫血脉弱等营养不良诸症。

【用法与用量】口服。一次 10～15g,一日 2 次。

【注意事项】

1．伴感冒发热,表证未解者慎用。

2．服药期间忌食生冷、油腻及不易消化的食物。

【贮藏】每瓶装 250g。

【贮藏】密封,置阴凉处。

参苓白术散(丸、颗粒)

【处方】人参、茯苓、白术(炒)、山药、白扁豆(炒)、莲子、薏苡仁(炒)、砂仁、桔梗、甘草。

【功能与主治】补脾胃,益肺气。用于脾胃虚弱,食少便溏,气短咳嗽,肢倦乏力。

【用法与用量】

散剂:开水冲服。一次 6～9g,一日 2～3 次。

丸剂:口服。一次 6g,一日 3 次。

颗粒剂:口服。一次 6g,一日 3 次。

【禁忌】此药组成中含甘草,不可与海藻、大戟、芫花、甘遂同时服用。

【注意事项】

1. 忌不易消化食物。

2. 感冒发热患儿不宜服用。

3. 有高血压、心脏病、肝病、糖尿病、肾病等慢性病严重者应在医师指导下服用。

4. 服药4周症状无缓解,应去医院就诊。

5. 对本品过敏者禁用,过敏体质者慎用。

【规格】

散剂:每袋装(1)3g,(2)6g,(3)9g。

丸剂:每100粒重6g。

颗粒剂:每袋装6g。

【贮藏】 密闭,防潮。

参苓健儿膏

【处方】 党参、白芍、茯苓、枳实、白术、山楂、葫芦茶、防风、山药、黄芪。

【功能与主治】 健脾和胃。用于小儿脾胃虚弱,食少便溏,自汗,盗汗。

【用法与用量】 口服。1~2岁小儿,一次8ml;3~6岁,一次15ml;7~12岁,一次23ml,一日2~3次。

【注意事项】 感冒发热者忌服。

【规格】 每瓶装(1)150g,(2)200g

【贮藏】 密封,置阴凉处。

小儿参术健脾丸

【处方】党参、白术(土炒)、甘草(蜜炙)、芡实(麸炒)、白扁豆(土炒)、山药(麸炒)、莲子肉(土炒)、陈皮、山楂(清炒)、六神曲(麸炒)、麦芽(清炒)、茯苓、薏苡仁(土炒)。

【功能与主治】开胃,健脾,止泻。用于小儿脾胃虚弱,消化不良,面黄肌瘦,精神不振。

【用法与用量】口服。一次1丸,一日2次,3岁以下小儿酌减。

【禁忌】

1. 服药期间忌食寒凉及不易消化食品。
2. 过敏体质者慎用。

【注意事项】

1. 伴感冒发热,表证未解者慎用。
2. 服药期间伴有腹痛、发热、呕吐者应及时去医院就诊。
3. 脾胃虚弱,体质虚弱者慎用。

【规格】每丸重3g。

【贮藏】密封。

儿康宁糖浆

【处方】党参、黄芪、白术、茯苓、山药、薏苡仁、麦冬、制何首乌、大枣、焦山楂、麦芽(炒)、桑枝。

【功能与主治】益气健脾,消食开胃。用于脾胃气虚所致的厌食,症见食欲不振,消化不良,面黄肌瘦,大便稀溏。

【用法与用量】口服。一次10ml,一日3次,20~30日为一疗程。

【注意事项】

1. 忌生冷、辛辣、油腻及不易消化食物。

2. 婴幼儿及糖尿病患儿应在医师指导下服用。

3. 感冒时不宜服用。

4. 食积化热者不适用。

5. 长期厌食、体弱消瘦者，及腹胀重、腹泻次数增多者应去医院就诊。

6. 对本品过敏者禁用，过敏体质者慎用。

【规格】每瓶装150ml。

【贮藏】遮光，密封，在阴凉干燥处保存（不超过20℃）。

乐儿康糖浆

【处方】党参、太子参、黄芪、茯苓、山药、薏苡仁、麦冬、制何首乌、大枣、山楂（焦）、麦芽（炒）、陈皮、桑枝。

【功能与主治】益气健脾，和中开胃。用于小儿食欲不振，营养不良等症。

【用法与用量】口服。1～2岁，一次5ml；2岁以上，一次10ml，一日2～3次。

【禁忌】

1. 对本药及基质成分过敏者禁用。

2. 血管性、病毒性等感染性皮肤病患儿禁用。

3. 溃疡性皮肤病患儿禁用。

【注意事项】

1. 患儿平时应少食用巧克力及带颜色的饮料和油腻厚味等

不易消化的食品。

2．过敏体质者慎用。

【规格】每瓶装（1）120ml,（2）180ml。

【贮藏】密封，置阴凉处。

健脾消食丸

【处方】白术（炒）、草豆蔻、木香、枳实（炒）、鸡内金（醋炙）、槟榔（炒焦）、荸荠粉。

【功能与主治】健脾，消食，化积。用于小儿脾胃不健引起的乳食停滞，脘腹胀满，食欲不振，面黄肌瘦，大便不调。

【用法与用量】口服。1岁以内，一次半丸；1～2岁，一次1丸；2～4岁，一次1丸半；4岁以上，一次2丸，一日2次，或遵医嘱。

【禁忌】

1．忌食生冷、油腻、辛辣、厚味以及滋补性食物。

2．泄泻的患儿不宜服用本药。

3．小儿积滞同时患有感冒、支气管炎、肺炎、风疹、麻疹、水痘、猩红热等疾病时不宜服用本药。

【注意事项】

1．本药虽然具有补虚与消食导滞的双重疗效，但是对于脾虚夹积证中大便不干者，或大便稀溏者应慎用。

2．本药用于治疗小儿积滞反复感冒者、小儿厌食症腹胀者、小儿腹痛便秘者时，最好在医师指导下使用。

【规格】每丸重3g。

【贮藏】密封。

健脾康儿片

【处方】人参、白术（麸炒）、茯苓、甘草、使君子肉（炒）、鸡内金（醋制）、山楂（炒）、山药（炒）、陈皮、黄连、木香。

【功能与主治】健脾养胃，消食止泻。主要用于脾虚胃肠不和，饮食不节引起的腹胀便泻，面黄肌瘦，食少倦怠，小便短少。

【用法与用量】口服。周岁以内，一次1～2片；1～3岁，一次2～4片；3岁以上，一次5～6片，一日2次。

【禁忌】

1．忌食油腻、辛辣、厚味以及滋补性食物。

2．疳证同时患有感冒、支气管炎、肺炎、风疹、麻疹、水痘、猩红热等疾病时不宜服用本药。

3．干疳证患儿不宜服用本药。

4．脾虚泻与脾肾阳虚泻的患儿不宜服用本药。

【注意事项】

1．宜在饭后30分钟，待胃中食物消化一段时间后再服。

2．本药不宜空腹服用。

3．脾虚重的疳证患儿使用本药应慎重。

【规格】每片重0.2g。

【贮藏】密闭，防潮。

消食健儿糖浆（冲剂）

【处方】南沙参、白术、山药、谷芽、麦芽、九香虫。

【功能与主治】健脾消食。用于小儿慢性腹泻,食欲不振及营养不良等症。

【用法与用量】

糖浆:口服。3岁以下,一次5ml;3岁以上,一次10ml,一日3次。

冲剂:热开水冲服。3岁以下,一次半袋;3岁以上,一次1袋,一日3次。

【注意事项】

1. 伴感冒发热,表证未解者慎用。
2. 脾胃虚弱,体质虚弱者慎用。
3. 服药期间忌食生冷、油腻、不易消化的食物。

【规格】

糖浆:每瓶装(1)60ml,(2)120ml。

冲剂:每袋装10g。

【贮藏】密封,置阴凉处。

(二)疳积常用中成药品种

肥儿散

【处方】白术(麸炒)、山药、茯苓、甘草(蜜炙)、鸡内金(醋炙)、南山楂。

【功能与主治】健脾,消食,化积。主要用于脾胃不和引起的脾虚泄泻,消化不良,面黄肌瘦,疳积腹胀。

【用法与用量】口服。一次0.5~1g,一日3次;周岁以内小儿酌减。

【禁忌】

1．忌食生冷、油腻、辛辣、厚味以及滋补性食物。

2．单纯吃多了的积滞患儿不宜服用本药。

3．疳证同时患有感冒、支气管炎、肺炎、风疹、麻疹、水痘、猩红热等疾病时不宜服用本药。

4．干疳证不宜服用本药。

【注意事项】

1．宜在饭后30分钟，待胃中食物消化一段时间后再服。

2．使用本药治疗小儿积滞中脾虚夹积证时，要注意其脾虚的程度。若脾虚严重者，应在医生指导下使用。

3．疳气证若脾虚之象不明显者，应慎用。因方中有补益之药，防止上火。

4．单纯脾虚泄泻或脾肾阳虚患儿，如果伴有食积需要服用本药时，最好在医师指导下应用。

【规格】每袋装1g。

【贮藏】密封。

肥儿丸

【处方】肉豆蔻、木香、六神曲（炒）、麦芽（炒）、胡黄连、槟榔、使君子仁。

【功能与主治】益气健脾，消疳化积。主治小儿脾胃虚弱之疳积，症见不思饮食，面黄肌瘦，精神困倦。

【用法与用量】口服。一次1～2丸，一日1～2次；3岁以内小儿酌减。

【禁忌】忌生冷、油腻。

【规格】每丸重 3g。

【贮藏】密封。

肥儿宝冲剂（小儿疳积冲剂）

【处方】稻芽、广山楂、甘草、鸡内金、夜明砂、叶不珠、山药（炒）、茯苓、海螵蛸、党参、莲子、使君子。

【功能与主治】利湿消积，驱虫助食，健脾益气。用于小儿疳积，暑热腹泻，纳呆自汗，烦躁失眠。

【用法与用量】开水冲服或嚼服。5 岁以下，一次 5g；5 岁以上，一次 10g，一日 2 次。

【禁忌】糖尿病患儿禁服。

【注意事项】

1. 忌食生冷、油腻及不易消化食物。

2. 婴儿应在医师指导下服用。

3. 感冒时不宜服用。

4. 长期厌食，体弱消瘦者，应去医院就诊。

5. 患儿如自汗多、夜寐易惊、睡少等应注意是否为佝偻病，以免延误治疗。

6. 对本品过敏者禁用，过敏体质者慎用。

【规格】每袋重 10g。

【贮藏】密闭，防潮。

【临床报道】梁氏等[1]临床治疗小儿疳积疾病 340 例，服药 7 天为一个疗程，结果显效 125 例，有效 191 例，总有效率为 93%。结论：本品对小儿食欲不振，睡眠不佳，腹泻呕吐，自汗等症有较显著的效果。

【参考文献】

[1] 梁永平，李锐鎏. 小儿疳积冲剂 340 例临床疗效观察 [J]. 中成药，1989，5：25.

肥儿疳积颗粒

【处方】 使君子（炒，去壳）、莲子、芡实、牵牛子（炒）、茯苓、苍术（炒）、鸡内金（炒）、乌梅（炒）、车前子、薏苡仁（炒）、苦楝皮、槟榔（炒）、白芍（酒炙）、芜荑、水红花子、山药（炒）、麦芽、蓝花参、雷丸（炒）、甘草、白术、百部。

【功能与主治】 健脾和胃，平肝杀虫。用于脾弱肝滞，面黄肌瘦，消化不良。

【用法与用量】 口服。一次 5～10g，一日 2 次，开水冲服。

【禁忌】 糖尿病患儿禁服；感冒者不宜用；忌食辛辣、生冷、油腻食物。

【注意事项】

1. 婴儿应遵医嘱服用。

2. 用药后如有不良反应，应立即停服。

3. 长期厌食、体弱消瘦及腹胀重、腹泻次数增多者应去医院就诊。

4. 服驱虫药前，应先作大便常规检查，避免盲目驱虫。

5. 本品不宜长期服用。

6. 对本品过敏者禁用，过敏体质者慎用。

【规格】 每袋装 10g。

【贮藏】 密封。

健儿疳积散

【处方】使君子肉、雷丸、苦楝皮、榧子、海螵蛸、小茴香、莲子、徐长卿、炉甘石（煅，水飞）、鸡内金。

【功能与主治】驱蛔虫，消积健脾。用于小儿疳积，消化不良，脾胃虚弱。

【用法与用量】温开水调服。1岁以下，一次0.5袋；1岁以上，一次1袋，一日2次。

【注意事项】本品不能长期服用。

【规格】每袋装1.5g。

【贮藏】密闭，防潮。

小儿疳积糖

【处方】葫芦茶、独脚金、槟榔、苦楝皮。

【功能与主治】健胃消食，去积驱虫。用于小儿疳积，消瘦烦躁，食欲不振，夜寐不宁，腹胀呕吐。

【用法与用量】开水冲服。2～4岁，一次1/2袋；5岁以上，一次1～$1\frac{1}{2}$袋，一日2次，清晨和临睡前服。

【禁忌】糖尿病患儿禁服。

【注意事项】

1. 忌食生冷、油腻及不易消化食物。

2. 婴儿应在医师指导下服用。

3. 患儿如呕吐腹胀较重，或长期厌食，体弱消瘦者应到医院就诊。

4. 对本品过敏者禁用，过敏体质者慎用。

【规格】每袋装10g。

【贮藏】密封,防潮。

小儿香橘丸

【处方】茯苓、苍术(炒)、白术(炒)、橘皮、香附(炙)、山药、法半夏、白扁豆、薏米(炒)、莲肉、枳实(炒)、厚朴(炙)、山楂、神曲(炒)、麦芽(炒)、砂仁、泽泻、甘草、木香。

【功能与主治】理脾止泻,健胃消食。用于小儿肠胃虚弱,消化不良,胃口不开,慢性肠胃炎,以及小儿脾胃衰弱,吐泻,久泻,久痢,大小便不分等症。

【用法与用量】温开水送服。一次1丸,一日2次;周岁以内小儿酌减。

【禁忌】忌食生冷、油腻食物。便秘者勿服。

【规格】每丸重5g。

【贮藏】密封,防潮。

儿滞灵冲剂

【处方】小槐花、广山楂、茯苓、槟榔。

【功能与主治】消食健脾,清热导滞。用于小儿食积,纳差,腹胀、腹痛、泻下、发热,精神怠倦,消瘦,面黄,毛发枯焦等,以及小儿单纯性消化不良具有上述证候者。

【用法与用量】开水冲服。1~3岁,一次1块;4~6岁,一次1.5块,一日2~3次。

【注意事项】本品以消食导滞为主,兼顾补益脾胃,若脾胃虚弱明显须加强健脾药物。

【规格】块状冲剂,每块重7g(相当于总药材11g)。

【贮藏】密闭,防潮。

儿童清热导滞丸

【处方】鸡内金(醋制)、山楂(焦)、六神曲(焦)、麦牙(焦)、槟榔(焦)、半夏(制)、青皮(醋制)、莪术(醋制)、厚朴(姜制)、枳实、榧子、使君子(仁)、苦楝皮、知母、青蒿、薄荷、胡黄连、黄芩(酒制)、车前子(盐制)、钩藤。

【功能与主治】健胃导滞,消积化虫。主要用于小儿蓄乳停食引起的胸膈满闷,积聚痞块,虫积腹痛,面黄肌瘦,消化不良,烦躁口渴,不思饮食等证候。

【用法与用量】口服。一次1丸,一日3次;周岁以内小儿酌减。

【禁忌】

1. 忌食生冷、油腻、辛辣、厚味以及滋补性食物。

2. 本药具有强大的驱邪功效,因此体质虚弱的患儿,不宜服用本药。

3. 脾虚泄泻的患儿不宜服用本药。

4. 疳证同时患有感冒、支气管炎、肺炎、风疹、麻疹、水痘、猩红热等疾病时不宜服用本药。

5. 干疳证不宜服用本药。

【注意事项】

1. 宜在饭后30分钟,待胃中食物消化一段时间后再服。

2. 不宜空腹服用。

3. 脾虚重的疳证患儿使用本药应慎重,防其消食导滞进一步损伤脾胃。

【规格】每丸重 3g。

【贮藏】密闭,防潮。

清热导滞散

【处方】大黄、牵牛子(炒)、黄连、天竺黄、琥珀、人参。

【功能与主治】清热镇惊,导滞通便。主要用于小儿食积腹胀,大便秘结,五心烦热,睡眠不宁。

【用法与用量】白糖水或温开水冲服。一次1袋,一日1次;周岁以内小儿酌减。

【禁忌】

1．忌食生冷、油腻、辛辣、厚味以及难消化的滋补性食物。

2．体质虚弱的患儿,不宜服用本药。

3．食积泄泻的患儿慎用本药,必要时可在医师指导下使用。

4．其它证型的泄泻患儿忌服本药。

5．疳证同时患有感冒、支气管炎、肺炎、风疹、麻疹、水痘、猩红热等疾病时不宜服用本药。

6．干疳证患儿不宜服用本药。

【注意事项】

1．宜在饭后30分钟,待胃中食物消化一段时间后再服。

2．不宜饭前空腹服用。

3．脾虚夹积证患儿,若脾虚重应慎用本药。

4．感冒夹滞者使用本药时,应在医师指导下使用。

【规格】每袋装 0.18g。

【贮藏】密闭,置阴凉干燥处。

烂积丸

【处方】 三棱（麸炒）、莪术（醋炙）、青皮（醋炙）、陈皮、枳实、槟榔、牵牛子（炒）、大黄、山楂（炒）。

【功能与主治】 消积，化滞，驱虫。主要用于脾胃不和引起的食滞积聚，胸满，痞闷，腹胀坚硬，嘈杂吐酸，虫积腹痛，大便秘结。

【用法与用量】 口服。一次6g，一日2次；小儿酌减。

【禁忌】

1．忌食生冷、油腻、辛辣、厚味以及难消化的滋补性食物。

2．体质虚弱的患儿，不宜服用本药。

3．食积泄泻的患儿慎用本药，必要时可在医师指导下使用。

4．其它证型的泄泻患儿忌服本药。

5．疳证同时患有感冒、支气管炎、肺炎、风疹、麻疹、水痘、猩红热等疾病时不宜服用本药。

6．干疳证患儿不宜服用本药。

【注意事项】

1．宜在饭后30分钟，待胃中食物消化一段时间后再服。

2．不宜饭前空腹服用。

3．脾虚重的疳积患儿使用本药应慎重。

4．感冒夹滞者使用本药时，应在医师指导下使用。

【规格】 每100粒重3g。

【贮藏】 密闭，防潮。

清胃保安丸

【处方】 六神曲（麸炒）、山楂（炒）、麦牙（炒）、槟榔、砂仁、白术（麸炒）、茯苓、甘草、陈皮、青皮（醋炙）、厚朴（姜炙）、枳壳（去瓤麸炒）、枳实、白酒曲。

【功能与主治】 消食化滞，和胃止呕。主要用于小儿停食停乳，肚腹胀满，呕吐，心烦，口渴，不思饮食。

【用法与用量】 口服。一次1丸，一日2次。

【禁忌】

1. 忌食生冷、油腻、辛辣、厚味以及难消化的滋补性食物。
2. 体质虚弱的患儿，不宜服用本药。
3. 脾肾阳虚泄泻的患儿忌服本药。
4. 疳证同时患有感冒、支气管炎、肺炎、风疹、麻疹、水痘、猩红热等疾病时不宜服用本药。
5. 干疳证不宜服用本药。

【注意事项】

1. 宜在饭后30分钟，待胃中食物消化一段时间后再服。
2. 不宜空腹服用。
3. 脾虚夹积证脾虚明显者，应在医师指导下使用。

【规格】 每丸重3g。

【贮藏】 密闭，防潮。

健脾消食丸

【处方】 白术（炒）、枳实（炒）、鸡内金（醋炙）、槟榔（炒焦）、草豆蔻、木香、荸荠粉。

【功能与主治】健脾,消食,化积。用于小儿脾胃不健引起的乳食停滞,脘腹胀满,食欲不振,面黄肌瘦,大便不调。

【用法与用量】口服。规格(1)水蜜丸,1岁以内,一次1g;1~2岁,一次2g;2~4岁,一次3g;4岁以上小儿,一次4g,一日2次。规格(2)大蜜丸,1岁以内,一次半丸;1~2岁,一次1丸;2~4岁,一次1丸半;4岁以上,一次2丸;一日2次,或遵医嘱。

【注意事项】

1. 忌食生冷、油腻食物。
2. 脾胃虚弱,食积不化,大便稀溏者不宜服用。
3. 对本品过敏者禁用,过敏体质者慎用。

【规格】(1)每100粒重10g,(2)每丸重3g。

【贮藏】密封。

小儿消食片

【处方】鸡内金(炒)、山楂、六神曲(炒)、麦芽(炒)、槟榔、陈皮。

【功能与主治】消食化滞,健脾和胃。用于脾胃不和,消化不良,食欲不振,便秘,食滞,疳积。

【用法与用量】口服。1~3岁,一次2~4片;3~7岁,一次4~6片;7岁以上,一次6~8片,一日3次。

【禁忌】脾胃虚弱,大便溏薄与无食积气滞者忌用。

【注意事项】

1. 脾虚泄泻,大便溏薄,次数多者应慎用或不用。
2. 忌食生冷、辛辣食物。

【规格】每片重 0.3g。

【贮藏】密闭，防潮。

健儿清解液

【处方】金银花、菊花、连翘、山楂、苦杏仁、陈皮。

【功能与主治】清热解毒，祛痰止咳，消滞和中。用于口腔糜烂，咳嗽咽痛，食欲不振，脘腹胀满等症；亦用于小儿咳喘。

【用法与用量】口服。婴儿一次 4ml；5 岁以内，一次 8ml；6 岁以上开始酌加，一次 10～15ml，一日 3 次。

【注意事项】

1. 忌食生冷、辛辣食物。
2. 服本药时不宜同时服用滋补性中成药。
3. 脾胃虚弱、大便次数多者慎用。
4. 6 岁以上儿童可在医师指导下加量服用。

【规格】每支装 10ml。

【贮藏】遮光，密封保存。

健儿消食口服液

【处方】炙黄芪、白术（麸炒）、麦冬、陈皮、莱菔子（炒）、山楂（炒）、黄芩。

【功能与主治】健脾益胃，理气消食。用于小儿饮食不节，损伤脾胃引起的纳呆食少，脘胀腹满，手足心热，自汗乏力，大便不调，以至厌食、恶食。

【用法与用量】口服。3 岁以内，一次 0.5～1 支；3 岁以上，一次 1～2 支，一日 2 次，用时摇匀。

【注意事项】

1．患儿平时应少食巧克力及带颜色的饮料和油腻厚味等不易消化的食品。

2．过敏体质者慎用。

【规格】 每支装 10ml。

【贮藏】 密封，置阴凉处。

贴积膏

【处方】 鸡内金、牵牛子、阿魏等药组成。

【功能与主治】 消积化痞。用于脾胃虚弱，宿食停滞引起的食积，乳积，腹大青筋，面黄肌瘦，嗜食异物，二便不调。

【用法与用量】 加温软化，贴于脐腹上，一日1贴。

【禁忌】

1．忌食生冷、油腻、辛辣、厚味，以及滋补性食物。

2．皮肤病患儿忌用。

3．有脐炎或局部有皮肤损伤患儿忌用。

4．小儿积滞同时患有感冒者忌用。

5．患有风疹、麻疹、水痘、猩红热等出疹性疾患时忌用。

【注意事项】 用于小儿皮肤嫩薄，年龄小的患儿，贴敷时间不宜过长，一般不超过4小时。

【规格】 本品为摊于布上的黑膏药，每张净重（1）9g，（2）12g。

【贮藏】 密封，置阴凉干燥处。

（三）干疳常用中成药品种

八珍丸（胶囊、颗粒）

【处方】 党参、茯苓、白术（麸炒）、熟地黄、白芍、当归、川芎、甘草。

【功能与主治】 补气益血。用于气血两虚，症见面色萎黄，食欲不振，四肢乏力，月经过多。

【用法与用量】

丸剂：口服。水蜜丸一次 6g，大蜜丸一次 1 丸，一日 2 次。

胶囊：口服。一次 3 粒，一日 2 次。

颗粒剂：开水冲服。一次 1 袋，一日 2 次。儿童用量酌减，或遵医嘱。

【注意事项】

1．忌不易消化食物。

2．感冒发热患儿不宜服用。

3．有高血压、心脏病、肝病、糖尿病、肾病等慢性病严重者应在医师指导下服用。

4．服药 4 周症状无缓解，应去医院就诊。

5．对本品过敏者禁用，过敏体质者慎用。

【规格】

丸剂：大蜜丸，每丸重 9g。

胶囊：每粒装 0.4g。

颗粒剂：每袋装 3.5g。

【贮藏】 密闭，置阴凉干燥处。

【临床报道】张氏等[1]采用病证结合方式,临床以八珍胶囊治疗气血两虚证 102 例,并与八珍丸治疗的 51 例对照观察。结果八珍胶囊组总有效率为 93.1%,心电图总有效率为 62.9%,优于八珍丸组(P 值均 < 0.05),升高 Hb 上也有一定优势。实验研究表明,八珍胶囊可对抗 CY 对小鼠的免疫抑制作用,促进失血性血虚大鼠 RBC 及 Hb 恢复,对抗垂体后叶素所致大鼠急性心肌缺血,增加离体豚鼠心脏冠脉流量及心肌收缩力,其中,在免疫调节上同剂量八珍胶囊组优于同剂量八珍丸组($P < 0.05$)。

【参考文献】

[1] 张璧姿,左红,姜友平,等.八珍胶囊治疗气血两虚证 102 例临床与实验研究[J].湖南中医杂志,1994,2:8-10.

稚儿灵颗粒(冲剂)

【处方】党参、太子参、南沙参、地黄、制何首乌、白术(麸炒)、当归、白芍(麸炒)、黑大豆、木香、白扁豆、山药、仙鹤草、功劳叶、茯苓、五味子(制)、石菖蒲、浮小麦、甘草(蜜炙)、牡蛎(煅)、陈皮、远志(制)、大枣。

【功能与主治】益气健脾,补脑强身。用于小儿厌食,面黄体弱,夜寝不宁,睡后盗汗等症。

【用法与用量】开水冲服。一次 9~15g,一日 2 次。

【注意事项】

1. 伴感冒发热,表证未解者慎用。
2. 服药期间忌食生冷、油腻、不易消化的食物。

【规格】每袋装 10g。

【贮藏】密封。

健脾补血冲剂(颗粒)

【处方】 党参、茯苓、皂矾、神曲茶、黑豆(炒)、甘草、陈皮、白术。

【功能与主治】 补血,益气,健脾和胃,消积。用于脾虚血少所致的面黄肌瘦,食少体倦等症,以及营养性、缺铁性贫血及继发性、失血性贫血。

【用法与用量】 口服。2岁以下,一次0.5g;2~5岁,一次1g;6~10岁,一次1.5g;11~14岁,一次2g;15岁以上,一次3g,一日3次。

【注意事项】

1. 忌辛辣、生冷、油腻食物。

2. 感冒发热患儿不宜服用。

3. 本品宜饭后服用。

4. 高血压、心脏病、肝病、糖尿病、肾病等慢性病患儿应在医师指导下服用。

5. 对本品过敏者禁用,过敏体质者慎用。

【规格】 每瓶装3g。

【贮藏】 密封。

健脾八珍糕

【处方】 党参(炒)、白术(炒)、茯苓、白扁豆(炒)、薏苡仁(炒)、山药(炒)、芡实(炒)、莲子、陈皮,辅料为大米、蔗糖、麻油。

【功能与主治】 补中益气,开胃健脾,肥儿消疳。用于小儿及病后脾胃虚弱,消化不良,面色萎黄,腹胀便溏。

【用法与用量】 口服。每日早晚饭前热水化开炖服,亦可干服。一次3~4块,婴儿一次1~2块,或遵医嘱。

【禁忌】 服药期间忌食辛辣刺激之品。

【规格】 每块重8.3g。

【贮藏】 密闭,置干燥处,防蛀。

十全大补丸(颗粒、膏)

【处方】 党参、白术(炒)、茯苓、炙甘草、当归、川芎、白芍(酒炒)、熟地黄、炙黄芪、肉桂。

【功能与主治】 温补气血。用于气血两虚,面色苍白,气短心悸,头晕自汗,体倦乏力,四肢不温,月经量多。

【用法与用量】

丸剂:口服。水蜜丸一次6g,大蜜丸一次1丸,一日2~3次。

颗粒剂:开水冲服。一次1袋(半袋),一日2次。或用本品2袋(1袋)加白酒250ml化服,一次10~20ml,一日2次。

膏剂:温开水冲服。一次10~15g,一日2次。儿童酌减,或遵医嘱。

【注意事项】

1. 忌食生冷、油腻食物。

2. 外感风寒、风热,实热内盛者不宜服用。

3. 不宜和感冒类药同时服用。

4. 服本药时不宜同时服用藜芦、赤石脂或其制剂。

5. 身体壮实不虚者忌服。

6. 本品中有肉桂,属温热药,因此有实热者忌用。

7. 本品宜饭前服用或进食同时服。

8. 服药期间出现口干、便干、舌红、苔黄等症应去医院就诊。

【规格】

丸剂：水蜜丸每10丸重0.6g，大蜜丸每丸重9g。

颗粒剂：每袋装（1）15g，（2）30g。

膏剂：每瓶装240g。

【贮藏】 密封。

【药理毒理】 十全大补颗粒液及十全大补丸液能明显增加失血性大鼠的Hb、RBC，能明显增加环磷酸胺所致小鼠WBC的减少，这表明与其补血作用有关；十全大补颗粒液及十全大补丸液能增加饥饿小鼠的肝糖原含量，表明此药对基础代谢有明显的作用；同时本药物能延长小鼠的耐缺氧时间与游泳时间，表明有一定的补气作用及抗应激能力作用。本实验中，十全大补颗粒液中剂量组与十全大补丸剂的剂量相等，药物作用也相同。证明剂型的改变不影响药物的疗效[1]。

【参考文献】

[1] 樊湘红，陈利萍，王实强. 十全大补颗粒剂的药理研究[J]. 湖南中医杂志，1994，2：49-50.

（四）眼疖常用中成药品种

杞菊地黄丸（胶囊、片）

【处方】 枸杞子、菊花、熟地黄、山茱萸（制）、牡丹皮、山药、茯苓、泽泻，辅料为蜂蜜。

【功能与主治】 滋阴益肾，养肝明目。用于肝肾阴亏，眩晕耳鸣，羞明畏光，迎风流泪，视物昏花。

【用法与用量】

丸剂：口服。规格（1）大蜜丸，一次1丸，一日2次；规格（2）浓缩丸，一次8丸，一日3次；规格（3）水蜜丸，一次6g，一日2次；规格（4）、（6）小蜜丸，一次9g，一日2次；规格（5）小蜜丸，一次6g，一日2次。

胶囊：口服。一次5～6粒，一日3次。

片剂：口服。一次3～4片，一日3次。

【注意事项】

1．忌不易消化食物。

2．感冒发热患儿不宜服用。

3．有高血压、心脏病、肝病、糖尿病、肾病等慢性病严重者应在医师指导下服用。

4．服药4周症状无缓解，应去医院就诊。

5．对本品过敏者禁用，过敏体质者慎用。

【规格】

丸剂：(1) 每丸重9g，(2) 每8丸相当于原药材3g，(3) 每袋装6g，(4) 每袋装9g，(5) 每瓶装60g，(6) 每瓶装120g。

胶囊：每粒装0.3g。

片剂：片芯重0.3g。

【贮藏】 密封。

石斛夜光丸（颗粒）

【处方】 天冬、麦冬、生地黄、熟地黄、新罗参、白茯苓、干山药、枸杞子、牛膝、金钗石斛、草决明、杏仁、甘菊、菟丝子、羚羊角、肉苁蓉、五味子、防风、甘草、沙苑蒺藜、黄连、枳壳、川芎、生乌犀、青葙子。

【功能与主治】 滋阴补肾，清肝明目。用于肝肾两亏，阴虚火旺，内障目暗，视物昏花。

【用法与用量】

丸剂：口服。水蜜丸一次6g，小蜜丸一次9g，大蜜丸一次1丸，一日2次。

颗粒剂：开水冲服。一次2.5g，一日2次。

【注意事项】

1．忌辛辣刺激性食物。

2．有高血压、心脏病、肝病、糖尿病、肾病等慢性病严重者应在医师指导下服用。

3．脾虚便溏者应在医师指导下服用。

4．石斛夜光丸适用于早期圆翳内障。

5．服药2周症状无缓解，应去医院就诊。

6．对本品过敏者禁用，过敏体质者慎用。

【规格】

丸剂：水蜜丸每袋装6g，小蜜丸每瓶装27g，大蜜丸每丸重9g。

颗粒剂：每袋装2.5g。

【贮藏】 密封。

（五）口疮常用中成药品种

蒲地蓝消炎口服液

【处方】 蒲公英、地丁、板蓝根、黄芩。

【功能与主治】 清热解毒，抗炎消肿。用于疖肿、腮腺炎、咽炎、扁桃体炎等。

【用法与用量】 口服。一次 10ml，一日 3 次；小儿酌减。如有沉淀，摇匀后服用。

【禁忌】 对本药品过敏者禁用。

【规格】 每支 10ml。

【贮藏】 密封，置阴凉处。

导赤丸

【处方】 连翘、黄连、栀子（姜炒）、木通、玄参、天花粉、赤芍、大黄、黄芩、滑石。

【功能与主治】 清热泻火，利尿通便。用于口舌生疮，咽喉疼痛，心胸烦热，小便短赤，大便秘结。

【用法与用量】 口服。一次 1 丸，一日 2 次；周岁以内小儿酌减。

【注意事项】

1．忌辛辣食物。

2．不宜在服药期间同时服用滋补性中药。

3．高血压、心脏病、肝病、糖尿病、肾病等慢性病严重者应在医师指导下服用。

4．服药后大便次数增多且不成形者，应酌情减量。

5．扁桃体有化脓或发热体温超过 38.5℃ 的患儿应去医院就诊。

【规格】 每丸重 3g。

【贮藏】 密封，防潮。

儿童清热导滞丸

【处方】 鸡内金（醋制）、山楂（焦）、六神曲（焦）、麦芽（焦）、槟榔（焦）、半夏（制）、青皮（醋制）、莪术（醋制）、厚朴（姜制）、枳实、榧子、使君子（仁）、苦楝皮、知母、青蒿、薄荷、胡黄连、黄芩（酒制）、车前子（盐制）、钩藤。

【功能与主治】 健胃导滞，消积化虫。主要用于小儿蓄乳停食引起之胸膈满闷，积聚痞块，虫积腹痛，面黄肌瘦，消化不良，烦躁口渴，不思饮食等证候。

【用法与用量】 口服。一次1丸，一日3次；周岁以内小儿酌减。

【禁忌】

1．忌食生冷、油腻、辛辣、厚味以及滋补性食物。

2．本药具有强大的驱邪之功效，因此体质虚弱的患儿，不宜服用本药。

3．脾虚泄泻的患儿不宜服用本药。

4．疳证同时患有感冒、支气管炎、肺炎、风疹、麻疹、水痘、猩红热等疾病时不宜服用本药。

5．干疳证不宜服用本药。

【注意事项】

1．宜在饭后30分钟，待胃中食物消化一段时间后再服药。

2．不宜空腹服用。

3．脾虚重的疳证患儿使用本药应慎重，防其消食导滞进一步损伤脾胃。

【规格】 每丸重3g。

【贮藏】密封,防潮。

(六)疳肿胀常用中成药品种

五苓散(片、胶囊)

【处方】猪苓、茯苓、泽泻、桂枝、白术。

【功能与主治】温阳化气,利湿行水。用于阳不化气,水湿内停所致的水肿,症见小便不利,水肿腹胀,呕逆泄泻,渴不思饮。

【用法与用量】

散剂:口服。一次6～9g,一日2次。

片剂:口服。一次4～5片,一日3次。

胶囊:口服。一次3粒,一日2次。

【规格】

散剂:每袋装(1)6g,(2)9g。

片剂:每片0.35g。

胶囊:每粒0.45g。

【贮藏】密封。

【药理毒理】相关临床研究和动物实验都证实该方具有较全面的保护肾作用。

韩氏等[1]通过五苓散对阿霉素型肾病综合征大鼠治疗作用的实验研究发现,五苓散提取液具有消除水肿、降低尿蛋白、降血脂、提高血清白蛋白以及减轻肾脏损害的作用,与强的松联合用药有协同作用。何氏等[2]通过实验研究发现,五苓散含药血清可以抑制内皮素刺激下体外培养的大鼠系膜细胞的增生及纤维连接蛋白(FN)、层粘连蛋白(LN)和Ⅳ型胶原(ColⅣ)的分泌。从而得出结论：系膜细胞是五苓散治疗肾病的重要靶细胞，五苓散可以拮抗内皮素对系膜细胞的作用，这是其发挥对肾脏的保护机理之一。

【临床报道】 以五苓散为基本方，根据患儿体质状况灵活化裁，1剂/d，疗程5~10d。结果五苓散治疗特发性水肿总有效率95%。结论五苓散治疗特发性水肿疗效显著，具有复发少、水肿反弹性低的特点[3]。

【参考文献】

[1] 韩宇萍,王宁生,宓穗卿.五苓散对阿霉素型肾病综合征大鼠治疗作用的实验研究[J].中药新药与临床药理,2003,4:3-7.

[2] 何岚,陈朝晖,徐月红,等.五苓散含药血清对大鼠系膜细胞增殖性及细胞外基质的影响[J].中药材,2006,8:69-70.

[3] 谭华儒,朱奎华,李良明.五苓散治疗特发性水肿60例临床观察[J].时珍国医国药,2008,9:238-239.

附二

治疗营养不良的常用中成药简表

证型	药物名称	功能	主治病证	用法用量	备注
疳气	启脾丸（口服液）	健脾和胃	用于脾胃虚弱，消化不良，腹胀便溏。	丸剂：口服。一次1丸，一日2~3次；3岁以内小儿酌减。口服液：口服。一次10ml，一日2~3次；3岁以内儿童酌减。	药典

续表

证型	药物名称	功能	主治病证	用法用量	备注
疳气	健儿膏	健脾益气，和胃调中。	用于小儿脾胃虚弱，运化乏力所致的面黄肌瘦，厌食纳呆，大便不调，身体虚弱，发育迟缓，自汗盗汗，贫血脉弱等营养不良诸症。	口服。一次10~15g，一日2次。	
	参苓白术散（丸、颗粒）	补脾胃，益肺气。	用于脾胃虚弱，食少便溏，气短咳嗽，肢倦乏力。	散剂：口服。一次6~9g，一日2~3次。丸剂：口服。一次6g，一日3次。颗粒剂：口服。一次6g，一日3次。	药典，基药，医保
	参苓健儿膏	健脾和胃。	用于小儿脾胃虚弱，食少便溏，自汗，盗汗。	口服。1~2岁小儿，一次8ml；3~6岁，一次15ml；7~12岁，一次23ml，一日2~3次。	
	小儿参术健脾丸	开胃，健脾，止泻。	用于小儿脾胃虚弱，消化不良，面黄肌瘦，精神不振。	口服。一次1丸，一日2次，3岁以下小儿酌减。	药典，医保
	儿康宁糖浆	益气健脾，消食开胃。	用于脾胃气虚所致的厌食，症见食欲不振，消化不良，面黄肌瘦，大便稀溏。	口服。一次10ml，一日3次，20~30日为一疗程。	药典
	乐儿康糖浆	益气健脾，和中开胃。	用于小儿食欲不振，营养不良等症。	口服。1~2岁，一次5ml；2岁以上，一次10ml，一日2~3次。	药典

续表

证型	药物名称	功能	主治病证	用法用量	备注
疳气	健脾消食丸	健脾，消食，化积。	用于小儿脾胃不健引起的乳食停滞，脘腹胀满，食欲不振，面黄肌瘦，大便不调。	口服。1岁以内，一次半丸；1～2岁，一次1丸；2～4岁，一次1丸半；4岁以上，一次2丸，一日2次，或遵医嘱。	药典
	健脾康儿片	健脾养胃，消食止泻。	用于脾虚胃肠不和，饮食不节引起的腹胀便泻，面黄肌瘦，食少倦怠，小便短少。	口服。周岁以内，一次1～2片；1～3岁，一次2～4片；3岁以上，一次5～6片，一日2次。	
	消食健儿糖浆（冲剂）	健脾消食。	用于小儿慢性腹泻，食欲不振及营养不良等症。	糖浆：口服。3岁以下，一次5ml；3岁以上，一次10ml，一日3次。冲剂：热开水冲服。3岁以下，一次半袋；3岁以上，一次1袋，一日3次。	
疳积	肥儿散	健脾，消食，化积。	用于脾胃不和引起的脾虚泄泻，消化不良，面黄肌瘦，疳积腹胀。	口服。一次0.5～1g，一日3次；周岁以内小儿酌减。	
	肥儿丸	益气健脾，消疳化积。	主治小儿脾胃虚弱之疳积，症见不思饮食，面黄肌瘦，精神困倦。	丸剂：口服。一次1～2丸，一日1～2次；3岁以内小儿酌减。	药典
	肥儿宝冲剂（小儿疳积冲剂）	利湿消积，驱虫助食，健脾益气。	用于小儿疳积，暑热腹泻，纳呆自汗，烦躁失眠。	开水冲服或嚼服。5岁以下，一次5g；5岁以上，一次10g，一日2次。	

续表

证型	药物名称	功能	主治病证	用法用量	备注
疳积	肥儿疳积颗粒	健脾和胃,平肝杀虫。	用于脾弱肝滞,面黄肌瘦,消化不良。	口服。一次5~10g,一日2次。开水冲服。	医保
	健儿疳积散	驱蛔虫,消积健脾。	用于小儿疳积,消化不良,脾胃虚弱。	温开水调服。1岁以下,一次0.5袋;1岁以上,一次1袋,一日2次。	药典
	小儿疳积糖	健胃消食,去积驱虫。	用于小儿疳积,消瘦烦躁,食欲不振,夜睡不宁,腹胀呕吐。	清晨和临睡前用开水冲服。2~4岁,一次1/2袋;5岁以上,1~1½袋,一日2次。	
	小儿香橘丸	理脾止泄,健胃消食。	用于小儿肠胃虚弱,消化不良,胃口不开,慢性肠胃炎;小儿脾胃衰弱,吐泻,久泻,久痢,大小便不分。	温开水送服。一次1丸,一日2次;周岁以内小儿酌减。	
	儿滞灵冲剂	消食健脾,清热导滞。	用于小儿食积、纳差、腹胀、腹痛、泻下、发热、精神怠倦、消瘦、面黄、毛发枯焦等,以及小儿单纯性消化不良具有上述证候者。	开水冲服。1~3岁,一次1块;4~6岁,一次1.5块,一日2~3次。	
	儿童清热导滞丸	健胃导滞,消积化虫。	用于小儿蓄乳停食引起的胸膈满闷,积聚痞块,虫积腹痛,面黄肌瘦,消化不良,烦躁口渴,不思饮食等证候。	口服。一次1丸,一日3次;周岁以内小儿酌减。	

续表

证型	药物名称	功能	主治病证	用法用量	备注
疳积	清热导滞散	清热镇惊，导滞通便。	用于小儿食积腹胀，大便秘结，五心烦热，睡眠不宁。	白糖水或温开水冲服。一次1袋，一日1次；周岁以内小儿酌减。	
	烂积丸	消积，化滞，驱虫。	用于脾胃不和引起的食滞积聚，胸满痞闷，腹胀坚硬，嘈杂吐酸，虫积腹痛，大便秘结。	口服。一次6g，一日2次；小儿酌减。	
	清胃保安丸	消食化滞，和胃止呕。	用于小儿停食停乳，肚腹胀满，呕吐，心烦，口渴，不思饮食。	口服。一次1丸，一日2次。	
	健脾消食丸	健脾，消食，化积。	用于小儿脾胃不健引起的乳食停滞，脘腹胀满，食欲不振，面黄肌瘦，大便不调。	口服。规格（1）水蜜丸，1岁以内，一次1g；1～2岁，一次2g；2～4岁，一次3g；4岁以上小儿，一次4g，一日2次。规格（2）大蜜丸，1岁以内，一次半丸；1～2岁，一次1丸；2～4岁，一次1丸半；4岁以上，一次2丸，一日2次，或遵医嘱。	
	小儿消食片	消食化滞，健脾和胃。	用于脾胃不和，消化不良，食欲不振，便秘，食滞，疳积。	口服。1～3岁，一次2～4片；3～7岁，一次4～6片；7岁以上，一次6～8片，一日3次。	医保
	健儿清解液	清热解毒，祛痰止咳，消滞和中。	用于口腔糜烂，咳嗽咽痛，食欲不振，脘腹胀满等症；亦用于小儿咳喘。	口服。婴儿一次4ml，5岁以内一次8ml，6岁以上开始酌加，一次10～15ml，一日3次。	药典，医保
	健儿消食口服液	健脾益胃，理气消食。	用于小儿饮食不节，损伤脾胃引起的纳呆食少，脘胀腹满，手足心热，自汗乏力，大便不调，以至厌食、恶食。	口服。3岁以内，一次0.5～1支；3岁以上，一次1～2支，一日2次，用时摇匀。	医保

续表

证型	药物名称	功能	主治病证	用法用量	备注
疳积	贴积膏	消积化痞	用于脾胃虚弱，宿食停滞引起的食积，乳积，腹大青筋，面黄肌瘦，嗜食异物，二便不调。	加温软化，贴于脐腹上，一日1贴。	
干疳	八珍丸（胶囊、颗粒）	补气益血。	用于气血两虚，症见面色萎黄，食欲不振，四肢乏力，月经过多。	丸剂：口服。水蜜丸一次6g，大蜜丸一次1丸，一日2次。胶囊：口服。一次3粒，一日2次。颗粒剂：开水冲服。一次1袋，一日2次。	颗粒剂：医保
	稚儿灵颗粒（冲剂）	益气健脾，补脑强身。	用于小儿厌食，面黄体弱，夜寐不宁，睡后盗汗等症。	开水冲服。一次9~15g，一日2次。	
	健脾补血冲剂（颗粒）	补血，益气，健脾，和胃，消积。	用于脾虚血少所致的面黄肌瘦，食少体倦等症，以及营养性、缺铁性贫血及继发性、失血性贫血。	口服。2岁以下，一次0.5g；2~5岁，一次1g；6~10岁，一次1.5g；11~14岁，一次2g；15岁以上，一次3g，一日3次。	医保
	健脾八珍糕	补中益气，开胃健脾，肥儿消疳。	用于小儿及病后脾胃虚弱，消化不良，面色萎黄，腹胀便溏。	口服。每日早晚饭前热水化开炖服，亦可干服。一次3~4块，婴幼儿一次1~2块；或遵医嘱。	医保
	十全大补丸（颗粒、膏）	温补气血。	用于气血两虚，面色苍白，气短心悸，头晕自汗，体倦乏力，四肢不温，月经量多。	丸剂：口服。水蜜丸一次6g，大蜜丸一次1丸，一日2~3次。颗粒剂：开水冲服。一次1袋（半袋），一日2次。或用本品2袋（1袋）加白酒250ml化服，一次10~20ml，一日2次。膏剂：温开水冲服。一次10~15g，一日2次。儿童酌减，或遵医嘱。	丸剂：医保

续表

证型	药物名称	功能	主治病证	用法用量	备注
眼疳	杞菊地黄丸（胶囊、片）	滋阴益肾，养肝明目。	用于肝肾阴亏，眩晕耳鸣，羞明畏光，迎风流泪，视物昏花。	丸剂：口服。规格（1）大蜜丸，一次1丸，一日2次。规格（2）浓缩丸，一次8丸，一日3次。规格（3）水蜜丸，一次6g，一日2次。规格（4）、（6）小蜜丸，一次9g，一日2次。规格（5）小蜜丸，一次6g，一日2次。胶囊：口服。一次5～6粒，一日3次。片剂：口服。一次3～4片，一日3次。	药典，基药，医保
	石斛夜光丸（颗粒）	滋阴补肾，清肝明目。	用于肝肾两亏，阴虚火旺，内障目暗，视物昏花。	丸剂：口服。水蜜丸一次6g，小蜜丸一次9g，大蜜丸一次1丸，一日2次。颗粒剂：开水冲服。一次2.5g，一日2次。	丸剂：医保
口疳	蒲地蓝消炎口服液	清热解毒，抗炎消肿。	用于疖肿、腮腺炎、咽炎、扁桃体炎等。	口服。一次10ml，一日3次；小儿酌减。如有沉淀，摇匀后服用。	
	导赤丸	清热泻火，利尿通便。	用于口舌生疮，咽喉疼痛，心胸烦热，小便短赤，大便秘结。	口服。一次1丸，一日2次；周岁以内小儿酌减。	医保
	儿童清热导滞丸	健胃导滞，消积化虫。	用于小儿蓄乳停食引起之胸膈满闷，积聚痞块，虫积腹痛，面黄肌瘦，消化不良，烦躁口渴，不思饮食等症候。	口服。一次1丸，一日3次；周岁以内小儿酌减。	
疳肿胀	五苓散（片、胶囊）	温阳化气，利湿行水。	用于阳不化气，水湿内停所致的水肿，症见小便不利，水肿腹胀，呕逆泄泻，渴不思饮。	散剂：口服。一次6～9g，一日2次。片剂：口服。一次4～5片，一日3次。胶囊：口服。一次3粒，一日2次。	片剂：基药，医保 胶囊：基药，医保

惊厥

惊厥（convulsion）俗称抽筋、抽风、惊风，也称抽搐，是由脑神经功能紊乱所致的小儿急症，表现为突然的全身或局部肌群呈强直性和阵挛性抽搐，常伴有意识障碍。本病是小儿常见的急症，任何季节皆可发生，以婴幼儿多见，尤以1～5岁的小儿为多见，年龄越小，发病率越高。

惊厥常表现为阵发性四肢和面部肌肉抽动，多伴有两侧眼球上翻、凝视或斜视，神志不清。有时伴有口吐白沫或嘴角牵动，呼吸暂停，面色青紫，发作时间多在3～5分钟之内，有时反复发作，甚至呈持续状态。6岁以下儿童期惊厥的发生率约为4%～6%，较成人高10～15倍，年龄愈小发生率愈高。惊厥的频繁发作或持续状态可危及患儿生命，或可使患儿遗留严重的后遗症，影响小儿的智力发育和健康。西医学中，因高热、脑膜炎、脑炎、血钙过低、大脑发育不全、癫痫等所致的抽搐，均属此范畴。

中医学称本病为"惊风"，因其发病突然，变化迅速，证情凶险，危及小儿生命，列为中医儿科四大证之一。并将其分为急惊风和慢惊风两种。急惊风主要是由于外感风温时邪，突受惊吓，或乳食积滞、痰热内壅使得气机发生逆乱，脑窍闭塞所致；慢惊风是因为急惊风延误失治，或病后体虚，或吐泻较久，使得津血耗伤，筋脉失养而致。

热性惊厥

热性惊厥（febrile convulsion），是小儿时期较常见的中枢神经系统功能异常的紧急症状，由于绝大多数患儿是在体温突然和显著增高时发作，国内习惯使用"高热惊厥"称之。本病是婴幼儿最常见的神经系统疾病，婴幼儿多见，好发年龄为6个月～5岁，以9个月～20个月为高峰。其发病大多由各种感染性疾病引起，以上呼吸道感染最为多见。发作的典型临床表现是：意识突然丧失，多伴有双眼球上翻，凝视或斜视，面肌或四肢肌强直，痉挛或不停地抽动。发作时间可由数秒至几分钟，有时反复发作，甚至呈持续状态。严重的热性惊厥可遗留神经系统的后遗症。

热性惊厥可分为单纯性热性惊厥和复杂性热性惊厥。单纯性热性惊厥的临床表现为：仅见于6个月到3岁的婴幼儿；典型发作多在体温突然升高时，体温多在39℃～40℃以上；发作形式多为强直阵挛发作，少数为强直、阵挛或失神发作，无先兆，一般在1次发热中仅发作1次，少数可发作多次，大多在数分钟清醒，不遗留任何神经系统体征。脑电图检查：在发作1周内有20%～60%患儿脑电图可见非特异性慢波活动增多，1周后恢复正常。复杂性热性惊厥的临床表现与单纯性热性惊厥比较，低热（<38℃）也发作，持续时间较长，发作后可有神经系统异常体征，可反复发作，发作停止后7～10天脑电图仍明显异常。

现代医学临床常根据病情酌情采用吸氧、镇静、退热、止搐等进行治疗。

本病中医称为"急惊风"，是由于小儿外感时邪，易从热化，热盛生痰，热极生风，痰盛发惊，惊盛生风，则发为急惊风。

一、中医病因病机分析及常见证型

急惊风病因以外感六淫、疫毒之邪为主，偶有暴受惊恐所致。外感六淫，皆能致痉。尤以风邪、暑邪、湿热疫疠之气为主。小儿肌肤薄弱，腠理不密，极易感受时邪，由表入里，邪气嚣张而壮热；热极化火，火盛生痰，甚则入营入血，内陷心包，引动肝风，出现高热神昏、抽风惊厥、发斑吐衄，或见正不胜邪，内闭外脱。若因饮食不节，或误食污染有毒之食物，郁结肠胃，痰热内伏，壅塞不消，气机不利，郁而化火。痰火湿浊，蒙蔽心包，引动肝风，则可见高热昏厥，抽风不止，呕吐腹痛，痢下秽臭。小儿神气怯弱，元气未充，不耐意外刺激，若目触异物，耳闻巨声，或不慎跌仆，暴受惊恐，使神明受扰，肝风内动，出现惊叫惊跳，抽搐神昏。总之，急惊风的主要病机是热、痰、惊、风的相互影响，互为因果。其主要病位在心肝两经。

根据感邪及疾病的发病特点的不同，急惊风常分为风热发搐、疫邪发搐、痰热发搐、惊恐惊风等四证。

二、辨证选择中成药

1. 风热发搐

【临床表现】发热骤起，头痛身痛，咳嗽流涕，烦躁不宁，四肢拘急，目睛上视，牙关紧闭，咽红，舌红苔薄黄，脉浮数或弦数。

【辨证要点】发热，头痛，咽红，舌红苔薄黄，脉数。

【病机简析】风热之邪郁于肌表，正邪交争而发热头痛。肺气不宣则咳嗽。邪郁化热，热极生风，引动肝风则发为昏迷抽搐。

咽红，舌苔薄黄，脉浮数，均为外感风热之象。

【治法】疏风清热，熄风定惊。

【辨证选药】可选银翘解毒丸（颗粒、胶囊、软胶囊、片）合紫雪丹、儿童回春颗粒、至圣保元丸、八宝惊风散、保婴镇惊丸。

银翘解毒丸（颗粒、胶囊、软胶囊、片）组方以连翘、银花、荆芥穗、淡豆豉、薄荷等药物组成，可发挥良好的辛凉透表，清热解毒之功，宣肺止咳的作用，加之紫雪丹等，用以清热解毒、镇惊熄风、涤痰开窍。

2. 疫邪发搐

【临床表现】起病较急，高热烦渴，谵妄神昏，反复抽搐，肌肤发斑，舌质红绛，舌苔黄燥，脉弦数。

【辨证要点】起病急骤，全身症状较重。

【病机简析】感疫疠之邪，常发于春季，属春温范畴。气分热盛，故高热烦渴；邪热传入营血，肝风内动，故神识昏迷，反复抽搐，肌肤发斑；气分热炽，则舌苔黄燥，血分有热则舌质红绛。脉弦数为肝经有热，血分热盛。

【治法】清热解毒，凉肝熄风。

【辨证选药】可选黄连解毒丸合牛黄镇惊丸、牛黄抱龙丸、紫雪丹、安宫牛黄丸。

黄连解毒丸具有泻三焦之火之功效，合牛黄镇惊丸、紫雪丹或安宫牛黄丸，共奏镇惊安神、泻火解毒之功。

3. 痰热发搐

【临床表现】高热，谵妄，呕吐，腹痛，神识不清，反复惊厥，喉中痰鸣，排出的大便腥臭夹脓血，舌苔黄腻，脉滑数。

【辨证要点】高热，谵妄，喉中痰鸣，大便腥臭。

【病机简析】饮食不洁，湿热疫毒蕴结肠腑，则见壮热烦躁，呕吐腹痛，大便脓血；邪毒迫入营血，直犯心肝，则神明无主，肝风内动，可见谵妄神昏，反复惊厥；湿热胶阻，蕴结为痰，上攻咽喉，则见喉间痰鸣；舌红苔黄，脉滑数为痰热炽盛之象。

【治法】清化痰热，解毒熄风。

【辨证选药】金黄抱龙丸、猴枣牛黄散、天黄猴枣散、盐蛇散、小儿太极丸、小儿珠黄散、定搐化风丸、小儿葫芦散。

该类药物含有牛黄、猴枣、天竺黄、胆南星等药物，具有较强的豁痰开窍，清热镇惊的作用。

4. 惊恐惊风

【临床表现】面色时青时赤，惊惕频作，甚则抽搐，偶有发热，大便色青，舌苔薄，脉稍数。

【辨证要点】受惊吓史，面色时青时赤，惊惕频作。

【病机简析】本证常发生于婴幼儿，体质较虚弱者。小儿神气怯弱，元气未充，易受惊吓；心主火，其色赤，肝主风，其色青，心肝气盛，故面色时青时赤，大便色青；心气受损，气机逆乱，痰浊内生，故频作惊惕；气机逆乱，痰浊郁滞，上蒙清阳，内动肝风则发为抽搐。脉稍数为惊则气乱所致。

【治法】镇惊安神，平肝熄风。

【辨证选药】琥珀抱龙丸、安神丸。

此类中成药含有牛黄、琥珀、珍珠母等药物，具有较好的镇惊安神，平肝熄风的效果，以达到止搐的目的。

三、用药注意

临床选药必须以辨证论治的思想为指导，针对不同证型，选择与其相对证的药物，才能收到较为满意的疗效。中成药的毒副作用虽然小、在体内易被吸收，但儿童处于生理上的发育期，人体机能与成人又有显著区别，特别是其肝肾功能、中枢神经系统及内分泌系统发育尚不健全，因而对药物的代谢、排泄和耐受性差，脏器比较容易受损。由此，儿科使用中成药应从儿童的生理、病理等方面，结合药物的性质，选择适宜患儿病情的服用剂量，切忌大量滥用。另外，给儿童使用中成药之前，必须了解该药品说明中的适应证、注意事项、用法用量、是否属于慎用或忌服的人群，并了解该药的不良反应，这样才能取得良好的治疗效果。药品贮藏亦需得当，一般需存放于阴凉干燥处，若药品性状发生改变，应禁止服用。药品必须妥善保管，放在儿童接触不到的地方，以防意外发生。儿童用药，必须在成人的监护下使用。必须高度重视中成药的正确使用，达到安全、合理、有效的用药目的。

附一

常用治疗热性惊厥的中成药药品介绍

（一）风热发搐常用中成药品种

银翘解毒丸（颗粒、胶囊、软胶囊、片）

【处方】金银花、连翘、薄荷、荆芥、淡豆豉、牛蒡子（炒）、桔梗、淡竹叶、甘草。

【功能与主治】疏风解表，清热解毒。用于风热感冒，症见发热头痛，咳嗽口干，咽喉疼痛。

惊 厥

【用法与用量】

丸剂：口服。规格（1）浓缩蜜丸，一次1丸；规格（2）大蜜丸、水蜜丸，一次1丸，一日2～3次，以芦根煎汤或温开水送服；规格（3）浓缩丸，一次0.7～0.8g，一日3次。

颗粒剂：开水冲服。规格（1）一次5g，规格（2）一次15g，一日3次；重症者加服1次。

胶囊：口服。一次4粒，一日2～3次。

软胶囊：口服。一次2粒，一日3次。

片剂：口服。规格（1）、（2）、（3）一次4片，一日2～3次。

【注意事项】

1．忌辛辣、生冷、油腻食物。

2．不宜在服药期间同时服用滋补性中成药。

3．风寒感冒者不适用，其表现为恶寒重，发热轻，无汗，鼻塞流清涕，口不渴，咳吐稀白痰。

4．有高血压、心脏病、肝病、糖尿病、肾病等慢性病严重者或正在接受其它治疗的患儿，均应在医师指导下服用。

5．服药3天后，症状无改善，或出现发热咳嗽加重，并有其他症状如胸闷、心悸等时应去医院就诊。

【规格】

丸剂：（1）每丸重3g，（2）每丸重9g，（3）每10丸重1.5g。

颗粒剂：（1）每袋装2.5g，（2）每袋装15g。

胶囊：每粒装0.4g。

软胶囊：每粒装0.45g。

片剂：（1）每片重0.3g，（2）素片每片重0.5g，（3）薄膜衣片每片重0.52g。

【贮藏】密封。

【药理毒理】银翘解毒片有一定解热、抗炎和抗病原微生物作用。

·解热作用　银翘解毒片灌胃给药2天，对三联菌苗所致大鼠发热有解热作用[1]。

·抗菌作用　银翘解毒片灌胃给药，能降低肺炎双球菌感染小鼠的死亡率。体外试验，银翘解毒片对金黄色葡萄球菌、枯草杆菌、变形杆菌、沙门菌、肺炎链球菌、铜绿假单胞菌等均有抑制作用[1]。

·抗病毒作用　银翘解毒片腹腔注射，对甲型流感病毒粤防72-243感染小鼠有保护作用，但口服给药无效[1]。体外试验：银翘解毒片对流感病毒甲1、甲3型有抑制作用[1]。

·镇痛作用　银翘解毒片对小鼠灌胃，能减少醋酸所致扭体次数，小鼠腹腔注射，能提高热板刺激的痛阈值[1]。

·毒理　长期毒性试验，银翘解毒片灌胃给药10周，大鼠体重增长、血液学、血液生化学、主要脏器组织学检查均未见明显异常，停药2周亦无异常发现[2]。

【临床报道】来自门诊的风热感冒所致发热头痛患儿972例，分别用银翘解毒丸、银翘解毒片、银翘解毒蜜治疗。银翘解毒丸2个疗程治愈率75.2%（249例），有效率81.3%（269例）。银翘解毒片2个疗程治愈率78.9%（228例），有效率86.5%（250例）。银翘解毒蜜2个疗程治愈率83.0%（292例），有效率92.6%（326例）[3]。

【参考文献】

[1] 周远鹏，江京莉，严少敏，等.银翘解毒片的药理研究[J].中成药，1990，（1）：22.

[2] 王宗伟，吴杰，危建安，等. 银翘解毒片长期毒性实验研究 [J]. 中医研究，2001，14（3）：13.

[3] 书花，李潞勇，字文虎. 银翘解毒丸改剂及疗效观察 [J]. 中国民间疗法，2008，1：3.

紫雪丹

【处方】 石膏、寒水石、磁石、滑石、水牛角、羚羊角、木香、沉香、元参、升麻、甘草、丁香、朴硝、硝石、麝香、朱砂。

【功能与主治】 清热解毒，镇痉熄风，开窍定惊。用于温热病，热邪内陷心包，症见高热烦躁、神昏谵语、抽风惊厥、口渴唇焦，尿赤便闭，及小儿热盛惊厥。

【用法与用量】 口服。一次 1～2 瓶，一日 2 次；周岁小儿一次 0.3g；5 岁以内小儿，每增一岁递增 0.3g，一日 1 次；5 岁以上小儿酌情服用。

【注意事项】 本品含朱砂，不宜过量久服，肝肾功能不全者慎用。

【规格】 每瓶装 1.5g。

【贮藏】 密封。

儿童回春颗粒

【处方】 黄连、水牛角浓缩粉、羚羊角、人中白（煅）、淡豆豉、大青叶、荆芥（去粗梗）、羌活、葛根、地黄、川木通、赤芍、黄芩、前胡、玄参（去芦）、桔梗、柴胡、西河柳、升麻、牛蒡子（炒）。

【功能与主治】 清热解毒，透表豁痰。用于急性惊风，伤寒发热，临夜发热，小便带血，麻疹隐现不出而引起身热咳嗽；亦用于治疗赤痢、水泻、食积、腹痛。

【用法与用量】 口服。1岁以下婴儿，一次1/4包；1~2岁，一次1/2包；3~4岁，一次3/5包；5~7岁，一次1包，一日2~3次。

【注意事项】

1．忌辛辣、生冷、油腻食物。

2．不宜在服药期间同时服用滋补性中成药。

【规格】 每袋装0.5g。

【贮藏】 密封。

至圣保元丸

【处方】 胆南星（酒炙）、僵蚕（麸炒）、全蝎、蜈蚣、猪牙皂、天麻、天竺黄、青礞石（煅）、钩藤、羌活、防风、麻黄、薄荷、陈皮、茯苓、甘草、琥珀粉、牛黄、冰片、珍珠、朱砂。

【功能与主治】 祛风化痰，解热镇惊。用于小儿痰热内闭，外感风寒，身热面赤，咳嗽痰盛，气粗喘促以及风热急惊。

【用法与用量】 口服。一次1丸，一日2~3次；周岁以内小儿酌减。

【注意事项】

1．本品处方中含朱砂，不宜过量久服，肝肾功能不全者慎用。

2．服用前应除去蜡皮、塑料球壳；本品可嚼服，也可分份吞服。

【规格】 每丸重1g。

【贮藏】 密封。

八宝惊风散

【处方】天麻（制）、黄芩、天竺黄、防风、全蝎（制）、沉香、丁香、钩藤、冰片、茯苓、麝香、薄荷、川贝母、金礞石（煅）、胆南星、人工牛黄、珍珠、龙齿、栀子。

【功能与主治】祛风化痰，退热镇惊。用于小儿惊风，发热咳嗽，呕吐痰涎。

【用法与用量】口服。小儿一次0.52g，一日3次；周岁以内遵医嘱酌减。

【规格】每瓶装0.26g。

【贮藏】密封。

保婴镇惊丸

【处方】大黄、甘草。

【功能与主治】清热，镇惊，导滞。用于急热惊风或伴有实热痰盛，目赤口疮，大便燥结，小便黄赤。

【用法与用量】口服。一次1丸，一日1次；周岁以内酌减。

【禁忌】服药期间，忌食辛辣、油腻之物。

【注意事项】病退即止，不可久服。

【规格】每丸重1.5g。

【贮藏】密封。

（二）疫邪发搐常用中成药品种

本证型中紫雪丹的内容见风热发搐常用中成药品种。

黄连解毒丸

【处方】 黄连、黄柏、黄芩、栀子、升麻、金银花、防风、当归、大黄。

【功能与主治】 泻火,解毒,通便。用于三焦积热,症见口舌生疮,目赤头痛,便秘溲赤,心胸烦热,热痢泄泻,咽痛衄血,疮疖痔血。

【用法与用量】 口服。一次3g,一日1~3次。

【注意事项】

1. 忌辛辣食物。

2. 不宜在服药期间同时服用滋补性中药。

3. 有高血压、心脏病、糖尿病、肝病、肾病等慢性病严重者应在医师指导下服用。

4. 本品不宜长期服用,服药3天症状无缓解,应去医院就诊。

【规格】 每10丸重0.5g。

【贮藏】 密封。

【药理毒理】 黄连解毒汤有一定抗炎、抗菌和抗内毒素、抗氧化作用。

· 抗炎作用　黄连解毒汤还可抑制脂多糖诱导小鼠腹腔巨噬细胞生成IL-1和NO,提示黄连解毒汤的抗炎作用主要与抑制IL-1、NO、PGE2等炎症因子生成有关[1]。

· 抗菌作用　黄连解毒汤对多种细菌有抑制作用,对金黄色葡萄球菌、表皮葡萄球菌、乙型链球菌、变形杆菌、痢疾杆菌、大便产碱杆菌的抑制作用强;对甲型链球菌、大肠杆菌、伤寒杆菌、绿脓杆菌、沙雷菌抑制作用弱[2]。

·抗内毒素作用 采用显色基质偶氮法,以黄连解毒汤提取液进行体外抗内毒素的实验研究。结果表明,黄连解毒汤有较显著的减毒作用,该药物不仅通过提高网状内皮系统的吞噬功能加速内毒素的廓清来发挥作用,其对细菌毒素的直接中和亦为其主要的作用方式[3]。

·抗氧化作用 黄连解毒汤体外给药能明显抑制红细胞自氧化或 H_2O_2 所致红细胞溶血,并抑制小鼠肝匀浆自发性或 $Fe2+VitC$ 诱发的脂质过氧化反应;对 H_2O_2 所产生的羟自由基亦有直接的清除作用[4]。

【临床报道】方法:选择确诊为 SIRS 的患儿 60 例,随机分为 2 组,对照组采用传统的抗生素治疗,治疗组在抗生素治疗的基础上配合黄连解毒汤进行治疗。结果:治疗组总有效率为 100%;对照组总有效率为 86.7%。治疗组各项指标的改善优于对照组[5]。

【参考文献】

[1] 王利津,徐强.黄连解毒汤的抗炎作用机理研究[J].中国中药杂志,2000,25(8):493.

[2] 高灵玲,郭群,苏伟,等.6种传统方剂单味中药颗粒体外抑菌作用比较[J].中成药,1998,20(6):22.

[3] 戴锡珍,高淑娟."黄连解毒汤"体外抗内毒素作用的实验研究[J].中国中医基础医学杂志,2000,6(5):31.

[4] 王利津,徐强.黄连解毒汤的抗氧化作用研究[J].中国药科大学学报,2001,32(1):51.

[5] 江汉奇.黄连解毒汤治疗全身炎症反应综合征的临床观察[J].光明中医,2009,3:108-109.

牛黄镇惊丸

【处方】 牛黄、全蝎、僵蚕（炒）、珍珠、麝香、朱砂、雄黄、天麻、钩藤、防风、琥珀、胆南星、白附子（制）、半夏（制）、天竺黄、冰片、薄荷、甘草。

【功能与主治】 镇惊安神，祛风豁痰。用于小儿惊风，高热抽搐，牙关紧闭，烦躁不安。

【用法与用量】 口服。水蜜丸一次1g，小蜜丸一次1.5g，大蜜丸一次1丸，一日1～3次；3岁以内小儿酌减。

【注意事项】 因本品含有朱砂，朱砂含汞，汞对人体有害。因此，本药应慎用，不宜久服，以防止汞中毒。

【规格】 水蜜丸，每100粒重10g；大蜜丸，每丸重1.5g。

【贮藏】 密封，置阴凉干燥处。

牛黄抱龙丸

【处方】 牛黄、胆南星、天竺黄、茯苓、琥珀、麝香、全蝎、僵蚕（炒）、雄黄、朱砂。

【功能与主治】 清热镇惊，祛风化痰。用于小儿风痰壅盛，高热神昏，惊风抽搐。

【用法与用量】 口服。一次1丸，一日1～2次，周岁以内小儿酌减。

【注意事项】 服用前应除去蜡皮、塑料球壳；本品可嚼服，也可分份吞服。本药含有朱砂，应慎用，不宜久服。

【规格】 每丸重1.5g。

【贮藏】 密封。

安宫牛黄丸

【处方】 牛黄、水牛角浓缩粉、麝香或人工麝香、珍珠、朱砂、雄黄、黄连、黄芩、栀子、郁金、冰片。

【功能与主治】 清热解毒,镇惊开窍。用于热病,邪入心包,高热惊厥,神昏谵语;中风昏迷及脑炎、脑膜炎、中毒性脑病、脑出血、败血症见上述证候者。

【用法与用量】 口服。规格(1)大蜜丸,一次2丸,3岁以内一次1/2丸,4~6岁一次1丸;规格(2)大蜜丸,一次1丸,3岁以内一次1/4丸,4~6岁一次1/2丸,一日1次;或遵医嘱。

【注意事项】

1. 中风脱证神昏(包括舌苔白腻、寒痰阻窍者)不宜用。

2. 安宫牛黄丸含朱砂等有毒之物,不可久服或过服,即神志清醒后当停用。

【规格】 (1)每丸重1.5g,(2)每丸重3g。

【贮藏】 密封。

(三)痰热发搐常用中成药品种

金黄抱龙丸

【处方】 天竺黄、胆南星(酒炙)、牛黄、朱砂、琥珀粉、雄黄。

【功能与主治】 清热镇惊,化痰熄风。用于痰热内蕴引起的急热惊风,咳嗽痰盛,烦躁不安,昏睡神迷。

【用法与用量】薄荷汤或温开水送服。一次 1 丸，一日 2 次。

【注意事项】本品含朱砂，不宜过量久服，肝肾功能不全者慎用。

【规格】每丸重 0.75g。

【贮藏】密封。

猴枣牛黄散

【处方】猴枣、体外培育牛黄、猪牙皂、细辛、草豆蔻、人工麝香、川贝母（蛇胆汁制）、珍珠（水飞）、琥珀（水飞）、全蝎（制）、朱砂（水飞）、石菖蒲、硝石、冰片、甘草、白矾（煅）。

【功能与主治】镇惊通窍，清热祛痰。用于小儿痰涎壅盛，痰热惊风，高热抽搐，神昏。

【用法与用量】口服。1 岁以上，一次 0.36g；未满周岁，一次 0.18g，一日 2～3 次。

【注意事项】慎用，不宜久服。

【规格】每瓶装 0.36g。

【贮藏】密闭，防潮。

天黄猴枣散

【处方】天竺黄、天麻（制）、猴枣、珍珠、胆南星、僵蚕、冰片、薄荷脑、体外培育牛黄、珍珠层粉、全蝎。

【功能与主治】除痰定惊，祛风清热。用于小儿痰多咳喘，发热不退，惊悸不眠等症。

【用法与用量】口服。1～4 岁，一次 0.15g；4 岁以上，一次 0.3g，一日 1～2 次。

【规格】每瓶装 0.15g。

【贮藏】 密封，避光，置阴凉处。

盐蛇散

【处方】 蛇胆汁、盐蛇（炭）、地龙（炭）、珍珠、牛黄、麝香、冰片、陈皮（蒸）、琥珀、朱砂。

【功能与主治】 定惊解痉，清热除痰。用于小儿惊风，痰涎壅盛。

【用法与用量】 口服。小儿6个月以内，一次0.4g；半岁～1岁，一次1.6g；1岁以上，一次3.2g，一日1～2次。

【注意事项】 本药含有朱砂，朱砂含汞，汞对人体有害。因此，本药应慎用，不宜久服，以防止汞中毒。

【禁忌】 泄泻者忌服。

【规格】 每支装0.8g。

【贮藏】 密封。

小儿太极丸

【处方】 天竺黄、胆南星、大黄、麝香、冰片、僵蚕。

【功能与主治】 镇惊清热，涤痰消积。用于小儿急惊，手足抽搐，角弓反张，食积痞满，内热咳嗽等症。

【用法与用量】 口服。小儿一次1丸，一日2次；周岁以内酌减。

【规格】 每丸重1.0g。

【贮藏】 密封。

小儿珠黄散

【处方】 大黄、牵牛子、槟榔、黄连、化橘红、珍珠、牛黄、琥珀、朱砂、冰片。

【功能与主治】泻火导滞,镇惊安神。用于小儿宿食夹热引起的面赤唇红,身热不安,咳嗽痰鸣,小便短赤,大便秘结,惊风抽搐。

【用法与用量】口服。一次0.75g,一日2次;周岁以内小儿酌减。

【注意事项】本品含朱砂,不宜过量久服,肝肾功能不全者慎用。

【规格】每瓶装1.5g。

【贮藏】密封,防潮。

定搐化风丸

【处方】全蝎、僵蚕、蝉蜕、防风、羌活、麻黄、桔梗、半夏(制)、黄连、大黄、甘草、人工牛黄、朱砂、麝香、冰片。

【功能与主治】清热镇惊,散风化痰。用于小儿脏腑积热,关窍闭塞引起急热惊风,痰涎壅盛,昏睡,神志不清,牙关紧闭,四肢抽搐,颈项强直,二目直视。

【用法与用量】薄荷、钩藤汤送服。一次1丸,一日2次;周岁以内小儿酌减。

【注意事项】本药含有朱砂,朱砂含汞,汞对人体有害。因此,本药应慎用,不宜久服,以防止汞中毒。

【规格】每丸重1.5g。

【贮藏】密封,防潮。

小儿葫芦散

【处方】橘红、茯苓、朱砂、鸡内金(炒)、天竺黄、僵蚕

(麸炒)、半夏曲、琥珀、全蝎、天麻、川贝母、冰片、葫芦蛾。

【功能与主治】 化痰消食，镇惊祛风。用于痰喘咳嗽，脘腹胀满，胸膈不利，吐乳不食，小儿惊风。

【用法与用量】 口服。周岁以内，一次0.15g；1～3岁，一次0.3g；4～6岁，一次0.6g，一日1～2次。

【注意事项】 本品含朱砂，不宜过量久服，肝肾功能不全者慎用。

【规格】 每袋装0.3g。

【贮藏】 密封，防潮。

【药理毒理】 白氏等[1]将小儿葫芦散以生药6g/kg的剂量灌胃给药4周，大鼠未出现毒性反应，而6g/kg的剂量相当于临床剂量的100倍，这为小儿葫芦散的临床用药提供了重要的参考依据。

【参考文献】

[1] 白瑶，朴晋华．小儿葫芦散对大鼠毒性的实验研究[J]．山西中医学院学报，2006，6：15-16．

（四）惊恐惊风常用中成药品种

琥珀抱龙丸

【处方】 牛黄、琥珀、雄黄、赤苓、胆南星（酒蒸）、全蝎、朱砂、天竺黄、麝香、僵蚕（麸炒）。

【功能与主治】 镇静安神，清热化痰。用于发热抽搐，烦躁不安，痰喘气急，惊痫不安。

【用法与用量】 口服。小儿一次1丸，婴儿一次1/3丸，一日

2次，化服。

【注意事项】 本品含朱砂，不宜过量久服，肝肾功能不全者慎用。

【规格】 每丸重1.8g。

【贮藏】 密封，防潮。

安神丸

【处方】 地黄、酸枣仁、山药、远志、当归、丹参、珍珠母、五味子、首乌藤、合欢皮、合欢花、大枣。

【功能与主治】 清热镇惊，散风化痰。用于小儿脏腑积热，关窍闭塞引起急热惊风，痰涎壅盛，昏睡，神志不清，牙关紧闭，四肢抽搐，颈项强直，二目直视。

【用法与用量】 口服。一次15～20粒，一日2次，温开水送服。

【规格】 每丸重0.3g。

【贮藏】 密封，防潮。

【药理毒理】 本品具有一定的抗惊厥作用。皮下注射尼可刹米1.75g/kg即可引起小鼠惊厥直至死亡，而剂量为7.6g/kg·d^{-1}的同仁安神丸能明显延长小鼠惊厥发作潜伏期，延长死亡时间，提示其可能是通过抑制中枢神经而达到抗惊厥作用[1]。

【参考文献】

[1] 部文，钟雨秋，郭建强，等.同仁安神丸主要药效学实验研究[J].首都医科大学学报，2008，1：80-83.

附二

治疗热性惊厥的常用中成药简表

证型	药物名称	功能	主治病证	用法用量	备注
风热发搐	银翘解毒丸（颗粒、胶囊、软胶囊、片）	疏风解表，清热解毒。	用于风热感冒，症见发热头痛、咳嗽口干、咽喉疼痛。	丸剂：口服。规格（1）浓缩蜜丸，一次1丸；规格（2）大蜜丸、水蜜丸，一次1丸，一日2~3次，以芦根煎汤或温开水送服；规格（3）浓缩丸，一次0.7~0.8g，一日3次。 颗粒剂：开水冲服。规格（1）一次5g，规格（2）一次15g，一日3次；重症者加服1次。 胶囊：口服。一次4粒，一日2~3次。 软胶囊：口服。一次2粒，一日3次。 片剂：口服。规格（1）、（2）、（3）一次4片，一日2~3次。	药典，基药
	紫雪丹	清热解毒，镇痉熄风，开窍定惊。	用于温热病、热邪内陷心包，症见高热烦躁、神昏谵语、抽风惊厥、口渴唇焦、尿赤便闭，及小儿热盛惊厥。	口服。一次1~2瓶，一日2次；周岁小儿一次0.3g；5岁以内小儿，每增一岁递增0.3g，一日1次；5岁以上小儿酌情服用。	药典
	儿童回春颗粒	清热解毒，透表豁痰。	用于急性惊风，伤寒发热，临夜发热，小便带血，麻疹隐现不出而引起身热咳嗽；亦用于赤痢、水泻、食积、腹痛。	口服。1岁以下婴儿，一次1/4包；1~2岁，一次1/2包；3~4岁，一次3/5包；5~7岁，一次1包，一日2~3次。	

续表

证型	药物名称	功能	主治病证	用法用量	备注
风热发搐	至圣保元丸	祛风化痰,解热镇惊。	用于小儿痰热内闭,外感风寒,身热面赤,气粗喘促以及风热急惊。	口服。一次1丸,一日2～3次;2岁以内小儿酌减。	药典
	八宝惊风散	祛风化痰,退热镇惊。	用于小儿惊风,发热咳嗽,呕吐痰涎。	口服。小儿一次0.52g,一日3次;周岁以内遵医嘱酌减。	药典
	保婴镇惊丸	清热,镇惊,导滞。	用于急热惊风或伴有实热痰盛,目赤口疮,大便燥结,小便黄赤。	口服。一次1丸,一日1次;周岁以内酌减。	
疫邪发搐	黄连解毒丸	泻火,解毒,通便。	用于三焦积热,症见口舌生疮,目赤头痛,便秘溲赤,心胸烦热,热痢泄泻,咽痛衄血,疮疖痔血。	口服。一次3g,一日1～3次。	药典
	牛黄镇惊丸	镇惊安神,祛风豁痰。	用于小儿惊风,高热抽搐,牙关紧闭,烦躁不安。	口服。水蜜丸一次1g,小蜜丸一次1.5g,大蜜丸一次1丸,一日1～3次;3岁以内小儿酌减。	药典
	牛黄抱龙丸	清热镇惊,祛风化痰。	用于小儿风痰壅盛,高热神昏,惊风抽搐。	口服。一次1丸,一日1～2次;周岁以内小儿酌减。	药典
	安宫牛黄丸	清热解毒,镇惊开窍。	用于热病,邪入心包,高热惊厥,神昏谵语;中风昏迷及脑炎、脑膜炎、中毒性脑病、脑出血、败血症见上述证候者。	口服。规格(1)大蜜丸,一次2丸,3岁以内一次1/2丸,4～6岁一次1丸;规格(2)大蜜丸,一次1丸,3岁以内一次1/4丸,4～6岁一次1/2丸,一日1次;或遵医嘱。	药典,基药,医保

续表

证型	药物名称	功能	主治病证	用法用量	备注
痰热发搐	金黄抱龙丸	清热镇惊，化痰熄风。	用于痰热内蕴引起的急热惊风，咳嗽痰盛，烦躁不安，昏睡神迷。	薄荷汤或温开水送服。一次1丸，一日2次。	
	猴枣牛黄散	镇惊通窍，清热祛痰。	用于小儿痰涎壅盛，痰热惊风，高热抽搐，神昏。	口服。1岁以上，一次0.36g；未满周岁，一次0.18g，一日2～3次。	药典
	天黄猴枣散	除痰定惊，祛风清热。	用于小儿痰多咳喘，发热不退，惊悸不眠等症。	口服。1～4岁，一次0.15g；4岁以上，一次0.3g，一日1～2次。	药典，医保
	盐蛇散	定惊解痉，清热除痰。	用于小儿惊风，痰涎壅盛。	口服。小儿6个月以内，一次0.4g；半岁～1岁，一次1.6g；1岁以上，一次3.2g，一日1～2次。	药典
	小儿太极丸	镇惊清热，涤痰消积。	用于小儿急惊，手足抽搐，角弓反张，食积痞满，内热咳嗽等症。	口服。小儿一次1丸，一日2次；周岁以内酌减。	药典
	小儿珠黄散	泻火导滞，镇惊安神。	用于小儿宿食夹热引起的面赤唇红，身热不安，咳嗽痰鸣，小便短赤，大便秘结，惊风抽搐。	口服。一次0.75g，一日2次；周岁以内小儿酌减。	药典
	定搐化风丸	清热镇惊，散风化痰。	用于小儿脏腑积热，关窍闭塞引起的急热惊风，痰涎壅盛，昏睡，神志不清，牙关紧闭，四肢抽搐，颈项强直，二目直视。	薄荷、钩藤汤送服。一次1丸，一日2次；周岁以内小儿酌减。	药典

续表

证型	药物名称	功能	主治病证	用法用量	备注
痰热发搐	小儿葫芦散	化痰消食，镇惊祛风。	用于痰喘咳嗽，脘腹胀满，胸膈不利，吐乳不食，小儿惊风。	口服。周岁以内，一次0.15g；1～3岁，一次0.3g；4～6岁，一次0.6g，一日1～2次。	药典
惊恐惊风	琥珀抱龙丸	镇静安神，清热化痰。	用于发热抽搐，烦躁不安，痰喘气急，惊痫不安。	口服。小儿一次1丸，婴儿一次1/3丸，一日2次，化服。	药典
	安神丸	清热镇惊，散风化痰。	用于小儿脏腑积热，关窍闭塞引起的急热惊风，痰涎壅盛，昏睡，神志不清，牙关紧闭，四肢抽搐，颈项强直，二目直视。	口服。一次15～20粒，一日2次，温开水送服。	药典，医保

无热惊厥

无热惊厥，常见于代谢性疾病、营养障碍性疾病（如氨基酸代谢性疾病、苯丙酮尿症、低钙、低钠、高钠、低钾、低血糖、维生素 B_6 依赖症）、各种中毒性脑病、中枢神经系统病变（先天畸形、外伤等）、癔病、癫痫等。此类疾病通常不发热，但有时因惊厥时间较长，也可以引起体温升高。

中医学称无热惊厥为"慢惊风"，是因为急惊风延误失治，或病后体虚，或吐泻较久，使得津血耗伤，筋脉失养而致。病久中虚，属阴属虚者，若慢惊风中出现纯阴无阳的危重证候，则可成为"慢脾风"。

一、中医病因病机分析及常见证型

慢惊风主要的病因病机为虚风内动。可由于暴吐暴泄，久吐久泻，或因急惊风治疗不当，过用峻利之品，以及他病误汗误下，导致脾阳不振，土虚木乘而生风；或可由于先天禀赋不足，脾肾素亏，复因泄泻，阴寒内盛，而使阳气外泄，先则脾阳受伤，继而损及肾阳，从而形成阳气衰竭和脾气衰败，出现脾肾阳虚，此时属极虚之候，虚风内盛；还可因为急惊风或温热病后迁延不愈，耗伤津液，肾阴亏虚，不能滋养肝木，肝血亏虚，筋脉失养，阴虚风动。

根据导致慢惊风的原因不同，临床上常见的证型可分为土虚木亢证、脾肾阳衰证、阴虚风动证。

二、辨证选择中成药

1. 土虚木亢证

【临床表现】 形神疲惫，面色萎黄，不欲饮食，嗜睡露睛，时有腹泻，色带青绿，时有腹鸣，四肢不温，足跗及面部轻度浮肿，神志不清，时或抽搐，舌质淡，苔白，脉沉弱。

【辨证要点】 形神疲惫，面色萎黄，不欲饮食，嗜睡露睛，时有腹泻，色带青绿，时有腹鸣，脉沉弱。

【病机简析】 久病正虚，土色上泛，故形神疲惫，面色萎黄；肝木乘脾，水走大肠，脾湿下注，而见肝木本色，故时有腹泻，色带青绿，时有腹鸣；土虚而木乘，虚风扰动，故嗜睡露睛，时或抽搐；脾阳亏虚，阴寒内盛，土不制水，则出现四肢不温，足跗及面部轻度浮肿等征象。

【治法】 扶土抑木，补虚熄风。

【辨证选药】 可选柴枳四逆散、健儿乐冲剂（颗粒）、安神温胆丸、枣仁安神液（颗粒、胶囊）。

此类中成药多由柴胡、白芍、炒白术、茯苓、陈皮、枳壳、法半夏等组成，有良好的平肝健脾、理气安神、熄风止痉的作用。

2. 脾肾阳衰证

【临床表现】 面色㿠白或晦滞，囟门低陷，精神极度萎靡，沉睡昏迷，口鼻气凉，额汗涔涔，抚之不温，四肢厥冷，手足蠕动震颤，大便澄澈清冷，或痰涎上壅，苔白滑，舌淡白，脉沉细无力。

【辨证要点】 面色㿠白或晦滞，囟门低陷，精神极度萎靡，口鼻气凉，额汗涔涔，抚之不温，四肢厥冷，手足蠕动震颤，脉沉细无力。

【病机简析】阳气衰败,虚风内动,故手足蠕动震颤,沉睡昏迷;真阳衰败,寒水上泛,故面色㿠白或晦滞;髓海亏虚,则囟门低陷;阳虚不能固摄津液,则四肢厥冷,额汗涔涔,抚之不温,精神极度萎靡。

【治法】温补脾肾,补虚熄风。

【辨证选药】可选用附子理中丸(片)、桂附理中丸、金匮肾气丸(片)、黄芪建中丸、人参健脾丸、人参养荣丸、桂附地黄丸(胶囊、口服液、片)。

此类中成药多由人参、黄芪、炒白术、茯苓、甘草、山药、附子、桂枝、肉桂、山茱萸、干姜、地黄等组成,有良好的温补脾肾、熄风止痓的作用。

3. 阴虚风动证

【临床表现】虚烦疲惫,面色潮红,身热消瘦,手足心热,肢体拘挛或强直,时或抽搐,大便干结,舌光无苔,舌绛少津,脉细数。

【辨证要点】虚烦疲惫,面色潮红,身热消瘦,手足心热,肢体拘挛或强直,时或抽搐,舌光无苔,舌绛少津,脉细数。

【病机简析】久病、热病伤阴,化生内热,虚阳上亢,则面色潮红,身热消瘦,手足心热;肝肾阴亏,筋脉失养,虚风内动,则肢体拘挛或强直,时或抽搐;肾阴亏损,水火失济,心神失养,则虚烦疲惫。

【治法】滋水涵木,补虚熄风。

【辨证选药】可选用六味地黄丸、养血安神丸(片)、天麻钩藤颗粒、天麻丸(片)、静灵口服液、知柏地黄丸。

此类中成药多由地黄、麦冬、白芍、甘草、天麻、钩藤、牡蛎、石决明、阿胶、杜仲、牛膝等组成，有良好的滋水涵木，平肝熄风的作用。

三、用药注意

临床选药必须以辨证论治的思想为指导，并注意监测腹泻病情变化，根据患儿病情进行辨证论治，及时对症给药；饮食方面宜清淡，忌肥甘油腻、辛辣刺激等食物，以防影响药效的发挥。药品贮藏宜得当，一般需存放于阴凉干燥处，若药品性状发生改变，应禁止服用。药品必须妥善保管，放在儿童不能接触的地方，以防意外发生。儿童用药，必须在成人的监护下使用。用药前务必仔细阅读各药品用药说明中的详细介绍，做到安全、有效。

附一

常用治疗无热惊厥的中成药药品介绍

（一）土虚木亢证常用中成药品种

柴枳四逆散

【处方】柴胡、白芍、枳壳（麸炒）、甘草。

【功能与主治】疏肝理脾。用于手足不温，胸胁痞满。

【用法与用量】用开水泡或用水煎，取汁服用。一次 9g，一日 2 次。儿童用量酌减，或遵医嘱。

【注意事项】

1. 忌油腻食物。

2．服药期间保持情绪稳定。

【规格】每袋装 9g。

【贮藏】密封。

健儿乐冲剂（颗粒）

【处方】山楂、竹叶卷心、钩藤、白芍、甜叶菊、鸡内金。

【功能与主治】清热平肝，清心除烦，健脾消食。用于儿童烦躁不安，夜惊夜啼，夜眠不宁，消化不良。

【用法与用量】口服。3岁以下小儿，一次5g，一日2次；3～6岁，一次10g，一日2次；7～12岁，一次10g，一日3次。

【禁忌】过敏体质者慎用。

【注意事项】

1．患儿平时应少食用或不食用巧克力及带颜色的饮料，以及油腻厚味等的食品。

2．服药1～2周症状无改善者，应及时到医院就诊。

【规格】每袋装 10g。

【贮藏】密封。

安神温胆丸

【处方】制半夏、陈皮、竹茹、酸枣仁（炒）、枳实、远志（制）、五味子、人参、熟地黄、茯苓、朱砂、甘草、大枣。

【功能与主治】和胃化痰，安神定志。用于心胆虚怯，触事易惊，心悸不安，虚烦不寐。

【用法与用量】口服。一次1丸，一日2次。儿童用量酌减，或遵医嘱。

【注意事项】本品含朱砂，不宜过量久服，肝肾功能不全者慎用。

【规格】每丸重 10g。

【贮藏】密封。

枣仁安神液（颗粒、胶囊）

【处方】酸枣仁（炒）、丹参、五味子（醋炙）。

【功能与主治】养血安神。用于心血不足所致的失眠、健忘、心烦、头晕；神经衰弱见上述证候者。

【用法与用量】

口服液：口服。一次 10～20ml，一日 1 次，临睡前服。

颗粒剂：开水冲服。一次 5g，一日 1 次，临睡前服。

胶囊：口服。一次 5 粒，一日 1 次，临睡前服用。

儿童用量酌减，或遵医嘱。

【禁忌】服药期间，忌食寒凉、辛辣、油腻之物。

【注意事项】

1. 由消化不良所致的睡眠差者忌用。

2. 按照用法用量服用，糖尿病患儿应在医师指导下服用。

3. 服药 2 周症状未缓解，应去医院就诊。

4. 对本品过敏者禁用，过敏体质者慎用。

【规格】

口服液：每支装 10ml。

颗粒剂：每袋装 5g。

胶囊：每粒装 0.45g。

【贮藏】密封，置阴凉干燥处。

（二）脾肾阳衰证常用中成药品种

附子理中丸（片）

【处方】附子（制）、党参、白术（炒）、干姜、甘草。

【功能与主治】温中健脾。用于脾胃虚寒，脘腹冷痛，呕吐泄泻，手足不温。

【用法与用量】

丸剂：口服。规格（1）大蜜丸，一次1丸，一日2~3次。规格（2）浓缩丸，一次8~12丸，一日3次。规格（3）水蜜丸，一次6g，一日2~3次。

片剂：口服。一次6~8片，一日1~3次。

【禁忌】对本药过敏者禁用，过敏体质者慎用。

【注意事项】

1．忌不易消化食物。

2．感冒发热的患儿不宜服用。

3．有高血压、心脏病、肝病、糖尿病、肾病等慢性病严重者应在医师指导下服用。

4．儿童应在医师指导下服用。

5．严格按用法用量服用，本品不宜长期服用。

6．服药2周症状无改善者，应去医院就诊。

7．吐泻严重者应及时去医院就诊。

8．不适用于急性胃肠炎，泄泻兼有大便不畅，肛门灼热者。慢性胃肠炎、泄泻患儿服药3天后症状未改善应去医院就诊。

9．本品有附子，服药后如有血压增高、头痛、心悸等症状，应立即停药，去医院就诊。

【规格】

丸剂：（1）每丸重 9g，（2）每 8 丸相当于原生药 3g，（3）每袋装 6g。

片剂：基片重 0.25g。

【贮藏】 密封。

桂附理中丸

【处方】 肉桂、附子、党参、炮姜、白术（炒）、炙甘草。

【功能与主治】 补肾助阳，温中健脾。用于肾阳衰弱，脾胃虚寒，脘腹冷痛，呕吐泄泻，四肢厥冷。

【用法与用量】 用姜汤或温开水送服。一次 1 丸，一日 2 次。儿童用量酌减，或遵医嘱。

【注意事项】

1．忌生冷、油腻食物。

2．不适用于急性胃肠炎，泄泻兼有大便不畅，肛门灼热者。

3．高血压、心脏病、肾病、咳喘、浮肿患儿应在医师指导下服用。

4．按照用法用量服用，慢性胃肠炎、泄泻患儿服药 3 天后症状未改善，应去医院就诊。

【规格】 每丸重 9g。

【贮藏】 密封。

金匮肾气丸（片）

【处方】 干地黄、山药、山茱萸（酒炙）、茯苓、牡丹皮、泽泻、桂枝、附子（炙）、牛膝（去头）、车前子（盐炙）。

【功能与主治】 温补肾阳，化气行水。用于肾虚水肿，腰膝酸软，小便不利，畏寒肢冷。

【用法与用量】

丸剂：口服。规格（1）大蜜丸，一次1丸；规格（2）水蜜丸，一次4~5g（20~25粒），一日2次。

片剂：口服。一次4片，一日2次。

【注意事项】

1．忌气恼，忌食生冷食物。

2．不宜和外感药同时服用。

3．服本药时不宜同时服用赤石脂或其制剂。

4．该品中有肉桂，属温热药，不适用于具有口干舌燥，烦躁气急，便干尿黄症状的糖尿病、慢性肾炎、高血压、心脏病患儿。

5．宜饭前服或进食同时服。

6．服药2周后症状无改善，或出现食欲不振，头痛，胃脘不适等症状时，应去医院就诊。

【规格】

丸剂：（1）每丸重6g，（2）每100粒重20g。

片剂：每片重0.27g。

【贮藏】 密封，置室内阴凉干燥处。

黄芪建中丸

【处方】 黄芪、肉桂（去粗皮）、白芍、甘草（蜜炙）、大枣（去核）、蜂蜜（炼）。

【功能与主治】 补气散寒，健胃和中。用于中气不足，心悸气短，恶寒腹痛，身体衰弱。

【用法与用量】口服。一次1丸，一日2次。儿童用量酌减，或遵医嘱。

【规格】每丸重9g。

【贮藏】密封。

人参健脾丸

【处方】人参、白术（麸炒）、甘草、山药、莲子、白扁豆、木香、草豆蔻、陈皮、青皮、六神曲、谷芽、山楂、芡实、薏苡仁、当归、枳壳。

【功能与主治】补气健脾，和胃消食。用于脾胃虚弱之精神倦怠、面色萎黄、不思饮食、脘腹胀满或嘈杂泛酸、肠鸣泄泻等症。

【用法与用量】口服。小蜜丸一次9g，大蜜丸一次1丸，浓缩丸一次24丸，一日3次；儿童用量酌减，或遵医嘱。

【药理毒理】本品具有促进消化、抗应激和抗疲劳等作用。

· 促进消化的作用　对不同鼠龄大鼠小肠刷状缘膜乳糖酶活性的测定证实，人参健脾丸对乳糖酶活性有诱导作用，同时测定蔗糖酶和碱性磷酸酶与对照组相比，人参健脾丸能显著提高大鼠小肠乳糖酶、蔗糖酶活性（均$P<0.01$），而对碱性磷酸酶活性则无显著意义（$P>0.05$）。本组实验对人参健脾丸治疗因进食乳制品而引起消化不良的作用机理提供了部分实验依据[1]。

· 抗应激和抗疲劳的作用　用小鼠游泳试验、常压缺氧试验、低温法考察人参健脾丸的抗疲劳、抗应激作用。结果：人参健脾丸对小鼠抗疲劳、耐缺氧、耐低温有明显的作用。结论：人参健脾丸具有抗疲劳、抗应激作用[2]。

【注意事项】

1．有心、肾功能不全的患儿，应在医师指导下服用。

2．本品宜饭前服用或进食同时服。

3．服本药时不宜同时服用藜芦、五灵脂、皂荚或其制剂。

4．不宜喝茶和吃萝卜以免影响药效。

5．不宜和感冒类药同时服用。

【规格】 小蜜丸每瓶装 125g，大蜜丸每丸重 9g，浓缩丸每 8 丸相当于生药 3g。

【贮藏】 密封。

【参考文献】

[1] 武凡，张焱．人参健脾丸对大鼠小肠乳糖酶活性的影响[J]．中国中西医结合杂志，1995，S1：142-143．

[2] 张轶伦，段大航，刘立民．人参健脾丸对小白鼠抗应激抗疲劳作用的初步研究[J]．社区医学杂志，2007，5（3）：20．

人参养荣丸

【处方】 人参、白术（土炒）、茯苓、甘草（蜜炙）、当归、熟地黄、白芍（麸炒）、黄芪（蜜炙）、陈皮、远志（制）、肉桂、五味子（酒蒸）。

【功能与主治】 温补气血。用于心脾不足，气血两亏，形瘦神疲，食少便溏，病后虚弱。

【用法与用量】 口服。大蜜丸一次 1 丸，小蜜丸一次 6g，一日 1～2 次；儿童用量酌减，或遵医嘱。

【注意事项】

1．身体壮实不虚者忌服。

2．该品中有肉桂，属温热药，因此出血者忌用。

3．服本药时不宜同时服用藜芦、五灵脂、皂荚或其制剂。

4．不宜喝茶和吃萝卜以免影响药效。

5．不宜和感冒类药同时服用。

6．该品宜饭前服用或进食同时服。

7．按照用法用量服用，糖尿病患儿，心、肾功能不全患儿应在医师指导下服用。

8．服药2周后症状未改善，或服药期间出现尿少、头面及手足心热，血压增高，头痛，皮疹，发热，胃脘不适，泻下等症应去医院就诊。

【规格】大蜜丸每丸重9g，小蜜丸每袋装6g。

【贮藏】密封。

桂附地黄丸（胶囊、口服液、片）

【处方】肉桂、附子（制）、熟地黄、山茱萸（制）、牡丹皮、山药、茯苓、泽泻，辅料为蜂蜜。

【功能与主治】温补肾阳。用于肾阳不足，腰膝酸冷，小便不利或反多，痰饮喘咳。

【用法与用量】

丸剂：口服。大蜜丸一次1丸，小蜜丸一次9g，水蜜丸一次6g，浓缩丸一次8丸，一日2次；儿童用量酌减，或遵医嘱。

胶囊：口服。一次5粒，一日2次。

口服液：口服。一次1支，一日2次。

片剂：口服。一次4～6片，一日2次。

【不良反应】过量服用可引起头痛，口干症状。

【注意事项】

1．忌不易消化食物。

2．感冒发热患儿不宜服用。

3．阴虚内热者不适用。

4．有高血压、心脏病、肝病、糖尿病、肾病等慢性病严重者应在医师指导下服用。

5．该品不宜长期服用。

【规格】

丸剂：大蜜丸每丸重9g，小蜜丸每盒装120g，水蜜丸每袋装6g，浓缩丸每8丸相当于原生药材3g。

胶囊：每粒装0.46g。

口服液：每支10ml。

片剂：每片重0.4g（相当于总药材1g）。

【贮藏】 密封。

（三）阴虚风动证常用中成药品种

六味地黄丸

【处方】 熟地黄、山茱萸（制）、牡丹皮、山药、茯苓、泽泻，辅料为蜂蜜。

【功能与主治】 滋阴补肾。用于肾阴亏损，头晕耳鸣，腰膝酸软，骨蒸潮热，盗汗遗精。

【用法与用量】 口服。水蜜丸一次6g，小蜜丸一次9g，大蜜丸一次1丸，一日2次。儿童用量酌减，或遵医嘱。

【注意事项】

1．忌不易消化食物。

2．忌辛辣食物。

3．感冒发热患儿不宜服用。

4．有高血压、心脏病、肝病、糖尿病、肾病等慢性病严重者应在医师指导下服用。

5．服药4周症状无缓解，应去医院就诊。

6．对该品过敏者禁用，过敏体质者慎用。

【规格】水蜜丸每粒重0.2g，小蜜丸每袋装9g，大蜜丸每丸重9g。

【贮藏】密封。

养血安神丸（片）

【处方】仙鹤草、墨旱莲、鸡血藤、熟地黄、地黄、合欢皮、首乌藤。

【功能与主治】滋阴养血，宁心安神。用于阴虚血少，头眩心悸，失眠健忘，手足心热。

【用法与用量】

丸剂：口服。一次6g，一日3次。

片剂：口服。一次5片，一日3次。儿童用量酌减，或遵医嘱。

【禁忌】服药期间忌食寒凉、辛辣、油腻之物。

【注意事项】

1．脾胃虚寒，大便溏者忌服。

2．脾胃虚弱者宜在饭后服用，以减轻药物对肠胃的刺激。

【规格】

丸剂：每100粒重12g。

片剂：每片重约0.25g（相当于总药材1.1g）。

【贮藏】密闭，防潮。

天麻钩藤颗粒

【处方】天麻、钩藤、石决明、栀子、黄芩、牛膝、杜仲（盐制）、益母草、桑寄生、首乌藤、茯苓。

【功能与主治】平肝熄风，清热安神。用于肝阳上亢，高血压等所引起的头痛，眩晕，耳鸣，眼花，震颤，失眠。

【用法与用量】开水冲服。一次1袋，一日3次。儿童用量酌减，或遵医嘱。

【注意事项】服药期间，禁食辛辣、刺激之物。

【规格】每袋装（1）5g（未添加蔗糖），（2）10g。

【贮藏】密封，置阴凉干燥处。

天麻丸（片）

【处方】天麻、羌活、独活、杜仲（盐炒）、牛膝、粉萆薢、附子（制）、当归、地黄、玄参。

【功能与主治】祛风除湿，舒筋通络，活血止痛。用于肝肾不足，风湿瘀阻，肢体拘挛，手足麻木，腰腿酸痛；风痉口噤，腰背强直，不可转侧；肝热生风，头晕头痛，手足挛痛麻木，或半身不遂；肝风筋脉拘挛，脚膝疼痛，心神虚烦。

【用法与用量】

丸剂：口服。大蜜丸一次1丸，水蜜丸一次6g，一日2～3次。

片剂：口服。一次6片，一日2～3次。

儿童用量酌减，或遵医嘱。

【注意事项】

1．忌寒凉及油腻食物。

2．本品宜饭后服用。

3．不宜在服药期间同时服用其它泻火及滋补性中药。

4．热痹者不适用，主要表现为关节肿痛如灼、痛处发热，疼痛窜痛无定处，口干唇燥。

5．有高血压、心脏病、肝病、糖尿病、肾病等慢性病严重者应在医师指导下服用。

【规格】

丸剂：大蜜丸每丸重 9g，水蜜丸每袋装 6g。

片剂：每片 0.3g，每瓶装 100 片。

【贮藏】 密封。

静灵口服液

【处方】 熟地黄、山药、茯苓、牡丹皮、泽泻、远志、龙骨、女贞子。

【功能与主治】 滋阴潜阳，宁神益智。用于儿童多动症，见有注意力涣散，多动多语，冲动任性，学习困难，舌质红，脉细数等肾阴不足，肝阳偏旺证者。

【用法与用量】 口服。3～5岁，一次半支，一日2次；6～14岁，一次1支，一日2次；14岁以上，一次1支，一日3次。

【禁忌】 服药期间，忌辛辣刺激等食物。

【注意事项】 外感发热时暂停服用，表证愈后可继服。

【规格】 每支装 10ml。

【贮藏】 密闭，置阴凉处。

知柏地黄丸

【处方】 知母、黄柏、熟地黄、山茱萸（制）、牡丹皮、山药、茯苓、泽泻，辅料为蜂蜜、糊精、滑石粉。

【功能与主治】 滋阴降火。用于阴虚火旺，潮热盗汗，口干咽痛，耳鸣遗精，小便短赤。

【用法与用量】 口服。大蜜丸一次1丸，一日2次。浓缩丸一次8丸，一日3次。小蜜丸一次9g，一日2次。水蜜丸一次6g，一日2次。

【药理毒理】 本品具有抗菌，抗炎，镇静，降血糖，降血压等作用。

• 降血糖　小鼠灌服知柏地黄丸2.5g/k及5.0g/kg，能降低正常小鼠及四氧嘧啶诱导糖尿病小鼠的血糖，并能减少小鼠的每日饮水量。茯苓、泽泻、山茱萸均有明显的降血糖作用。茯苓对血糖有先升后降作用，泽泻用药后3～4小时，血糖降低至最低点[1]。

• 对瘦素（Leptin）诱导的特发性中枢性性早熟（ICPP）模型小鼠的影响　方法：选用18日龄BALB/c雌性小鼠，随机分为6组：正常对照组，ICPP模型组，知柏地黄丸高、低剂量组（剂量分别为101.4、50.7g·kg^{-1}·d^{-1}），甲地孕酮对照组（剂量为3.9mg·kg^{-1}·d^{-1}），促性腺激素释放激素类似物（GnRH-A）组（首次剂量为1573.5μg/kg，第2、3次剂量均为1180μg/kg，隔日1次；除正常对照组外，其他各组均腹腔注射Leptin（20mg/kg）复制模型；检测各组小鼠阴道开口数，体质量，子宫、卵巢质量及血清黄体生成素（LH），雌二醇（E2）含量，并计算子宫与卵巢指数。结果：知柏地黄丸高剂量组于造模第4～6天对Leptin所致阴道开口提前有抑制作用（均 $P < 0.05$ 或 $P < 0.01$）；知柏地黄丸低剂量组可降低模型小鼠的子宫质量，抑制 Leptin 所致子宫指数与卵巢指数升高（均 $P < 0.05$ 或 $P < 0.01$）；知柏地黄丸高、低剂量组可降低模型小鼠的 LH 水平（均 $P < 0.01$），但对模型小鼠的体质量及血清 E2 水平无显著影响（均 $P > 0.05$）。结论：知柏地黄丸治疗 ICPP 的作用可能与其能抑制下丘脑—垂体—性腺轴的提前发动有关[2]。

【注意事项】

1．忌不易消化食物。

2．感冒发热患儿不宜服用。

3．有高血压、心脏病、肝病、糖尿病、肾病等慢性病严重者应在医师指导下服用。

4．服药 4 周症状无缓解，应去医院就诊。

5．对本品过敏者禁用，过敏体质者慎用。

【规格】大蜜丸每丸重 9g，浓缩丸每 8 丸相当于原生药 3g，小蜜丸每盒装 120g，水蜜丸每袋装 6g。

【贮藏】密封。

【参考文献】

[1] 陈光娟，汤臣康，王德华．知柏地黄丸对小鼠血糖的影响[J]．中药药理与临床，1993，4：2-4．

[2] 刘孟渊，徐雯，肖柳英，等．知柏地黄丸对瘦素诱导特发性性早熟模型小鼠的影响[J]．广州中医药大学学报，2008，25（6）：544-547．

附二

治疗无热惊厥的常用中成药简表

证型	药物名称	功能	主治病证	用法用量	备注
土虚木亢证	柴枳四逆散	疏肝理脾。	用于手足不温,胸胁痞满。	用开水泡或用水煎,取汁服用。一次9g,一日2次。儿童用量酌减,或遵医嘱。	药典
	健儿乐冲剂（颗粒）	清热平肝,清心除烦,健脾消食。	用于儿童烦躁不安,夜惊夜啼,夜眠不宁,消化不良。	口服。3岁以下小儿,一次5g,一日2次;3～6岁,一次10g,一日2次;7～12岁,一次10g,一日3次。	颗粒剂:药典
	安神温胆丸	和胃化痰,安神定志。	用于心胆虚怯,触事易惊,心悸不安,虚烦不寐。	口服。一次1丸,一日2次;儿童用量酌减,或遵医嘱。	药典
	枣仁安神液（颗粒、胶囊）	养血安神。	用于心血不足所致的失眠、健忘、心烦、头晕;神经衰弱见上述证候者。	口服液:口服。一次10～20ml,一日1次,临睡前服。颗粒剂:开水冲服。一次5g,一日1次,临睡前服。胶囊:口服。一次5粒,一日1次,临睡前服。儿童用量酌减,或遵医嘱。	胶囊:药典
	附子理中丸（片）	温中健脾。	用于脾胃虚寒,脘腹冷痛,呕吐泄泻,手足不温。	丸剂:口服。浓缩丸一次8～12丸,一日3次。大蜜丸一次1丸,一日2～3次。水蜜丸一次6g,一日2～3次。片剂:口服。一次6～8片,一日1～3次。	丸剂:药典,基药,医保 片剂:药典,医保
脾肾阳衰证	桂附理中丸	补肾助阳,温中健脾。	用于肾阳衰弱,脾胃虚寒,脘腹冷痛,呕吐泄泻,四肢厥逆。	用姜汤或温开水送服,一次1丸,一日2次。儿童用量酌减,或遵医嘱。	药典,医保

续表

证型	药物名称	功能	主治病证	用法用量	备注
脾肾阳衰证	金匮肾气丸（片）	温补肾阳，化气行水。	用于肾虚水肿，腰膝酸软，小便不利，畏寒肢冷。	丸剂：口服。规格（1）大蜜丸一次1丸，规格（2）水蜜丸一次4～5g（20～25粒），一日2次。片剂：口服。一次4片，一日2次。	丸剂：药典，医保 片剂：药典，医保
	黄芪建中丸	补气散寒，健胃和中。	用于中气不足，心悸气短，恶寒腹痛，身体衰弱。	口服。一次1丸，一日2次；儿童用量酌减，或遵医嘱。	药典
	人参健脾丸	补气健脾，和胃消食。	用于脾胃虚弱之精神倦怠、面色萎黄、不思饮食、脘腹胀满或嘈杂泛酸、肠鸣泄泻等症。	口服。小蜜丸一次9g，大蜜丸一次1丸，浓缩丸一次24丸，一日3次。儿童用量酌减，或遵医嘱。	大蜜丸：药典，医保 小蜜丸：药典，医保
	人参养荣丸	温补气血。	用于心脾不足，气血两亏，形瘦神疲，食少便溏，病后虚弱。	口服。大蜜丸一次1丸，小蜜丸一次6g，一日1～2次；儿童用量酌减，或遵医嘱。	大蜜丸：药典，医保 小蜜丸：药典，医保
	桂附地黄丸（胶囊、口服液、片）	温补肾阳。	用于肾阳不足，腰膝酸冷，小便不利或反多，痰饮喘咳。	丸剂：口服。大蜜丸一次1丸，小蜜丸一次9g，水蜜丸一次6g，浓缩丸一次8丸，一日2次。儿童用量酌减，或遵医嘱。胶囊：口服。一次5粒，一日2次。口服液：口服。一次1支，一日2次。片剂：口服。一次4～6片，一日2次。	丸剂：药典，医保 胶囊：药典，医保 口服液：药典 片剂：药典，医保
	六味地黄丸	滋阴补肾。	用于肾阴亏损，头晕耳鸣，腰膝酸软，骨蒸潮热，盗汗遗精。	口服。水蜜丸一次6g，小蜜丸一次9g，大蜜丸一次1丸，一日2次。儿童用量酌减，或遵医嘱。	

续表

证型	药物名称	功 能	主治病证	用法用量	备注
阴虚风动证	养血安神丸（片）	滋阴养血，宁心安神。	用于阴虚血少，头眩心悸，失眠健忘，手足心热。	丸剂：口服。一次6g，一日3次。片剂：口服。一次5片，一日3次。儿童用量酌减，或遵医嘱。	
	天麻钩藤颗粒	平肝熄风，清热安神。	用于肝阳上亢，高血压等所引起的头痛、眩晕、耳鸣、眼花、震颤、失眠。	开水冲服。一次1袋，一日3次。儿童用量酌减，或遵医嘱。	药典，医保
	天麻丸（片）	祛风除湿，舒筋通络，活血止痛。	用于肝肾不足，风湿瘀阻，肢体拘挛，手足麻木，腰腿酸痛；风痉口噤，腰背强直，不可转侧；肝热生风，头晕头痛，手足挛痛麻木，或半身不遂；肝风筋脉拘挛，脚膝疼痛，心神虚烦。	丸剂：口服。大蜜丸一次1丸，水蜜丸一次6g，一日2～3次。片剂：口服。一次6片，一日2～3次。	丸剂：药典，医保 片剂：药典，医保
	静灵口服液	滋阴潜阳，宁神益智。	用于儿童多动症，见有注意力涣散，多动多语，冲动任性，学习困难，舌质红，脉细数等肾阴不足，肝阳偏旺证者。	口服。3～5岁，一次半支，一日2次；6～14岁，一次1支，一日2次；14岁以上，一次1支，一日3次。	药典
	知柏地黄丸	滋阴降火。	用于阴虚火旺，潮热盗汗，口干咽痛，耳鸣遗精，小便短赤。	口服。大蜜丸一次1丸，一日2次；浓缩丸一次8丸（约4/5瓶盖），一日3次；小蜜丸一次9g，一日2次；水蜜丸一次6g，一日2次。	丸剂：药典，基药，医保

睡惊症

睡惊症（sleep terrors）又名夜惊症（night terrors），即白天如常，入夜则啼哭不安，时哭时止，或寐后定时啼哭，甚则通宵达旦为主要特征的一种病证。俗称"夜哭郎"。本病主要见于婴幼儿，一般预后良好，随着年龄的增长并通过调治而愈。

夜惊症的患儿常于睡眠中突然惊起，两眼直视或紧闭、尖叫、啼哭、手足乱动、坐于床上或下地走动，表情惊恐神情极度恐惧，可伴有汗出、呼吸急促、心率加快等表现，需经摇晃几下才能唤醒；如果未能唤醒，一般在醒时对夜惊发作一事通常表现为没有记忆；如记忆被唤醒，则患儿能记得惊恐的感觉，具体的梦境内容却很少能被记住。发作持续时间：典型表现持续15秒~1分钟，可长达15分钟。

在中医学中应当属于"夜啼"的范畴。中医认为小儿夜啼常因脾寒、心热、惊骇、食积而发病。夜惊的频繁发作，会减缓孩子的生长发育，对患儿的心理因素影响也很大。

一、中医病因病机分析及常见证型

夜惊多为小儿神气怯弱，元气未充，不耐意外刺激，若乍见异物，乍闻异声，或不慎跌仆，暴受惊恐，使神明受扰而出现；或由于孕母素体虚寒，或贪凉饮冷，致胎儿禀赋不足，脾寒内生；也有婴幼儿调护不慎，腹部受寒者；或孕母性情急躁、嗜食香燥炙煿之物，火伏热郁，致胎儿出生后即内有蕴热，出生后，又吮母乳，蕴热尤甚，热踞心经；亦有因重衣厚被，室内闷热，小儿受热，热积于心者。另外，与家庭紧张气氛、白昼过度的运动、生活意外事件及睡前恐怖、兴奋、惊险视听活动等都可能有关。

总之，夜惊的主要病因是因寒、因热、因惊、因积而致。其主要病位在心脾。根据感邪及疾病的发病特点的不同，小儿睡惊症常分为脾胃虚寒、心经积热、暴受惊恐、乳食积滞等四证。

二、辨证选择中成药

1. 脾胃虚寒

【临床表现】夜间啼哭，声音低微，面色苍白，四肢欠温，喜伏卧，腹部发凉，弯腰蜷腿哭闹，不思饮食，大便溏薄，小便清长。舌淡苔白，脉细缓，指纹淡红。

【辨证要点】夜间啼哭，声音低微，面色苍白，四肢欠温，腹部发凉，不思饮食，舌淡苔白，脉细缓。

【病机简析】夜属阴，脾为至阴，阴盛脾寒更盛，寒凝气滞，气机不利，故腹中作痛而啼。脾脏虚寒，气阳不足，故哭声低微，面色苍白，四肢欠温，腹部发凉，弯腰蜷腿。脾虚失健，运化无力，则大便溏薄。舌淡苔白，指纹淡红，乃虚寒之象。

【治法】温中健脾散寒。

【辨证选药】可选附子理中丸（片）、黄芪建中丸。

此类中成药多由附子、党参、炒白术、甘草、干姜等组成，有良好的温中健脾散寒的作用。

2. 心经积热

【临床表现】夜间啼哭，声音响亮，面赤唇红，烦躁不安，口鼻出气热，夜寐不安，一惊一乍，身腹俱暖，大便秘结，小便短赤。舌尖红、苔黄，脉滑数，指纹红紫。

【辨证要点】夜间啼哭，声音响亮，面赤唇红，烦躁不安，大便秘结，小便短赤。舌尖红、苔黄，脉滑数。

【病机简析】夜属阴，心主火属阳，至夜阴气盛阳气衰，阳衰无力与伏火相搏，热扰神明，故入夜心烦而啼哭。因火热内伏，故见哭声响亮，面赤唇红，烦躁不安，身腹俱暖，大便秘结，小便短赤。舌尖红、苔黄，指纹红紫，均为积热之象。

【治法】清心导赤，除烦安神。

【辨证选药】可选导赤丸，健儿乐冲剂（颗粒）、保婴镇惊丸。

此类中成药含有连翘、黄连、栀子（姜炒）、竹叶、滑石、黄芩、白芍、钩藤、大黄、山楂，具有清心导赤、除烦安神之功效。

3. 暴受惊恐

【临床表现】夜间啼哭，声音尖锐，面色青灰，心神不宁，惊惕不安，睡中易醒，梦中啼哭，声惨而紧，呈恐惧状，紧偎母怀，指纹青紫，脉来急数。

【辨证要点】夜间啼哭，声音尖锐，面色青灰，睡中易醒，啼哭声惨，呈恐惧状，指纹青紫，脉来急数。

【病机简析】心主惊，心藏神，暴受惊恐，心神不宁，惊惕不安，故寐中突然啼哭，声音尖锐，表情恐惧，时作惊惕。暴受惊恐，心虚胆怯，故面色青灰。指纹青紫，脉来急数为暴受惊恐之象。

【治法】镇惊安神。

【辨证选药】可选琥珀抱龙丸、安神温胆丸、牛黄镇惊丸、牛黄抱龙丸、安神丸、枣仁安神颗粒（胶囊）等。

此类中成药多含有牛黄、琥珀、珍珠母、酸枣仁等药物，具有较好的镇静安神,平肝熄风的效果,以达到止啼定志的目的。

4. 乳食积滞

【临床表现】 夜间啼哭,厌食吐乳,嗳腐泛酸,腹痛胀满,睡卧不安,大便酸臭,舌苔厚腻,指纹紫滞。

【辨证要点】 夜间啼哭,厌食吐乳,腹痛胀满,睡卧不安,大便酸臭,舌苔厚腻,指纹紫滞。

【病机简析】 食积日久,郁而化热;或小儿素有内热。热与积合,积热内生。热腐积食则嗳腐酸馊,大便酸臭,腹痛胀满,故而睡卧不安,甚则啼哭。舌苔厚腻,指纹紫滞皆食热内蒸之象。

【治法】 消食导滞,镇静安神。

【辨证选药】 可选小儿七星茶糖浆、小儿珠黄散、小儿葫芦散。此类中成药均有具有消食导滞、镇静安神之功效。

三、用药注意

临床选药必须以辨证论治的思想为指导,针对不同证型,选择与其相对证的药物,才能收到较为满意的疗效。另外,儿童中枢神经系统发育尚未完善,临床用药应根据病情变化,严格按照药物剂量服用。用药时注意饮食宜清淡,富含水分及营养,切忌肥甘油腻、辛辣刺激等食物,以防影响药效的发挥。药品贮藏宜得当,一般需存放于阴凉干燥处,若药品性状发生改变,应禁止服用。对于具体药品的饮食禁忌、配伍禁忌、证候禁忌、病证禁忌、特殊体质禁忌、特殊人群禁忌等,各药品的用药说明中均有详细介绍,用药前务必仔细阅读。

附一

常用治疗睡惊症的中成药药品介绍

（一）脾胃虚寒常用中成药品种

附子理中丸（片）

【处方】 附子（制）、党参、白术（炒）、干姜、甘草。

【功能与主治】 温中健脾。用于脾胃虚寒，脘腹冷痛，呕吐泄泻，手足不温。

【用法与用量】

丸剂：口服。浓缩丸一次 8～12 丸，一日 3 次。大蜜丸一次 1 丸，一日 2～3 次。水蜜丸一次 6g，一日 2～3 次。

片剂：口服。一次 6～8 片，一日 1～3 次。

【禁忌】 对本药过敏者禁用，过敏体质者慎用。

【注意事项】

1．忌不易消化食物。

2．感冒发热患儿不宜服用。

3．有高血压、心脏病、肝病、糖尿病、肾病等慢性病严重者应在医师指导下服用。

4．本品不宜长期服用。

5．服药 2 周症状无改善者，应去医院就诊。

6．吐泻严重者应及时去医院就诊。

7．不适用于急性胃肠炎，泄泻兼有大便不畅，肛门灼热者。慢性胃肠炎、泄泻患儿服药 3 天后症状未改善应去医院就诊。

8．本品有附子，服药后如有血压增高、头痛、心悸等症状，应立即停药，去医院就诊。

【规格】

丸剂：浓缩丸每 8 丸相当于原生药 3g，大蜜丸每丸重 9g，水蜜丸每袋装 6g。

片剂：每片重 200mg。

【贮藏】密封。

黄芪建中丸

【处方】黄芪、肉桂（去粗皮）、白芍、甘草（蜜炙）、大枣（去核）、蜂蜜（炼）。

【功能与主治】补气散寒，健胃和中。用于中气不足，心悸气短，恶寒腹痛，身体衰弱。

【用法与用量】口服。一次 1 丸，一日 2 次。儿童用量酌减，或遵医嘱。

【规格】每丸重 9g。

【贮藏】密封。

（二）心经积热常用中成药品种

导赤丸

【处方】连翘、黄连、栀子（姜炒）、木通、玄参、天花粉、赤芍、大黄、黄芩、滑石。

【功能与主治】清热泻火，利尿通便。用于火热内盛所致的口舌生疮，咽喉疼痛，心胸烦热，小便短赤，大便秘结。

【用法与用量】 口服。一次 1 丸,一日 2 次;周岁以内小儿酌减。

【注意事项】

1．忌辛辣食物。

2．不宜在服药期间同时服用滋补性中药。

3．高血压、心脏病、肝病、糖尿病、肾病等慢性病严重者应在医师指导下服用。

4．服药后大便次数增多且不成形者,应酌情减量。

5．扁桃体有化脓或发热体温超过 38.5℃的患儿应去医院就诊。

6．脾虚便溏者应在医师指导下服用。

7．本品不宜长期服用。

8．服药 3 天症状无缓解,应去医院就诊。

9．对本品过敏者禁用,过敏体质者慎用。

【规格】 每丸重 3g。

【贮藏】 密封。

健儿乐冲剂(颗粒)

【处方】 山楂、竹叶卷心、钩藤、白芍、甜叶菊、鸡内金。

【功能与主治】 清热平肝,清心除烦,健脾消食。用于儿童烦躁不安,夜惊夜啼,夜眠不宁,消化不良。

【用法与用量】 口服。3 岁以下小儿,一次 5g;3~6 岁,一次 10g,一日 2 次;7~12 岁,一次 10g,一日 3 次。

【禁忌】 过敏体质者慎用。

【注意事项】

1．忌巧克力及带颜色的饮料,以及油腻厚味等的食品。

2. 服药 1～2 周症状无改善者，应及时到医院咨询医师。

【规格】每袋装 10g。

【贮藏】密封。

保婴镇惊丸

【处方】大黄、甘草、朱砂。

【功能与主治】清热，镇惊，导滞。用于急热惊风或伴有实热痰盛，目赤口疮，大便燥结，小便黄赤者。

【用法与用量】口服。一次 1 丸，一日 1 次；周岁以内酌减。

【禁忌】服药期间，忌食辛辣、油腻之物。

【注意事项】病退即止，不可久服。

【规格】每丸重 1.5g。

【贮藏】密封。

（三）暴受惊恐常用中成药品种

本证型中"安神丸"的内容见"热性惊厥"中"惊恐惊风常用中成药品种"。

琥珀抱龙丸

【处方】牛黄、琥珀、雄黄、赤苓、胆南星（酒蒸）、全蝎、朱砂、天竺黄、麝香、僵蚕（麸炒）。

【功能与主治】镇静安神，清热化痰。用于发热抽搐，烦躁不安，痰喘气急，惊痫不安。

【用法与用量】口服。小儿一次 1 丸，婴儿一次 1/3 丸，一日 2 次，化服。

【注意事项】本品含朱砂，不宜过量久服，肝肾功能不全者慎用。

【规格】每丸重 1.8g。

【贮藏】密封，防潮。

安神温胆丸

【处方】制半夏、陈皮、竹茹、酸枣仁（炒）、枳实、远志（制）、五味子、人参、熟地黄、茯苓、朱砂、甘草、大枣。

【功能与主治】和胃化痰，安神定志。用于心胆虚怯，触事易惊，心悸不安，虚烦不寐。

【用法与用量】口服。一次 1 丸，一日 2 次。儿童用量酌减，或遵医嘱。

【注意事项】本品含朱砂，不宜过量久服，肝肾功能不全者慎用。

【规格】每丸重 10g。

【贮藏】密封。

牛黄镇惊丸

【处方】牛黄、全蝎、僵蚕（炒）、珍珠、麝香、朱砂、雄黄、天麻、钩藤、防风、琥珀、胆南星、白附子（制）、半夏（制）、天竺黄、冰片、薄荷、甘草。

【功能与主治】镇惊安神，祛风豁痰。用于小儿惊风，高热抽搐，牙关紧闭，烦躁不安。

【用法与用量】口服。水蜜丸一次 1g，小蜜丸一次 1.5g，大蜜丸一次 1 丸，一日 1～3 次；3 岁以内小儿酌减。

【注意事项】本品含朱砂，不宜过量久服，肝肾功能不全者慎用。

【规格】大蜜丸每丸重 1.5g。

【贮藏】密封，置阴凉干燥处。

牛黄抱龙丸

【处方】牛黄、胆南星、天竺黄、茯苓、琥珀、麝香、全蝎、僵蚕（炒）、雄黄、朱砂。

【功能与主治】清热镇惊，祛风化痰。用于小儿风痰壅盛，高热神昏，惊风抽搐。

【用法与用量】口服。一次 1 丸，一日 1～2 次；周岁以内小儿酌减。

【注意事项】服用前应除去蜡皮、塑料球壳；本品可嚼服，也可分份吞服。

【规格】每丸重 1.5g。

【贮藏】密封。

枣仁安神颗粒（胶囊）

【处方】酸枣仁（炒）、丹参、五味子（醋炙），辅料为蜂蜜。

【功能与主治】补心安神。适用于用于失眠、头晕、健忘。

【用法与用量】

颗粒剂：开水冲服。一次 5g，一日 1 次，临睡前服。

胶囊：口服。一次 5 粒，一日 1 次，临睡前服用。

【禁忌】服药期间，忌食寒凉、辛辣、油腻之物。

【注意事项】

1. 由于消化不良导致的睡眠差者忌用。

2．按照用法用量服用，糖尿病患儿应在医师指导下服用。

3．服药 2 周症状未缓解，应去医院就诊。

【规格】

颗粒剂：每袋装 5g。

胶囊：每粒装 0.45g。

【贮藏】密封，置阴凉干燥处。

（四）乳食积滞常用中成药品种

小儿七星茶糖浆

【处方】薏苡仁、稻芽、山楂、淡竹叶、钩藤、蝉蜕、甘草。

【功能与主治】定惊消滞。用于小儿消化不良，不思饮食，二便不畅，夜寐不安。

【用法与用量】口服。一次 10～20ml，一日 2 次，婴儿酌减。

【注意事项】

1．忌食生冷、油腻等不易消化食品。

2．治疗 1 周后症状未见改善者，应及时到医院咨询医师。

3．对本品过敏者禁用，过敏体质者慎用。

【规格】每瓶装 10ml。

【贮藏】密封。

小儿珠黄散

【处方】大黄、牵牛子、槟榔、黄连、化橘红、珍珠、牛黄、琥珀、朱砂、冰片。

【功能与主治】泻火导滞，镇惊安神。用于小儿宿食夹热引起的面赤唇红,身热不安,咳嗽痰鸣,小便短赤,大便秘结,惊风抽搐。

【用法与用量】口服。一次0.75g,一日2次;周岁以内小儿酌减。

【注意事项】本品含朱砂,不宜过量久服,肝肾功能不全者慎用。

【规格】每瓶装1.5g。

【贮藏】密封,防潮。

小儿葫芦散

【处方】橘红、茯苓、朱砂、鸡内金(炒)、天竺黄、僵蚕(麸炒)、半夏曲、琥珀、全蝎、天麻、川贝母、冰片、葫芦蛾。

【功能与主治】化痰消食,镇惊祛风。用于痰喘咳嗽,脘腹胀满,胸膈不利,吐乳不食,小儿惊风。

【用法与用量】口服。周岁以内,一次0.15g;1～3岁,一次0.3g;4～6岁,一次0.6g,一日1～2次。

【注意事项】本品含朱砂,不宜过量久服,肝肾功能不全者慎用。

【规格】每袋装0.3g。

【贮藏】密封,防潮。

【药理毒理】白氏等[1]将葫芦散以生药6g/kg的剂量灌胃给药4周,大鼠未出现毒性反应,而6g/kg的剂量相当于临床剂量的100倍,这为小儿葫芦散的临床用药提供了重要的参考依据。

【参考文献】

[1] 白瑶,朴晋华.小儿葫芦散对大鼠毒性的实验研究[J].山西中医学院学报,2006,6:15-16.

附二

治疗睡惊症的常用中成药简表

证型	药物名称	功能	主治病证	用法用量	备注
脾胃虚寒	附子理中丸（片）	温中健脾。	用于脾胃虚寒，脘腹冷痛，呕吐泄泻，手足不温。	丸剂：口服。大蜜丸一次1丸，水蜜丸一次6g，一日2~3次；浓缩丸一次8~12丸，一日3次。片剂：口服。一次6~8片，一日1~3次。	药典，基药，医保
	黄芪建中丸	补气散寒，健胃和中。	用于中气不足，心悸气短，恶寒腹痛，身体衰弱。	口服。一次1丸，一日2次；儿童用量酌减，或遵医嘱。	药典
心经积热	导赤丸	清热泻火，利尿通便。	用于火热内盛所致的口舌生疮、咽喉疼痛、心胸烦热、小便短赤、大便秘结。	口服。一次1丸，一日2次；周岁以内小儿酌减。	
	健儿乐冲剂（颗粒）	清热平肝，清心除烦，健脾消食。	用于儿童烦躁不安，夜惊夜啼，夜眠不宁，消化不良。	口服。3岁以下，一次5g，一日2次；3~6岁，一次10g，一日2次；7~12岁，一次10g，一日3次。	药典
	保婴镇惊丸	清热，镇惊，导滞。	用于急热惊风或伴有实热痰盛，目赤口疮，大便燥结，小便黄赤者。	口服。一次1丸，一日1次；周岁以内酌减。	
暴受惊恐	琥珀抱龙丸	镇静安神，清热化痰。	用于发热抽搐，烦躁不安，痰喘气急，惊痫不安。	口服。小儿一次1丸，婴儿一次1/3丸，一日2次，化服。	药典

续表

证型	药物名称	功能	主治病证	用法用量	备注
暴受惊恐	安神温胆丸	和胃化痰，安神定志。	用于心胆虚怯，触事易惊，心悸不安，虚烦不寐。	口服。一次1丸，一日2次。儿童用量酌减，或遵医嘱。	药典
	牛黄镇惊丸	镇惊安神，祛风豁痰。	用于小儿惊风，高热抽搐，牙关紧闭，烦躁不安。	口服。水蜜丸一次1g，小蜜丸一次1.5g，大蜜丸一次1丸，一日1～3次；3岁以内小儿酌减。	药典
	牛黄抱龙丸	清热镇惊，祛风化痰。	用于小儿风痰壅盛，高热神昏，惊风抽搐。	口服。一次1丸，一日1～2次；周岁以内小儿酌减。	药典
	安神丸	清热镇惊，散风化痰。	见"热性惊厥""惊恐惊风常用中成药品种"。	见"热性惊厥""惊恐惊风常用中成药品种"。	见"热性惊厥""惊恐惊风常用中成药品种"。
	枣仁安神颗粒（胶囊）	养血安神。	用于心血不足所致的失眠、健忘、心烦、头晕；神经衰弱症见上述证候者。	颗粒剂：开水冲服。一次5g，临睡前服。胶囊：口服。一次5粒，一日1次，临睡前服用。	基药、医保
乳食积滞	小儿七星茶糖浆	定惊消滞。	用于小儿消化不良，不思饮食，二便不畅，夜寐不安。	口服。一次10～20ml，一日2次；婴儿酌减。	医保
	小儿珠黄散	泻火导滞，镇惊安神。	用于小儿宿食夹热引起的面赤唇红，身热不安，咳嗽痰鸣，小便短赤，大便秘结，惊风抽搐。	口服。一次0.75g，一日2次；周岁以内小儿酌减。	药典
	小儿葫芦散	化痰消食，镇惊祛风。	用于痰喘咳嗽，脘腹胀满，胸膈不利，吐乳不食，小儿惊风。	口服。周岁以内，一次0.15g；1～3岁，一次0.3g；4～6岁，一次0.6g，一日1～2次。	药典

流行性腮腺炎

流行性腮腺炎，是由腮腺炎病毒引起的一种急性传染病，该病毒主要侵犯腮腺，也可侵犯各种腺组织、神经系统及肝、肾、心脏、关节等几乎所有的器官。除腮腺肿痛外，还可引起脑膜脑炎、睾丸炎、胰腺炎、卵巢炎等症状。本病一年四季均可发病，以冬、春季易于流行，是儿童和青少年中常见的呼吸道传染病，多见于4～15岁的儿童和青少年，亦可见于成人，在学校、托儿所、幼儿园等儿童集中的地方易暴发流行，曾在我国多个地方发生大流行，成为严重危害儿童身体健康的重点疾病之一。

本病在发病前2～3周有流行性腮腺炎接触史。初期可有发热、乏力、肌肉酸痛、食欲不振、头痛、呕吐、咽痛等症状，但多数患儿症状不重或不明显。起病1～2d腮腺肿胀，一般先见于一侧，1～2d后对侧肿胀。体征可见腮腺肿胀，以耳垂为中心向周围蔓延，边缘不清楚，局部皮肤不红，表面灼热，有弹性感及触痛。腮腺管口可见红肿。患儿感到局部疼痛和感觉过敏，张口、咀嚼时更明显。部分患儿有颌下腺、舌下腺肿胀。同时伴中等度发热，少数高热。腮腺肿胀大多于1～3d到达高峰，持续4～5d逐渐消退而回复正常，整个病程约10～14d。实验室检查发现血白细胞计数可正常，或稍降低，分类计数淋巴细胞相对增加。血及尿中淀粉酶增高。不典型病例可无腮腺肿胀而以单纯睾丸炎或脑膜脑炎的症状出现，也有仅见颌下腺或舌下腺肿胀者。

现代医学临床常根据病情酌情采用抗病毒药物、抗生素、维生素C等进行治疗。一旦出现并发症时，在上述治疗基础上，及时对症处理。睾丸炎抗病毒治疗同时应用激素、睾丸局部冷敷、制动等对症处理。心肌炎者给予大量维生素C及心肌营养药物治疗。胰腺炎治疗应禁饮食、输液、反复注射阿托品或山莨菪碱，早期应用皮质激素。脑膜脑炎治疗可按乙型脑炎处理，高热、头痛、呕吐时给予适量利尿剂脱水。

本病中医称之为"痄腮"，是由于邪毒壅阻足少阳经脉，与气血相搏，凝滞于耳下腮部。《疮疡经验全书·痄腮毒》记述："此毒受在牙根耳聍，通过肝肾气血不流，壅滞颊腮，此是风毒症。"

一、中医病因病机分析及常见证型

中医学认为痄腮是因外感风温邪毒，从口鼻而入，夹痰化火，遏阻少阳、阳明经脉，郁而不散，失于疏泄，结于腮部所致。少阳与厥阴互为表里，足厥阴之脉循少腹络阴器，若受邪较重则常常并发少腹痛、睾丸肿胀。若温毒炽盛，热极生风，内窜心肝，则出现高热、昏迷、痉厥等变证。

本病辨证以经络辨证为主，同时分为常证与变证。病以局部症状为主，在少阳经，为常证；病以全身症状为主，如高热不退、神志不清、反复抽搐，或睾丸肿痛、少腹肿痛，在少阳、厥阴二经，为变证。常证分为：邪犯少阳、热毒壅盛；变证分为：邪陷心肝、毒窜睾腹。

二、辨证选择中成药

1. 邪犯少阳证

【临床表现】 一侧或两侧耳下以耳垂为中心的腮部漫肿疼痛，咀嚼不便，伴有轻微恶寒发热，全身轻度不适，咽红，舌红苔薄黄，脉浮数。

【辨证要点】 耳下腮部漫肿疼痛，咀嚼不便，伴有轻微恶寒发热为特征，全身症状较轻。

【病机简析】 时邪从口鼻而入，侵犯足少阳胆经，胆经起于眼外眦，经耳前耳后下行于身体两侧，邪毒循经上攻腮颊，与气血相搏，凝滞于耳下腮部，而致腮部肿胀疼痛。邪毒郁于肌表，致发热恶寒，邪毒郁阻经脉，关节不利，致咀嚼不便。

【治法】 疏风散热，消肿散结。

【辨证选药】 可选腮腺炎片、银翘解毒丸（颗粒、胶囊、软胶囊、片）、桑菊感冒片（合剂、颗粒、丸）、风热感冒颗粒、双黄连合剂（口服液、颗粒、胶囊、片）、柴胡口服液（滴丸）、柴黄颗粒（口服液、片、胶囊）、柴胡注射液、夏枯草颗粒（胶囊、口服液）、芎菊上清丸（颗粒、片）、小儿宝泰康颗粒、小儿热速清口服液（颗粒）。

此类中成药的组方常以银花、连翘疏风清热，柴胡、黄芩清利少阳，荆芥、薄荷、豆豉等疏风解表，竹叶、芦根清热生津，栀子、牛蒡子、板蓝根、桔梗等解毒利咽，赤芍、夏枯草疏肝散结，从而起到良好的疏风散热，消肿散结的作用。

2. 热毒壅盛证

【临床表现】 腮部锨热疼痛，坚硬拒按，咀嚼困难，高热，烦躁，头痛，咽痛，口渴，颌下肿块胀痛，大便干结，小便黄赤，舌红苔黄厚，脉滑数。

【辨证要点】 腮部锨热疼痛，坚硬拒按，咀嚼困难，同时以高热，烦躁，头痛等全身症状为特征。本证容易产生变证，需及早辨识。

【病机简析】 时邪病毒壅盛于少阳经脉，循经上攻腮颊，气血凝滞不通，致腮部肿胀，疼痛，坚硬拒按，张口咀嚼不便；热毒炽盛，则高热不退；邪热扰心，则烦躁不安；热毒伤津，则口渴，小便黄赤。

【治法】 清热解毒，软坚散结。

【辨证选药】 可选用赛金化毒散、蒲地蓝消炎口服液、板蓝根颗粒、小儿化毒散（胶囊）、疏风解毒胶囊、清热解毒颗粒、黄连上清丸（颗粒、胶囊、片）、牛黄解毒丸（胶囊、软胶囊、片）、牛黄上清丸（胶囊、片、软胶囊）、银黄口服液（颗粒、胶囊、片）、防风通圣丸（颗粒）。

此类中成药的组方常以牛黄、板蓝根清热解毒，大黄、虎杖清热凉血，败酱草消痈排脓，川贝、乳香消肿止痛、软坚散结。

3. 邪陷心肝证

【临床表现】 高热，耳下腮部肿痛，坚硬拒按，神昏，嗜睡，项强，反复抽搐，头疼，呕吐，舌红，苔黄，脉弦数。

【辨证要点】 高热，耳下腮部肿痛，同时见神昏，嗜睡，项强，反复抽搐，头疼。

【病机简析】 足少阳胆经与足厥阴肝经互为表里，热毒炽盛，邪盛正衰，邪陷厥阴，扰动肝风，蒙蔽心包，可见高热、抽搐、昏迷等症。

【治法】 清热解毒,熄风开窍。

【辨证选药】 可选用安宫牛黄丸、清开灵颗粒(胶囊、片)、安脑丸(片)、至宝丹、紫雪丹、小儿牛黄散。

此类中成药常用牛黄开窍而醒神,熄风化痰而镇惊,黄连、黄芩、栀子苦寒清热,朱砂、珍珠镇静安神通心窍,雄黄解毒辟秽,麝香、冰片芳香开窍,水牛角粉清热凉血。

4. 毒窜睾腹证

【临床表现】 腮部肿胀消退后,一侧或双侧睾丸肿胀疼痛,或脘腹疼痛,少腹疼痛,痛时拒按,舌红,苔黄,脉数。

【辨证要点】 腮部肿胀消退后,睾丸肿胀疼痛,或脘腹疼痛,少腹疼痛。

【病机简析】 足厥阴肝经循少腹络阴器,邪毒内传,引睾窜腹,可见睾丸肿胀、疼痛,或少腹疼痛等症。

【治法】 清肝泻火,活血止痛。

【辨证选药】 可选用龙胆泻肝丸(片)、当归龙荟丸、泻青丸。

此类中成药常用龙胆草上泻肝胆实火,下清下焦湿热,黄芩、栀子、黄连、黄柏苦寒泻火,泽泻、木通、车前子清热利湿,生地、当归滋阴养血。

三、用药注意

临床选药必须以辨证论治的思想为指导,针对不同证型,选择与其相对证的药物,才能收到较为满意的疗效。饮食宜清淡,切忌肥甘油腻食物,以防影响药效的发挥。药品贮藏宜得当,存于阴凉干燥处,若药品性状发生改变禁止服用。药品必须妥善保管,放在儿童不能接触的地方,以防发生意外。儿童若需用药,务请咨询医生，并必须在成人的监护下使用。对于具体药品的饮食禁忌、配伍禁忌、妊娠禁忌、证候禁忌、病证禁忌、特殊体质禁忌、特殊人群禁忌等，各药品具体内容中均有详细介绍，用药前务必仔细阅读。

附一

常用治疗流行性腮腺炎的中成药药品介绍

（一）邪犯少阳证常用中成药品种

腮腺炎片

【处方】蓼大青叶、板蓝根、连翘、蒲公英、夏枯草、牛黄。

【功能与主治】清热解毒，消肿散结。用于腮腺炎，症见腮部漫肿疼痛，咀嚼不便，伴有轻微恶寒发热，全身轻度不适，咽红，舌红苔薄黄，脉浮数。

【用法与用量】口服。一次6片，一日3次。

【注意事项】

1. 本品苦寒泻热，易伤正气，体弱、脾胃虚寒者当中病即止，不宜长期使用。

2. 服药期间，要卧床休息，多喝水，忌生冷、油腻、辛辣、腥味食物。

3. 服药期间，发热不退，腮肿加重，需及时到医院诊治。

【规格】每片重0.3g。

【贮藏】密封。

银翘解毒丸(颗粒、胶囊、软胶囊、片)

【处方】金银花、连翘、薄荷、荆芥、淡豆豉、牛蒡子(炒)、桔梗、淡竹叶、甘草。

【功能与主治】疏风解表,清热解毒。用于风热感冒,症见发热头痛,咳嗽口干,咽喉疼痛。

【用法与用量】

丸剂:规格(1)浓缩蜜丸,规格(2)大蜜丸、水蜜丸,用芦根煎汤或温开水送服,一次1丸,一日2~3次。规格(3)浓缩丸,口服,一次0.7~0.8g,一日3次。

颗粒剂:开水冲服。规格(1)一次5g,规格(2)一次15g,一日3次;重症者加服1次。

胶囊:口服。一次4粒,一日2~3次。

软胶囊:口服。一次2粒,一日3次。

片剂:口服。规格(1)、(2)、(3)一次4片,一日2~3次。

【注意事项】

1.忌辛辣、生冷、油腻食物。

2.不宜在服药期间同时服用滋补性中成药。

3.风寒感冒者不适用,其表现为恶寒重,发热轻,无汗,鼻塞流清涕,口不渴,咳吐稀白痰。

4.有高血压、心脏病、肝病、糖尿病、肾病等慢性病严重者或正在接受其它治疗的患儿,均应在医师指导下服用。

5.服药3天后,症状无改善,或出现发热咳嗽加重,并有其他症状如胸闷、心悸等时应去医院就诊。

【规格】

丸剂：(1) 每丸重 3g，(2) 每丸重 9g，(3) 每 10 丸重 1.5g。

颗粒剂：(1) 每袋装 2.5g，(2) 每袋装 15g。

胶囊：每粒装 0.4g。

软胶囊：每粒装 0.45g。

片剂：(1) 每片重 0.3g，(2) 素片每片重 0.5g，(3) 薄膜衣片每片重 0.52g。

【贮藏】 密封。

【药理毒理】 银翘解毒片有一定解热、抗炎和抗病原微生物作用。

・解热作用　银翘解毒片灌胃给药 2 天，对三联菌苗所致大鼠发热有解热作用[1]。

・抗菌作用　银翘解毒片灌胃给药，能降低肺炎双球菌感染小鼠的死亡率。体外试验，银翘解毒片对金黄色葡萄球菌、枯草杆菌、变形杆菌、沙门菌、肺炎链球菌、铜绿假单胞菌等均有抑制作用[1]。

・抗病毒作用　银翘解毒片腹腔注射，对甲型流感病毒粤防 72-243 感染小鼠有保护作用，但口服给药无效[1]。体外试验：银翘解毒片对流感病毒甲 1、甲 3 型有抑制作用[1]。

・镇痛作用　银翘解毒片对小鼠灌胃，能减少醋酸所致扭体次数，小鼠腹腔注射，能提高热板刺激的痛阈值[1]。

・毒理　长期毒性试验，银翘解毒片灌胃给药 10 周，大鼠体重增长、血液学、血液生化学、主要脏器组织学检查均未见明显异常，停药 2 周亦无异常发现[2]。

【临床报道】 来自门诊的风热感冒所致发热头痛患儿 972 例，分别用银翘解毒丸、银翘解毒片、银翘解毒蜜治疗。银翘解毒丸2个疗程治愈率75.2%（249例），有效率81.3%（269例）。银翘解毒片2个疗程治愈率78.9%（228例），有效率86.5%（250例）。银翘解毒蜜2个疗程治愈率83.0%（292例），有效率92.6%（326例）[3]。

【参考文献】

[1] 周远鹏，江京莉，严少敏，等.银翘解毒片的药理研究[J].中成药，1990，（1）：22.

[2] 王宗伟，吴杰，危建安，等.银翘解毒片长期毒性实验研究[J].中医研究，2001，14（3）：13.

[3] 书花，李潞勇，李文虎.银翘解毒丸改剂及疗效观察[J].中国民间疗法，2008，1：3.

桑菊感冒片（合剂、颗粒、丸）

【处方】 桑叶、菊花、连翘、薄荷素油、苦杏仁、桔梗、甘草、芦根。

【功能与主治】 疏风清热，宣肺止咳。用于风热感冒初起，头痛，咳嗽，口干，咽痛。

【用法与用量】

片剂：口服。一次4～8片，一日2～3次。

合剂：口服。一次10～15ml，一日3次，用时摇匀。

颗粒剂：开水冲服。一次1～2g，一日2～3次。

丸剂：口服。一次25～30粒，一日2～3次。

【注意事项】

1. 忌辛辣、生冷、油腻食物。

2. 不宜在服药期间同时服用滋补性中成药。

3. 风寒感冒者不适用，其表现为恶寒重，发热轻，无汗，鼻塞流清涕，口不渴，咳吐稀白痰。

4. 有高血压、心脏病、肝病、糖尿病、肾病等慢性病严重者、孕妇或正在接受其它治疗的患儿，均应在医师指导下服用。

5. 服药3天后，症状无改善，或出现发热咳嗽加重，并有其他症状如胸闷、心悸等时应去医院就诊。

【规格】

薄膜衣片：每片重0.62g。

合剂：每瓶装100ml，每支装10ml。

颗粒剂：每袋重11g。

丸剂：每100粒重15g。

【贮藏】密封。

【临床报道】观察传统中成药桑菊感冒片合复方丹参片治疗小儿风热犯肺型咳嗽100例，对照组60例（桑菊感冒片），治疗组总有效率97.0%，对照组总有效率93.3%[1]。

【参考文献】

[1] 王丽, 郭萍, 高云丽, 等. 桑菊感冒片合复方丹参片治疗小儿咳嗽100例 [J]. 中医儿科杂志, 2007, 3（4）: 36-37.

风热感冒颗粒

【处方】板蓝根、连翘、薄荷、荆芥穗、桑叶、芦根、牛蒡子、菊花、苦杏仁、桑枝、六神曲。

【功能与主治】清温解毒，宣肺利咽。用于感冒身热，鼻塞，头痛，咳嗽，多痰。

【用法与用量】口服。一次1袋，一日3次；小儿酌减。

【注意事项】

1．忌辛辣、生冷、油腻食物。

2．不宜在服药期间同时服用滋补性中成药。

3．风热感冒者不适用，其表现为发热重，微恶风，有汗，口渴，鼻流浊涕，咽喉红肿热痛，咳吐黄痰。

4．糖尿病患儿及有高血压、心脏病、肝病、肾病等慢性病严重者，均应在医师指导下服用。

5．服药3天后症状无改善，或出现发热咳嗽加重，并有其他严重症状如胸闷、心悸等时应去医院就诊。

【规格】每袋装10g。

【贮藏】密闭，防潮。

双黄连合剂（口服液、颗粒、胶囊、片）

【处方】金银花、黄芩、连翘。

【功能与主治】疏风解表，清热解毒。用于外感风热所致的感冒，症见发热、咳嗽、咽痛。

【用法与用量】

合剂：口服。一次20ml，一日3次；小儿酌减或遵医嘱。

口服液：口服。一次10ml，一日2次。

颗粒剂：口服或开水冲服。规格（1）一次10g，一日3次；6个月以下，一次2～3g；6个月～1岁，一次3～4g，1～3岁，一次4～5g；3岁以上儿童酌量或遵医嘱。规格（2）一次5g，一日3次；6个月以下，一次1～1.5g；6个月～1岁，一次1.5～2g，1～3岁，一次2～2.5g；3岁以上儿童酌量或遵医嘱。

胶囊：口服。一次4粒，一日3次；小儿酌减或遵医嘱。

片剂：口服。一次4片，一日3次；小儿酌减或遵医嘱。

【注意事项】

1．忌辛辣、生冷、油腻食物。

2．不宜在服药期间同时服用滋补性中药。

3．风寒感冒者不适用。

4．糖尿病患儿及有高血压、心脏病、肝病、肾病等慢性病严重者应在医师指导下服用。

5．脾虚便溏者应在医师指导下服用。

6．发热体温超过38.5℃的患儿，应去医院就诊。

7．服药3天症状无缓解，应去医院就诊。

8．对本品过敏者禁用，过敏体质者慎用。

【规格】

合剂：(1)每瓶装100ml，(2)每瓶装200ml。

口服液：(1)每支装10ml，(2)每支装20ml。

颗粒剂：(1)每袋装5g（相当于净饮片15g），(2)每袋装5g（相当于净饮片30g）。

胶囊：每粒装0.4g。

片剂：每片重0.53g。

【贮藏】密封，避光，置阴凉处。

【药理毒理】双黄连胶囊（颗粒、口服液）有解热、抗炎和一定抗病原微生物作用。

• 解热、抗炎作用　双黄连口服液22.5g（生药）/kg灌胃，对大肠杆菌内毒素所致家兔发热有解热作用[1]。双黄连口服液对二甲苯致小鼠耳肿胀、蛋清性大鼠足趾肿胀、H^+致小鼠腹腔毛细血管通透性提高均具明显的抑制作用；双黄连口服液能明显抑制发热模型家兔肛温的升高[2]。

• 抗菌作用 体外试验，双黄连口服液对甲型链球菌、乙型链球菌、大肠杆菌、铜绿假单胞菌、肺炎双球菌、金黄色葡萄球菌、白色葡萄球菌、变形杆菌、脑膜炎双球菌、白喉杆菌、幽门螺旋杆菌等有一定的抑制作用[1, 3-5]。

• 抗病毒作用 双黄连口服液对呼吸道合胞病毒（RSV）感染鼠有保护作用，能降低组织内病毒滴度，阻止体内病毒复制，抗RSV作用类似于同剂量的病毒唑[6]。能抗流感A3型病毒[7]。双黄连口服液灌胃，可减轻柯萨奇病毒B3感染所致病毒性心肌炎模型小鼠的心肌病理性损伤，抑制心肌内病毒的复制[8]。能显著抑制H9N2亚型禽流感病毒引起的小鼠肺炎实变，对感染小鼠有显著的生命保护作用，对感染病毒后小鼠脾脏和胸腺萎缩具有显著的抑制作用，并能提升感染小鼠脾脏中CD4+/CD8+值[9]。

• 毒理 急性毒性试验灌服双黄连口服液达225g（生药）/kg小鼠活动仍正常，也无死亡；长期毒性试验，双黄连口服液54g（生药）/kg和27g（生药）/kg给大鼠灌胃30天，体重、血液学指标、血液生化学指标、重要脏器系数及病理组织学检查均未见明显异常[10]。

【临床报道】用双黄连口服液治疗呼吸道感染100例，疗效显著，其有效率达99%。在退热、咽痛、咽充血、止咳、血象及胸片正常方面均优于对照组，故及早使用有利于缩短疗程，减少病情变化[11]，治疗流行性感冒比单纯利巴韦林滴注治疗具有更好的临床疗效[12]，对轻型甲型H1N1流感病例具有较好的疗效[13]。

【参考文献】

[1] 于震,王军,周红艳,等.双黄连粉剂抑菌、清热实验研究[J].中医研究,2000,13(2):28.

[2] 叶沛沺,黄余龙.双黄连口服液抗炎解热作用的实验研究[J].宜春学院学报(自然科学),2006,28(2):110-111.

[3] 刘春,白瑞珍,宗润芝.双黄连口服液杀菌效果的实验研究[J].辽宁中医学院学报,2001,3(4):305.

[4] 高法彬,邱世翠,彭启海,等.双黄连口服液体外抑菌作用研究[J].时珍国医国药,2001,12(7):584.

[5] 蒋振明,徐国缨,张存钧,等.中药复方对幽门螺杆菌抑菌作用的体外实验[J].中国中西医结合消化杂志,2001,9(2):101.

[6] 吴成林,杨占秋,侯炜,等.双黄连口服液抗呼吸道合胞病毒的实验研究[J].数理医药学杂志,2005,18(6):592-594.

[7] 佟奎明,周昆,王德全,等.双黄连口服液抗流感病毒作用的实验观察[J].佳木斯医学院学报,1990,13(4):340-341.

[8] 金玉兰,朴美花,曹东铉,等.双黄连和干扰素对急性病毒性心肌炎小鼠的影响[J].中国中医药科技,2002,9(2):78.

[9] 周雪梦,陆春妮,亢文宝,等.清开灵和双黄连口服液体内抗禽流感病毒作用[J].中草药,2011,7:24.

[10] 解黎雯,关昕,黄红,等.双黄连口服液毒性试验研究[J].基层中药杂志,1999,13(2):20.

[11] 林娟,潘秀华.双黄连口服液治疗呼吸道感染100例[J].福建中医杂志,1997,28(6):26.

[12] 张仁衍,王玲.中西医结合治疗流行性感冒40例临床观察[J].实用中西医结合临床,2011,11(3):23-24.

[13] 李效全,刘佳易,胡琪.利巴韦林联合双黄连口服液治疗13例轻型甲型 H1N1 流感临床观察 [J].实用医院临床杂志,2010,7(3):96.

柴胡口服液(滴丸)

【处方】柴胡。

【功能与主治】解表退热。用于外感发热,症见身热面赤、头痛身楚、口干而渴。

【用法与用量】

口服液:口服。一次 10～20ml,一日 3 次;小儿酌减。

滴丸:含服。一次 1 袋,一日 3 次。

【注意事项】

1．忌辛辣、生冷、油腻食物。

2．不宜在服药期间同时服用滋补性中药。

3．风寒感冒者不适用。

4．糖尿病患儿及有高血压、心脏病、肝病、肾病等慢性病严重者应在医师指导下服用。

5．发热体温超过 38.5℃ 的患儿,应去医院就诊。

6．对本品过敏者禁用,过敏体质者慎用。

【规格】

口服液:每支装 10ml。

滴丸:每袋装 0.525g。

【贮藏】密封,置阴凉处。

【临床报道】柴胡口服液治疗外感发热 98 例,用柴胡注射液作对照,两组退热总有效率差异无显著性($P > 0.05$);但 4h 后退热作用比较，治疗组优于对照组（$P<0.01$）；通过剂型改革充分保留了药物有效成分，服用剂量小而方便，疗效快而持久[1]。柴胡口服液联合利巴韦林分散片治疗儿童手足口病50例，疗效优于利巴韦林分散片[2]。

【参考文献】

[1] 王秀珍，李洁，林先毅.柴胡口服液治疗外感发热142例疗效观察[J].中国中医急症，2002，11（4）：239-240.

[2] 牛东方，杨美霞.柴胡口服液联合利巴韦林分散片治疗手足口病50例[J].河南中医，2011，31（9）：1001-1002.

柴黄颗粒（口服液、片、胶囊）

【处方】 柴胡、黄芩提取物（以黄芩甙计）。

【功能与主治】 清热解毒。用于上呼吸道感染，感冒发热。

【用法与用量】

颗粒剂：口服。一次1袋，一日2次。

口服液：口服。一次10ml，一日3次，或遵医嘱。

片剂：口服。一次3～5片，一日2次。

胶囊：口服。一次3～5粒，一日2次。

【禁忌】 糖尿病者禁服。

【注意事项】

1．忌辛辣、生冷、油腻食物。

2．不宜在服药期间同时服用滋补性中药。

3．发热体温超过38.5℃的患儿，请去医院就诊。

4．风寒感冒者慎服。

5．高血压、心脏病、肝病、肾病等慢性病严重者应在医师指导下服用。

6. 服药 3 天症状无缓解，应去医院就诊。

7. 对本品过敏者禁用，过敏体质者慎用。

【规格】

颗粒剂：每袋装 4g。

口服液：每支装 10ml。

片剂：（1）薄膜衣片每片重 0.5g；（2）糖衣片片芯重 0.5g。

胶囊：每粒装 0.42g。

【贮藏】 密封，置阴凉处。

【药理毒理】 本品具有解热、抗炎及抗菌作用。

·解热作用　柴黄片与柴黄颗粒对角叉菜胶与 2,4-二硝基酚所致的大鼠发热有解热作用[1]。

·抗炎作用　柴黄片与柴黄颗粒对二甲苯所致小鼠的耳肿胀有抑制作用[1]。柴黄片能抑制醋酸所致小鼠腹腔毛细血管通透性增高，抑制皮肤被动超敏反应[2]。

·抗菌作用　柴黄片含药血清对大肠杆菌和流感嗜血杆菌有抑制作用[2]。体外实验，柴黄片和柴黄口服液对金黄色葡萄球菌、藤黄八叠球菌、大肠杆菌、铜绿假单胞菌均有抑制作用[3]。

【参考文献】

[1] 刘亚欧，白筱璐，余悦，等.柴黄制剂的解热抗炎作用研究 [J].中药药理与临床，2008，24（2）：22-24.

[2] 韩俭，吴勇杰，李文广，等.柴黄片的抗炎、抗过敏、抗菌作用研究 [J].中药药理与临床，2003，19（2）：36.

[3] 刘炳茹，王伟，屈晓原.柴黄片剂及其口服液的体外抑菌作用研究 [J].时珍国医国药，2000，11（5）：397.

柴胡注射液

【处方】 柴胡。

【功能与主治】 清热解表。用于治疗感冒、流行性感冒及疟疾等的发热。

【用法与用量】 肌内注射。一次2～4ml，一日1～2次。

【不良反应】 本品所致不良反应包括过敏性休克、过敏性哮喘、晕厥、眩晕、胸闷气短、心慌、心动过速、急性肾衰竭、急性肺水肿、大疱性表皮松解型药疹、致死等，总体发生率较低[1-2]。

【禁忌】 对本药过敏者禁用。

【注意事项】

1. 本品为退热解表药，无发热者不宜使用。
2. 本品应避免与其它药物混合使用。
3. 有药物过敏史或过敏体质的患儿避免使用。

【规格】 每支装2ml。

【贮藏】 密封，避光，置阴凉处。

【药理毒理】 本品有解热、抗病毒的作用。

• 解热作用　柴胡注射液对LPS发热模型大鼠有较好的解热作用，其解热效果可能与其抑制外周IL-1β、PGE2增加和下丘脑cAMP、PGE2释放有关[3]。

• 抗病毒作用　体外实验，本品对呼吸道合胞病毒有抑制作用。其最大无毒浓度、半效有效浓度、最小有效浓度分别为1000μg/ml、500μg/ml、250μg/ml，治疗指数是4[4]。

【参考文献】

[1] 孙宗喜，吕晓慧. 柴胡注射液的药理及不良反应文献分析

[J]. 中国医院药学杂志，2012，32（11）：904-905.

[2] 林博明. 柴胡注射液的不良反应[J]. 海峡药学，2006，18（5）：217-218.

[3] 左泽平，王志斌，高阳，等. 柴胡注射液对LPS发热大鼠解热机制的研究[J]. 中药药理与临床，2012，28（4）：57-59.

[4] 廖传胜，余道文，董继华. 柴胡注射液抑制呼吸道合胞病毒的研究[J]. 深圳中西医结合杂志，1999，9（2）：20.

夏枯草颗粒（胶囊、口服液）

【处方】 夏枯草。

【功能与主治】 清火，明目，散结，消肿。用于头痛眩晕，瘰疬，瘿瘤，乳痈肿痛，甲状腺肿大，淋巴结结核，乳腺增生症。

【用法与用量】

颗粒剂：口服。一次1袋，一日2次。

胶囊：口服。一次2粒，一日2次。

口服液：口服。一次10ml，一日2次。

【规格】

颗粒剂：每袋装9g。

胶囊：每粒装0.35g。

口服液：每支装10ml。

【贮藏】 密封。

【药理毒理】 本品具有抗菌、抗炎、抗过敏及抗病毒等作用。对甲状腺肿大有显著抑制作用，对二甲苯致耳肿胀有非常显著的作用，具有延长常压缺氧的存活时间[1]。

夏枯草为临床常用中药，主要含有三萜及其苷类、甾醇及其苷类、黄酮类、香豆素、有机酸、挥发油及糖类等成分，药理作用广泛，主要有降压、降糖、抗菌、抗炎、抗过敏及抗病毒等作用，近年来由于其明确的抗病毒及抗癌作用受到研究者的重视[2]。

夏枯草有降糖、降压、抗菌、抗病毒、抗炎、抗肿瘤及活血化瘀等功效[3]。

【参考文献】

[1] 钟代华，张莉，蒋渝，等.夏枯草颗粒药效学及急性毒性的初步研究[J].重庆中草药研究，2001，43：58-60.

[2] 顾晓洁，钱士辉，李友宾，等.夏枯草的化学成分及药理作用研究进展[J].中国野生植物资源，2007（02）.

[3] 庄玲玲.夏枯草药理作用研究进展[J].中国中医药信息杂志，2009，16（S1）：94-96.

芎菊上清丸（颗粒、片）

【处方】 川芎、菊花、黄芩、栀子、蔓荆子、黄连、薄荷、连翘、荆芥穗、羌活、藁本、桔梗、防风、甘草、白芷。

【功能与主治】 清热解表，散风止痛。用于外感风邪引起的恶风身热，偏正头痛，鼻流清涕，牙疼喉痛。

【用法与用量】

丸剂：口服。规格（1）大蜜丸，一次1丸；规格（2）、（3）水丸，一次6g，一日2次。

颗粒剂：开水冲服。一次10g，一日3次。

片剂：口服。规格（1）、（2）一次4片，一日2次。

【注意事项】

1．体虚者慎用。

2. 有肝脏疾病、肾脏疾病的患儿及孕妇,应在医师指导下服用。

3. 糖尿病患儿应在医师指导下服用。

4. 服药3天后症状未改善,应去医院就诊。

5. 对本品过敏者禁用,过敏体质者慎用。

【规格】

丸剂:(1)每丸重9g,(2)每袋装6g,(3)每100粒重6g。

颗粒剂:每袋装10g。

片剂:(1)糖衣片片芯重0.25g,(2)糖衣片片芯重0.3g。

【贮藏】密封,置阴凉干燥处。

小儿宝泰康颗粒

【处方】连翘、地黄、竹叶、柴胡、玄参、桑叶、浙贝母、蒲公英、马蓝、滇紫草、桔梗、莱菔子、甘草。

【功能与主治】解表清热,止咳化痰。用于小儿风热外感,症见发热、流涕、咳嗽、脉浮。

【用法与用量】温开水冲服。周岁以内一次2.6g,1~3岁一次4g,3~12岁一次8g,一日3次。

【禁忌】糖尿病患儿禁用。

【注意事项】

1. 忌食辛辣、生冷、油腻食物。

2. 风寒感冒者不适用,表现为发热畏冷、肢凉、流清涕、咽不红。

3. 婴儿应在医师指导下服用。

4. 脾虚易腹泻者慎服。

5．服药 3 天症状无缓解，应去医院就诊。

6．对该药品过敏者禁用，过敏体质者慎用。

【规格】（1）每袋装 2.6g，（2）每袋装 4g，（3）每袋装 8g。

【贮藏】密封。

【临床报道】选择上呼吸道感染 100 例，按就诊时间随机分为治疗组和对照组，对照组采用阿莫西林颗粒口服，1 日剂量按体重 $20\sim40\mathrm{mg}\cdot\mathrm{kg}^{-1}$，每 8h 1 次；治疗组采用小儿宝泰康颗粒联合常规护理，小儿宝泰康颗粒口服 1 岁至 3 岁每次 4g，3 岁至 12 岁每次 8g，1 日 3 次，温开水冲服，疗程 5d。观察两组疗效。结果治疗组与对照组治疗效果比较，差异有显著性（$P<0.01$）。结论小儿宝泰康颗粒联合家庭护理治疗儿童上呼吸道感染疗效确切，值得推广应用[1]。选病例为风热感冒，试验总病例为 83 例，按就诊顺序，随机分为试验组 61 例和对照组 22 例。结果：试验组总有效率为 95.1%，对照组总有效率为 95.5%，2 组疗效经统计学处理 $P>0.05$，无统计学意义。说明试验组与对照组总疗效无差异[2]。讨论："小儿宝泰康颗粒"治疗风热感冒（急性上呼吸道感染）疗效确切，目前未发现毒副作用。

【参考文献】

[1] 吴彩芬，管敏昌，池秀卫．小儿宝泰康颗粒治疗儿童上呼吸道感染疗效观察及其护理 [J]．海峡药学，2012，24（05）：239-240．

[2] 尹蔚萍，何平，夏杰．小儿宝泰康颗粒治疗风热感冒 61 例临床研究 [J]．云南中医中药杂志，2008，29（12）：35．

小儿热速清口服液（颗粒）

【处方】柴胡、黄芩、板蓝根、葛根、金银花、水牛角、连翘、大黄。

【功能与主治】 清热解毒，泻火利咽。用于小儿外感风热所致的感冒，症见发热、头痛、咽喉肿痛、鼻塞流涕、咳嗽、大便干结。

【用法与用量】

口服液：口服。1岁以内，一次2.5～5ml；1～3岁，一次5～10ml；3～7岁，一次10～15ml；7～12岁，一次15～20ml，一日3～4次。

颗粒剂：口服。规格（1）：1岁以内，一次0.5～1g；1～3岁，一次1～2g；3～7岁，一次2～3g；7～12岁，一次3～4g，一日3～4次。规格（2）：1岁以内，一次1/4袋～1/2袋；1～3岁，一次1/2袋～1袋；3～7岁，一次1～1 1/2袋；7～12岁，一次1 1/2～2袋，一日3～4次。

【注意事项】

1. 忌辛辣、生冷、油腻食物。

2. 不宜在服药期间同时服用滋补性中药。

3. 婴儿应在医师指导下服用。

4. 风寒感冒者不适用。

5. 脾虚易腹泻者应在医师指导下服用。

【规格】

口服液：每支装10ml。

颗粒剂：（1）每袋装2g，（2）每袋装6g。

【贮藏】 密封。

【药理毒理】 热速清口服液对炎症有较强的抑制作用，对实验性家兔高热模型有良好的退热作用，而且起效快，持续时间长，无毒副作用[1]。

【参考文献】

[1] 苗明三，李中心，朱志军，等. 小儿热速清口服液解热抗炎作用的研究 [J]. 河南中医，1991，11（06）：11-13.

（二）热毒壅盛证常用中成药品种

赛金化毒散

【处方】 乳香、没药、川贝母、黄连、赤芍、天花粉、大黄、牛黄。

【功能与主治】 清热解毒。用于小儿毒火内热，口疮、咽炎、咳嗽、便秘。

【用法与用量】 口服。1~3岁，一次1袋，一日2次；1岁以下酌减。

【注意事项】 本品含雄黄，不宜过量久服，肝肾功能不全者慎用。

【规格】 每袋装0.5g。

【贮藏】 密闭，防潮。

蒲地蓝消炎口服液

【处方】 蒲公英、苦地丁、板蓝根、黄芩。

【功能与主治】 清热解毒，抗炎消肿。用于疖肿、腮腺炎、咽炎、扁桃体炎等。

【用法与用量】 口服。一次10ml，一日3次，小儿酌减。

【禁忌】 对本药过敏者禁用。

【规格】 每支装10ml。

【贮藏】密封，置阴凉处（不超过20℃）。

【临床报道】

1．选取167例急性呼吸道感染的患儿，按就诊顺序分成2组，A组为84例，单独口服蒲地蓝消炎口服液；B组为83例，在抗感染抗病毒的基础上，服用其他止咳平喘药、解热药及对症治疗。结果：单纯应用蒲地蓝消炎口服液组的疗效优于对照组。结论：在治疗急性呼吸道感染时，单纯应用蒲地蓝消炎口服液的疗效优于抗生素联合其他药物治疗，且蒲地蓝消炎口服液无不良反应，服用方便，可避免滥用抗生素的危害[1]。

2．将126例急性扁桃体炎患儿随机分为蒲地蓝消炎口服液组66例和对照组60例，观察治疗前后临床症状体征的变化，结果观察组在缓解临床症状和体征方面优于对照组（$P<0.05$）。结论：蒲地蓝消炎口服液佐治急性扁桃体炎安全有效，可显著缩短病程，缓解症状，不良反应少[2]。

3．将疱疹性咽峡炎患儿70例随机分为两组，治疗组口服蒲地蓝消炎口服液，对照组口服利巴韦林颗粒剂，5～7天为1个疗程。结果：蒲地蓝消炎口服液治疗组与对照组两组总有效率比较有显著性差异（$P<0.01$）。结论：蒲地蓝消炎口服液治疗疱疹性咽峡炎安全有效[3]。

【参考文献】

[1] 马秀兰．治疗儿童急性呼吸道感染的临床疗效观察[J]．中国医院用药评价与分析，2011，11（11）：1030-1031.

[2] 崇瑞玲．蒲地蓝消炎口服液治疗急性扁桃体炎疗效观察[J]．中外医疗，2010，7：117.

[3] 李育红．蒲地蓝消炎口服液治疗疱疹性咽峡炎35例疗效观

察[J].中国临床医生,2011,39(7):53-54.

板蓝根颗粒

【处方】 板蓝根。

【功能与主治】 清热解毒,凉血利咽。用于肺胃热盛所致的咽喉肿痛、口咽干燥、腮部肿胀;急性扁桃体炎、腮腺炎见上述证候者。

【用法与用量】 开水冲服。规格(1)一次3~6g,规格(2)、(3)一次5~10g,一日3~4次。

【注意事项】

1．忌烟酒、辛辣、鱼腥食物。

2．不宜在服药期间同时服用滋补性中药。

3．有高血压、心脏病、肝病、糖尿病、肾病等慢性病严重者应在医师指导下服用。

4．脾虚便溏者应在医师指导下服用。

5．扁桃体有化脓或发热体温超过38.5℃的患儿应去医院就诊。

6．服药3天症状无缓解,应去医院就诊。

7．对该药品过敏者禁用,过敏体质者慎用。

【规格】 (1)每袋装3g(相当于饮片7g),(2)每袋装5g(相当于饮片7g),(3)每袋装10g(相当于饮片14g)。

【贮藏】 密封。

【药理毒理】 板蓝根具有抗菌、抗病毒、抗内毒素、抗免疫、抗癌、抑制单胺氧化酶等作用[1-2]。水浸液能抑制多种细菌的生长,如金黄色葡萄球菌、肺炎双球菌、甲型链球菌、流感杆菌、大肠杆菌、伤寒杆菌、痢疾杆菌及钩端螺旋体等[3]。结论:板蓝根临床用于呼吸系统、消化系统、骨骼、皮肤和眼科等疾病,临床应用广泛[1-2]。

【参考文献】

[1] 陈庆.板蓝根药理作用与临床应用[J].中国药事,2009,23(06):607-608.

[2] 王晓丹,李慧庆.板蓝根药理作用研究进展[J].黑龙江医药,2010,23(02):241-243.

[3] 赵丽.板蓝根药理作用、临床应用及不良反应[J].河北中医,2010,32(07):1059-1060.

小儿化毒散(胶囊)

【处方】 人工牛黄、珍珠、雄黄、大黄、黄连、甘草、天花粉、川贝母、赤芍、乳香(制)、没药(制)、冰片。

【功能与主治】 清热解毒,活血消肿。用于热毒内蕴、毒邪未尽所致的口疮肿痛、疮疡溃烂、烦躁口渴、大便秘结。

【用法与用量】

散剂:口服。规格(1)、(2)一次0.6g,一日1~2次;3岁以内小儿酌减。外用,敷于患处。

胶囊:口服。一次2粒,一日1~2次;3岁以内小儿酌减。外用,敷于患处。

【注意事项】

1.本品为肺胃火盛急喉痹所设,若属肺胃阴虚火旺慢喉痹者不宜应用。

2.本品主治心脾积热之口疮,若阴虚火旺,虚火上炎的口疮不宜应用。

3．本品含有大黄、黄连、牛黄苦寒泻热之品，脾胃虚弱、体质弱者慎服。

4．本品含有雄黄，不宜过量久服。

5．饮食宜清淡，忌用辛辣、油腻之品。

【规格】

散剂：（1）每瓶（袋）装0.6g，（2）每袋装3g。

胶囊：每粒装0.3g。

【贮藏】密闭，防潮。

疏风解毒胶囊

【处方】虎杖、连翘、板蓝根、柴胡、败酱草、马鞭草、芦根、甘草。

【功能与主治】疏风清热，解毒利咽。用于急性上呼吸道感染属风热证者，症见发热、恶风、咽痛、头痛、鼻塞、流浊涕、咳嗽等。

【用法与用量】口服。一次4粒，一日3次。

【规格】每粒装0.52g。

【贮藏】密封，置阴凉干燥处。

【临床报道】

1．收集5家医院130例病毒性上呼吸道感染发热（风热证）患儿，其中包括甲型H1N1流感确诊病例10例，疑似病例2例，临床诊断病例31例，予疏风解毒胶囊治疗，用药3天，随访1天，观察即刻退热疗效和解热时间。结果服药4h内退热39例占30.00%，72h退热118例占90.77%；平均解热时间为20.5h。结论疏风解毒胶囊治疗病毒性上呼吸道感染发热（风热证）疗效确切[1]。

2．采用分层区组随机、双盲、阳性药平行对照、多中心临床试验设计。上呼吸道感染患儿480例,其中试验组360例,对照组120例。试验组口服疏风解毒胶囊,对照组口服双黄连胶囊,疗程均为3d。结果对体温异常者起效时间比较,两组差异有统计学意义($P<0.05$);解热时间比较,两组差异无统计学意义($P>0.05$);中医证候单项疗效——咳嗽记分,两组间比较有高度统计学意义($P<0.01$)。结论疏风解毒胶囊治疗上呼吸道感染疗效确切,未发现毒副作用[2]。

【参考文献】

[1] 奚肇庆,周建中,梅建强,等.疏风解毒胶囊治疗病毒性上呼吸道感染发热患儿130例临床观察[J].中医杂志,2010,51(05):426-427.

[2] 王书臣,罗海丽.疏风解毒胶囊治疗上呼吸道感染480例临床观察[J].世界中西医结合杂志,2009,4(12):872-875.

清热解毒颗粒

【处方】 黄连、水牛角、玄参、金银花、地黄、大青叶、连翘、知母、石膏。

【功能与主治】 清热解毒。用于治疗流感,上呼吸道感染。

【用法与用量】 口服。一次1～2袋,一日3次。

【注意事项】

1．忌辛辣、生冷、油腻食物。

2．不宜在服药期间同时服滋补性中药。

3．适用于风热证,表现为发热面赤,烦躁口渴,咽喉肿痛。

4．风寒感冒者不适用,其表现为恶寒重,发热轻,无汗,头痛、鼻塞、流清涕、喉痒咳嗽。

5. 高血压、心脏病、肝病、肾病、糖尿病等慢性病严重者应在医师指导下服用。

6. 脾胃虚寒，症见腹痛、喜暖、泄泻者慎用。

7. 服药3天后或服药期间症状无改善，或症状加重，或出现新的严重症状如胸闷、心悸等应立即停药，并去医院就诊。

【规格】每袋装（1）5g，（2）9g，（3）18g。

【贮藏】密封，置阴凉处。

【药理毒理】清热解毒颗粒剂有镇咳、止痛、抗炎以及增强免疫力的功效[1-2]。清热解毒颗粒对醋酸引起的小鼠腹腔毛细血管通透性增强和大鼠棉球肉芽肿增生均具有明显的抑制作用。清热解毒颗粒与氢化可的松有同样的抗炎效果，其抗炎效果优于双黄连，说明清热解毒颗粒有较好的抗炎效果。

【临床报道】将192例病毒性上呼吸道感染发热患儿随机分为对照组86例和治疗组106例，对照组给予口服西药病毒灵、奥司他韦胶囊治疗，治疗组给予清热解毒颗粒治疗，疗程3天，分别观察两组治疗前后不同时间点的体温和中医证候的变化情况。结果：两组治疗后体温均较前明显下降（$P < 0.05$），对照组起效时间快于治疗组，治疗组解热时间早于对照组；治疗组临床痊愈率及中医证候改善方面优于对照组（$P < 0.05$）。结论：清热解毒颗粒能明显改善中医证候，对治疗小儿病毒性上呼吸道感染发热具有良好疗效[3]。

【参考文献】

[1] 李丽娇.清热解毒颗粒质量标准及药效学初步研究[D].辽宁：辽宁中医药大学，2010.

[2] 隋继成, 孙志云. 清热解毒颗粒抗炎作用的实验研究 [J]. 河南中医, 2008, 28（11）: 42-43.

[3] 赵明德, 清热解毒颗粒治疗小儿病毒性上呼吸道感染发热患儿106例临床研究 [J]. 中国社区医师, 2012, 14（01）: 223-224.

黄连上清丸（颗粒、胶囊、片）

【处方】黄连、栀子（姜制）、连翘、荆芥穗、白芷、菊花、薄荷、川芎、石膏、黄芩、黄柏（酒炒）、酒大黄。

【功能与主治】清热通便，散风止痛。用于上焦风热所致的头晕脑胀，牙龈肿痛，口舌生疮，咽喉红肿，耳痛耳鸣，大便干燥，小便黄赤。

【用法与用量】

丸剂：口服。水丸或水蜜丸一次3～6g，大蜜丸一次1～2丸，一日2次。

颗粒剂：口服。一次2g，一日2次。

胶囊：口服。一次2粒，一日2次。

片剂：口服。一次6片，一日2次。

【禁忌】脾胃虚寒者禁服。

【注意事项】

1．忌辛辣食物。

2．不宜在服药期间同时服用滋补性中药。

3．有高血压、心脏病、肝病、糖尿病、肾病等慢性病严重者应在医师指导下服用。

4．服药后大便次数增多且不成形者，应酌情减量。

【规格】

丸剂：大密丸每丸重 6g，水密丸每 40 丸重 3g，水丸每袋装 6g。

颗粒剂：每袋装 2g。

胶囊：每粒装 0.3g。

片剂：薄膜衣片每片重 0.31g，糖衣片片芯重 0.3g。

【贮藏】 密封，置阴凉处。

【药理毒理】 本品具有抑菌等作用。

黄连上清胶囊在体外对大肠杆菌、金黄色葡萄球菌、白色葡萄球菌等有明显抑制作用；可降低金黄色葡萄球菌感染小鼠的死亡率；明显抑制巴豆油、二甲苯所致小鼠耳肿胀及大鼠棉球肉芽组织增生；对鲜啤酒酵母引起的大鼠发热和三联菌苗引起的家兔发热有明显的解热作用[1]。

【临床报道】 233 例中医辨证为风火上攻、三焦实热的患儿，随机分为治疗组（173 例，服黄连上清胶囊）和对照组（60 例，服黄连上清片）进行临床验证，结果治疗组总有效率和显效率分别为 93.1％ 和 68.8％，对照组总有效率和显效率分别为 90.0％ 和 55.0％。两组对各主要症状疗效相近，治疗组对各症状、体征起效及消失时间中位数略短于对照组，两组治疗前后症状积分值变化均有显著差异。验证期间未见不良反应发生[2]。

【参考文献】

[1] 田军，蒋珠芬，杨士友.黄连上清胶囊药理作用研究 [J].中药药理与临床，1998，14（02）：9-11.

[2] 田军，蒋珠芬，杨士友，等.黄连上清胶囊的临床研究 [J].中药药理与临床，1999，15（03）：41-42.

牛黄解毒丸(胶囊、软胶囊、片)

【处方】人工牛黄、雄黄、石膏、冰片、大黄、黄芩、桔梗、甘草。

【功能与主治】清热解毒。用于火热内盛,咽喉肿痛,牙龈肿痛,口舌生疮,目赤肿痛。

【用法与用量】

丸剂:口服。规格(1)大蜜丸,一次1丸,规格(2)水蜜丸,一次2g,一日2～3次;规格(3)水丸,一次2g,一日3次。

胶囊:口服。一次3粒,一日2～3次。

软胶囊:口服。一次4粒,一日2～3次。

片剂:口服。规格(1)一次3片,规格(2)一次2片,一日2～3次。

【不良反应】本品所致不良反应包括中毒反应、过敏反应、过敏性休克,及消化系统、泌尿系统、神经系统、血液系统不良反应。

【注意事项】

1．本品不宜久服。

2．服用前应除去蜡皮,塑料球壳。

3．本品不可整丸吞服。

【规格】

丸剂:(1)每丸重3g,(2)每100丸重5g,(3)每袋装4g。

胶囊:每粒装0.3g。

软胶囊:每粒装0.4g。

片剂:(1)每片重0.25g,(2)每片重0.3g。

【贮藏】密封,避光,置阴凉处。

【药理毒理】牛黄解毒丸有抗炎、解热镇痛、影响免疫功能的作用。

牛黄解毒丸可使小鼠血中溶菌酶活力显著升高,对由大肠杆菌内毒素和蛋白胨引起的大鼠发热有极显著的解热作用,对由热刺激、电刺激、醋酸所致小鼠疼痛也均有显著的抑制作用[1-3]。

【临床报道】用牛黄解毒片外敷的方法治疗因肌肉注射引起的注射部位感染。结果经上述外敷因肌肉注射引起的注射部位感染全部治愈。有5例病例因肌肉注射引起的注射部位感染,有痒感、局部皮肤温度升高、红肿均得到治愈,痒感消失,红肿消退,局部皮肤温度和周围皮肤温度相同。结论牛黄解毒片外敷的方法治疗因肌肉注射引起的注射部位感染痛苦小,疗程短,治疗效果可靠,无复发[4]。

【参考文献】

[1] 李培锋,关红,哈斯苏荣.牛黄解毒丸主药改变后对机体免疫功能的影响[J].内蒙古农业大学学报,2000,21(02):16-18.

[2] 李培锋,哈斯苏荣,关红,等.牛黄解毒丸主药改变后的解热镇痛作用研究[J].内蒙古农业大学学报,1999,20(4):89-92.

[3] 哈斯苏荣,李培锋,关红.牛黄解毒丸主药改变后的抗菌作用研究[J].内蒙古农业大学学报,1999,(03):25-29.

[4] 韩丽,韩梅.牛黄解毒片外用的临床实践[J].中国实用医药,2009,(26).

牛黄上清丸(胶囊、片、软胶囊)

【处方】牛黄、薄荷、菊花、荆芥穗、白芷、川芎、栀子、黄连、黄柏、黄芩、大黄、连翘、赤芍、当归、地黄、桔梗、甘草、石膏、冰片。

【功能与主治】 清热泻火，散风止痛。用于热毒内盛，风火上攻所致的头痛眩晕，目赤耳鸣，咽喉肿痛，口舌生疮，牙龈肿痛，大便燥结。

【用法与用量】

丸剂：口服。规格（1）大蜜丸，一次1丸；规格（2）水丸，一次3g；规格（3）水蜜丸，一次4g，一日2次。

胶囊：口服。一次3粒，一日2次。

片剂：口服。规格（1）、（2）、（3）一次4片，一日2次。

软胶囊：口服。一次4粒，一日2次；小儿酌减。

【注意事项】

1．忌辛辣食物。

2．不宜在服药期间同时服用滋补性中药。

3．有高血压、心脏病、肝病、糖尿病、肾病等慢性病严重者应在医师指导下服用。

4．服药后大便次数增多且不成形者，应酌情减量。

【规格】

丸剂：（1）每丸重6g，（2）每16粒重3g，（3）每100粒重10g。

胶囊：每粒装0.3g。

片剂：（1）糖衣基片重0.25g，（2）薄膜衣片每片重0.265g，（3）每片重0.3g。

软胶囊：每粒装0.6g。

【贮藏】 密封，避光，置阴凉处。

【药理毒理】 胶囊剂、丸剂均有镇痛、抗肿胀、抗渗出、通便和退热作用，作用强度相当[1]。

本品具有抑制巴豆油引起的小鼠耳郭肿胀的作用，可降低小鼠腹腔毛细血管通透性，降低醋酸引起的小鼠扭体反应次数，提高小鼠痛阈，阻滞家兔体温上升，改变小鼠大便性状致泻。

【临床报道】

1．运用自拟溃疡散合牛黄上清胶囊治疗复发性口腔溃疡56例，疗效满意[2]。

2．将60例急性咽炎风热证患儿随机分为治疗组30例和对照组30例，治疗组口服牛黄上清软胶囊，每次2粒，每日4次；对照组口服牛黄上清片，每次2片，每日4次。结果：治疗6日后，治疗组临床治愈11例，显效9例，有效7例，有效率90.0%；对照组临床治愈18例，显效7例，有效5例，有效率100.0%，两组有效率比较无显著性差异（u=1.946，$p > 0.05$）。结论：牛黄上清软胶囊治疗急性咽炎风热证与原剂型牛黄上清片疗效相当，而且安全[3]。

【参考文献】

[1] 李芳，秦裕辉，陈显雄，等．牛黄上清胶囊（丸）的临床与实验研究[J]．安微中医临床杂志，1994（01）：57-60.

[2] 宋效芝，刘昌海．溃疡散合牛黄上清胶囊治疗复发性口腔溃疡56例[J]．山东中医杂志，2011，30（02）：121.

[3] 傅南琳，余晓琪，张恩乐．牛黄上清软胶囊治疗急性咽炎的疗效观察[J]．中成药，2001，23（05）：382-383.

银黄口服液（颗粒、胶囊、片）

【处方】 金银花提取物、黄芩提取物。

【功能与主治】清热疏风,利咽解毒。用于外感风热、肺胃热盛所致的咽干、咽痛、喉核肿大、口渴、发热;急慢性扁桃体炎、急慢性咽炎、上呼吸道感染见上述证候者。

【用法与用量】

口服液:口服。一次10～20ml,一日3次;小儿酌减。

颗粒剂:开水冲服。规格(1)、(2)一次1～2袋,一日2次。

胶囊:口服。一次2～4粒,一日4次。

片剂:口服。一次2～4片,一日4次。

【注意事项】

1．忌辛辣、鱼腥食物。

2．不宜在服药期间同时服用滋补性中药。

3．糖尿病患儿及有高血压、心脏病、肝病、肾病等慢性病严重者应在医师指导下服用。

4．脾虚便溏者应在医师指导下服用。

5．扁桃体有化脓或发热体温超过38.5℃的患儿应去医院就诊。

【规格】

口服液:每支装10ml。

颗粒剂:(1)每袋装2g,(2)每袋装4g。

胶囊:每粒装0.3g。

片剂:每片重0.25g。

【贮藏】密封,避光,置阴凉处。

【药理毒理】本品具有清热解毒、抑菌的作用。

1．银黄注射液和银黄口服液由金银花提取物和黄芩提取物制备而成,具有清热、解毒、利咽之功效,用于急性扁桃体炎、上呼吸道感染及风热犯肺而致发热、咳嗽、咽痛等症[1]。

2. 对变形杆菌、金黄色葡萄球菌、白色葡萄球菌、甲型链球菌、乙型链球菌有明显抑菌作用[2]。

【临床报道】用六神丸、冰片外敷和银黄口服液治疗流行性腮腺炎,效果满意[3]。

【参考文献】

[1] 高荣.银黄注射液和银黄口服液在大鼠体内的药动学——药效学研究和代谢组学初步研究[D].四川:四川大学,2007.

[2] 郭风丽,邱世翠,曲惠青,等.银黄口服液体外抑菌作用研究[J].时珍国医国药,2002,13(04):204-205.

[3] 尹秀华,王泽文.六神丸、冰片外敷配银黄口服液治疗流行性腮腺炎[J].河南中医,2005,25(10)30-30.

防风通圣丸(颗粒)

【处方】防风、荆芥、薄荷、麻黄、大黄、芒硝、栀子、滑石、桔梗、石膏、川芎、当归、白芍、黄芩、连翘、甘草、白术(炒)。

【功能与主治】解表通里,清热解毒。用于外寒内热,表里俱实,恶寒壮热,头痛咽干,小便短赤,大便秘结,风疹湿疮。

【用法与用量】

丸剂:口服。规格(1)大蜜丸,一次1丸;规格(2)浓缩丸,一次8丸;规格(3)水丸,一次6g,一日2次。

颗粒剂:口服。一次1袋,一日2次。

【禁忌】脾虚便溏者忌用。

【注意事项】

1．忌辛辣、油腻、鱼虾海鲜类食物。

2．不宜在服药期间同时服用滋补性中药。

3．高血压、心脏病患儿慎用。有肝病、糖尿病、肾病等慢性病严重者应在医师指导下服用。

4．因服用或注射某种药物后出现荨麻疹等相似的皮肤症状者属于药物过敏（药疹），应立即去医院就诊。

5．服药后大便次数增多且不成形者，应酌情减量。

6．发热体温超过38.5℃的患儿，应去医院就诊。

【规格】

丸剂：（1）每丸重9g，（2）每8丸相当于原药材6g，（3）每20丸重1g。

颗粒剂：每袋装3g。

【贮藏】密封，避光，置阴凉处。

【临床报道】

1．适应证极为广泛，如春季结膜炎、上呼吸道感染、急性阑尾炎、脑炎、鼻窦炎、急性肾小球肾炎、病毒性心肌炎等多种炎症，以及不孕症、眩晕证、高脂血症、哮喘、肥胖症等等，疗效迅速可靠，可作为临床常用药使用[1]。

2．将95例急性化脓性扁桃体炎患儿随机分为两组，治疗组予防风通圣汤联合静滴抗生素；对照组单纯使用抗生素，两组均以3～5d为1个疗程；治疗前后检测患儿血常规。结果治疗组体温恢复、脓点消失及症状恢复正常时间等指标优于对照组，但两组血白细胞及中性粒细胞的恢复无明显差异。结论防风通圣汤联合抗生素可提高治疗儿童急性化脓性扁桃体炎的疗效[2]。

3. 防风通圣散治疗寻常型银屑病患儿效果显著,具有治愈率高,复发率少,不良反应少的优点,值得临床进一步研究[3]。

【参考文献】

[1] 辛凤志.防风通圣散功效考[J].辽宁中医药大学学报,2007,9(03):26-27.

[2] 陈蓓华,凌庆枝,朱建锋,等.防风通圣汤加减治疗儿童急性化脓性扁桃体炎疗效观察[J].中国中医急症,2009,18(11):1804-1805.

[3] 徐令祥.防风通圣散为主治疗银屑病临床研究[J].医药论坛杂志,2012,33(03):23-24.

(三)邪陷心肝证常用中成药品种

安宫牛黄丸

【处方】 牛黄、水牛角浓缩粉、麝香或人工麝香、珍珠、朱砂、雄黄、黄连、黄芩、栀子、郁金、冰片。

【功能与主治】 清热解毒,镇惊开窍。用于热病,邪入心包,高热惊厥,神昏谵语;中风昏迷及脑炎、脑膜炎、中毒性脑病、脑出血、败血症见上述症状者。

【用法与用量】 口服。规格(1)大蜜丸,一次2丸,小儿3岁以内一次1/2丸,4~6岁一次1丸;规格(2)大蜜丸,一次1丸,小儿3岁以内一次1/4丸,4~6岁一次1/2丸,一日1次;或遵医嘱。

【注意事项】

1. 中风脱证神昏(包括舌苔白腻、寒痰阻窍者)不宜用。

2. 安宫牛黄丸含朱砂等有毒之物,不可久服或过服,即神志清醒后当停用。

【规格】(1)每丸重1.5g,(2)每丸重3g。

【贮藏】密封。

【药理毒理】本品具有激活皮层神经元、保护脑损伤等作用。

1. 激活皮层神经元　含朱砂、雄黄的安宫牛黄丸可增加皮层神经元c-fos的表达,对皮层神经元有直接的激活作用,而去朱砂、雄黄的安宫牛黄丸对皮层神经元的活化作用明显减弱[1]。

2. 保护脑损伤　现代药理实验表明安宫牛黄丸对大鼠急性期脑出血、脑缺血损伤有较好的保护作用,对闭合性脑损伤大鼠的脑水肿、脑缺血缺氧状态等有一定的积极作用,另外安宫牛黄丸对脓毒症大鼠也有一定的干预作用[2]。

【临床报道】

1. 安宫牛黄丸及其演化制剂在治疗急性脑卒中、颅脑损伤、昏迷、缺氧缺血性脑病、肺性脑病以及病毒性脑炎等疾病的临床应用中取得了不少新的研究进展,结果表明安宫牛黄丸及其演化制剂对于这些疾病具有较好的治疗效果,值得临床推广使用[3]。

2. 用随机双盲和单盲对照法,与含天然牛黄的安宫牛黄丸对照研究,共治疗乙脑患儿260例,其中含体外培育牛黄的安宫牛黄丸治疗组182例,对照组78例。结果治疗组与对照组的愈显率分别为94.50%,88.46%,总有效率分别为99.45%,97.44%。两种牛黄的安宫牛黄丸均有较好的疗效,两组比较差异无显著性意义($P>0.05$)。ECG及实验室各项检查表明,两种牛黄的安宫牛黄丸对病人均无明显毒副作用。结论:含体外培育牛黄的安宫牛黄丸治疗流行性乙型脑炎疗效显著[4]。

【参考文献】

[1] 朱坤杰.朱砂雄黄在安宫牛黄丸抗大鼠脑损伤中的作用及机制研究[D].北京中医药大学，2007.

[2] 崔爱瑛.安宫牛黄丸的药理及临床研究进展[J].中国实验方剂学杂志，2012，18（20）：341-344.

[3] 邓玲玲，田莉，王洪才.安宫牛黄丸及其演化方剂的临床研究进展[J].中国实验方剂学杂志，2010，16（12）：215-219.

[4] 蔡红娇，张晓琴，麦根荣，等.含体外培育牛黄的安宫牛黄丸治疗流行性乙型脑炎的临床研究[J].中药新药与临床药理，2005，16（03）：217-219.

清开灵颗粒（胶囊、片）

【处方】胆酸、珍珠母、猪去氧胆酸、栀子、水牛角、板蓝根、黄芩苷、金银花。

【功能与主治】清热解毒，镇静安神。用于外感风热时毒、火毒内盛所致高热不退、烦躁不安、咽喉肿痛，舌质红绛，苔黄，脉数者；上呼吸道感染、病毒性感冒、急性化脓性扁桃体炎、急性咽炎、急性气管炎、高热等病症有上述证候者。

【用法与用量】

颗粒剂：口服。一次1～2袋，一日2～3次；儿童酌减或遵医嘱。

胶囊：口服。一次2～4粒，一日3次；儿童酌减或遵医嘱。

片剂：口服。一次1～2片，一日3次；儿童酌减或遵医嘱。

【不良反应】

1．过敏反应 以各种类型过敏反应为主，其中严重过敏反应包括过敏性休克、急性喉头水肿、过敏性哮喘、过敏性间质性肾炎。一般过敏反应，偶见皮疹、面红、局部疼痛等。

2．循环系统　常见头晕、头痛、胸闷。

3．呼吸系统　常见支气管痉挛、咳嗽、哮喘、呼吸困难、喉头发紧。

4．神经系统　常见惊厥、全身抽搐、嗜睡、喃喃自语、烦躁不安伴体温升高。

5．消化系统　偶见恶心、呕吐、腹泻（绿水样便）、急性小肠出血。

6．其他　罕见血尿、肌损害、低血钾。

【禁忌】对本药过敏者禁用，新生儿、婴幼儿禁用。

【注意事项】

1．忌辛辣、生冷、油腻食物。

2．不宜在服药期间同时服滋补性中药。

3．风寒感冒者不适用，其表现为恶寒重，发热轻，无汗，头痛，鼻塞，流清涕，喉痒咳嗽。

4．高血压、心脏病患儿慎服；平素脾胃虚寒及久病体虚患儿如出现腹泻时慎服。

5．患有肝病、肾病等慢性病严重者应在医师指导下服用。

【规格】

颗粒剂：每袋装 3g（含黄芩苷 20mg）。

胶囊：每粒装 0.25g（含黄芩苷 10mg）。

片剂：每片重 0.5g（含黄芩苷 20mg）。

【贮藏】密封，置阴凉干燥处。

【药理毒理】本品具有解热、镇静、抗病毒、抗菌等作用。

1．清开灵主要作用于脑、肝、心、肺等器官，能改善这些器官的循环，具有解热、镇静、抗病毒、抗菌作用，能抑制病毒复制和多种致病菌生长[1]。

2．对细菌内毒素引起发热具有抑制和解热作用，可减少氧自由基对脑细胞的损伤，稳定脑细胞膜，提高惊厥域值，具有镇静安神的作用。对大鼠急性脑缺血所引起的超微结构损伤具有保护作用，能减轻脑缺血过程中自由基造成的损伤[2]。

【临床报道】

1．清开灵治疗急性上呼吸道感染高热临床治疗效果显著[3]。

2．醒脑静联合清开灵能有效改善急性重症脑血管意外患者的意识障碍及恢复患者的神经功能，其作用优于的常规治疗[4]。

【参考文献】

[1] 李爽.清开灵的药理作用与临床应用 [J].现代中西医结合杂志，2009，18（01）：108-109.

[2] 吴宏娟.清开灵的药理作用研究 [J].黑龙江医药，2009，22（04）：520-521.

[3] 曾国华.清开灵治疗急性上呼吸道感染高热64例疗效观察 [J].中国现代药物应用，2010，4（10）：130-131.

[4] 宁小华.醒脑静联合清开灵治疗急性重症脑血管意外36例疗效观察 [J].内科，2009，4（04）：573-574.

安脑丸（片）

【处方】 人工牛黄、珍珠、冰片、黄连、郁金、黄芩、栀子、猪胆汁粉、雄黄、朱砂。

【功能与主治】 清热解毒，醒脑安神，豁痰开窍，镇惊熄风。

用于高热神昏，烦躁谵语，抽搐痉厥，中风窍闭，头痛眩晕。亦用于高血压及一切急性炎症伴有的高热不退，神志昏迷等。

【用法与用量】

丸剂：口服。规格（1）大蜜丸，一次1~2丸，规格（2）小蜜丸，一次3~6g，一日2次，或遵医嘱，小儿酌减。

片剂：口服。一次4片，一日2~3次，或遵医嘱，小儿酌减。

【禁忌】 尚不明确。

【注意事项】

1．本品为热闭神昏而设，寒闭神昏不得使用。

2．服药期间饮食宜清淡，忌食辛辣油腻之品，以免助火生痰。

3．本品处方中含朱砂、雄黄，不宜过量久服，肝肾功能不全者慎用。

4．在治疗过程中如出现畏寒肢冷、面色苍白、冷汗不止、脉微欲绝，由闭证变为脱证时，应立即停药。

5．高热神昏、中风昏迷等服用本品困难者，应鼻饲给药。

【规格】

丸剂：（1）每丸重3g，（2）每11丸重3g。

片剂：薄膜衣片每片重0.5g。

【贮藏】 密封，防潮。

【药理毒理】 本品具有解热、抗炎等作用。

1．安脑丸对实验动物有解热、抗炎、抗血栓形成及降压作用[1]。

2．小胶质细胞的激活、BDNF及SYN的表达与脑出血密切相关，安脑丸可显著减少脑出血后小胶质细胞的活化，增加BDNF及

SYN 的表达[2]。

【临床报道】安脑丸治疗急性发热、高血压、急性脑血管疾病等共60例，总有效率91.7%。该药对急性发热有明显解热、消炎、镇痛作用；对高血压有明显降压作用，降压持久；对中风窍闭、抽搐痉厥有明显控制作用，无副作用，是一种高效、安全的治疗急症的中药制剂[3]。

【参考文献】

[1] 崔巍，王新波，徐世杰，等．安脑丸的药效学研究[J]．中国中医药信息杂志，1999，6（08）：26-27．

[2] 梁慧，梅元武．安脑丸对急性脑出血大鼠OX42、脑源性神经营养因子及突触素表达的影响[J]．神经损伤与功能重建，2012，7（06）：395-399．

[3] 王素秋，李恬，宋时伟，等．安脑丸的临床应用及观察分析——附60例临床报告[J]．中国中医急症，1993，2（04）：153-154．

至宝丹

【处方】生乌犀屑（研，用代用品）、朱砂（研飞）、雄黄（研飞）、生玳瑁屑（研）、琥珀（研）各一两，麝香（研）、龙脑（研）、金箔（半入药，半为衣）、银箔（研）、牛黄（研）、安息香。

【功能与主治】开窍化浊、清热解毒。主治痰热内闭之证，用于昏厥而见痰盛气粗、舌红苔黄垢腻、脉滑数者，中暑、中恶突然昏倒、胸闷欲绝者，中风、小儿惊厥属痰热内闭者，癫证痰结气郁而化热者。

【用法与用量】口服。必要时化服1丸，一日2次。脉弱体虚者，人参汤化服；痰涎壅盛者可用生姜汁化服。

【注意事项】

1．本品为热闭神昏而设，寒闭神昏不得使用。

2．服药期间饮食宜清淡，忌食辛辣油腻之品，以免助火生痰。

3．本品处方中含朱砂、雄黄，不宜过量久服，肝肾功能不全者慎用。

4．在治疗过程中如出现肢寒畏冷、面色苍白、冷汗不止、脉微欲绝，由闭证变为脱证时，应立即停药。

5．高热神昏、中风昏迷等服用本品困难者，应鼻饲给药。

【规格】 每丸重1.5g。

【贮藏】 密封。

紫雪丹

【处方】 石膏、寒水石、磁石、滑石、水牛角、羚羊角、木香、沉香、元参、升麻、甘草、丁香、朴硝、硝石、麝香、朱砂。

【功能与主治】 清热解毒，镇痉熄风，开窍定惊。主治温热病、热邪内陷心包，症见高热烦躁，神昏谵语、抽风痉厥、口渴唇焦，尿赤便闭，及小儿热盛惊厥。

【用法与用量】 口服，冷开水调。一次1.5～3g，一日2次。周岁小儿一次0.3g，每增1岁，递增0.3g，一日1次；5岁以上小儿遵医嘱，酌情服用。

【注意事项】

1．本品为热闭神昏而设，寒闭神昏不得使用。

2．服药期间饮食宜清淡，忌食辛辣油腻之品，以免助火生痰。

3．本品处方中含朱砂、雄黄，不宜过量久服，肝肾功能不全者慎用。

4．在治疗过程中如出现肢寒畏冷、面色苍白、冷汗不止、脉微欲绝，由闭证变为脱证时，应立即停药。

5．高热神昏、中风昏迷等服用本品困难者，应鼻饲给药。

【规格】每瓶装 1.5g。

【贮藏】密封。

【药理毒理】紫雪丹有明显的解热、镇静、抗惊厥等作用。紫雪丹能降低五联疫苗所致大耳兔体温升高，并有显著的镇静作用，其抗惊厥作用与苯巴比妥组相比差异不显著[1]。

【临床报道】

1．采用紫雪丹敷脐治疗小儿高热症 200 例，疗效显著[2]。

2．紫雪丹除用治"惊痫"、痰热惊厥外，尚可用于发斑、喉痹肿痛等热毒之证，若配伍诸法，可用治诸多小儿病证[3]。

3．应用紫雪丹治疗重症腮腺炎 30 例，与抗腮腺炎注射液进行比较，获得良好疗效[4]。

【参考文献】

[1] 许俊杰，孟庆棣．紫雪丹的解热镇静和抗惊厥作用的实验研究[J]．第一军医大学学报，1985，5（03）：211-212．

[2] 文益华．紫雪丹敷脐治疗小儿高热 200 例[J]．河北中医，1991（04）．

[3] 陈捷．紫雪丹儿科运用举隅[J]．温州医学院学报，1992（01）．

[4] 李蔚青．紫雪丹治疗重症腮腺炎 30 例临床观察[J]．济宁医学院学报，2002，25（04）：56．

小儿牛黄散

【处方】大黄、浙贝、黄连、花粉、赤芍、甘草、银花、连翘（去心）、炒二丑、制没药、制乳香、雄黄面、牛黄、冰片、麝香、珍珠。

【功能与主治】清热解毒，镇痉熄风，开窍定惊。主治温热病、热邪内陷心包，症见高热烦躁，神昏谵语、抽风痉厥、口渴唇焦，尿赤便闭，及小儿热盛惊厥。

【用法与用量】口服。周岁每次服半瓶，二三岁服1瓶，乳汁或糖水调服。

【注意事项】

1．本品为热闭神昏而设，寒闭神昏不得使用。

2．服药期间饮食宜清淡，忌食辛辣油腻之品，以免助火生痰。

3．本品处方中含雄黄，不宜过量久服，肝肾功能不全者慎用。

4．在治疗过程中如出现肢寒畏冷、面色苍白、冷汗不止、脉微欲绝，由闭证变为脱证时，应立即停药。

5．高热神昏、中风昏迷等服用本品困难者，应鼻饲给药。

【规格】每瓶装0.9g。

【贮藏】密封。

（四）毒窜睾腹证常用中成药品种

龙胆泻肝丸（片）

【处方】龙胆、柴胡、车前子、当归、地黄、木通、黄芩、泽泻、栀子、炙甘草。

【功能与主治】清肝胆，利湿热。用于肝胆湿热，头晕目赤，耳鸣耳聋，胁痛口苦，尿赤，湿热带下。

【用法与用量】

丸剂：口服。一次1～2丸，一日2次。

片剂：口服。一次4～6片，一日2～3次。

【注意事项】

1. 大便溏软者慎用。

2. 忌食辛辣刺激性食物。

3. 服本药时不宜同时服滋补性中成药。

4. 有高血压、心脏病、肝病、肾病、糖尿病等慢性病严重者，以及正在接受其他治疗的患儿，应在医师指导下服用。

5. 服药3天后症状未改善，或出现其他严重症状时，应停药，并去医院就诊。

【规格】

丸剂：每丸重6g。

片剂：每片重0.3g。

【贮藏】密封。

当归龙荟丸

【处方】当归（酒炒）、龙胆（酒炒）、芦荟、青黛、栀子、黄连（酒炒）、黄芩（酒炒）、黄柏（盐炒）、大黄（酒炒）、木香、麝香。

【功能与主治】泻火通便。用于肝胆火旺，心烦不宁，头晕目眩，耳鸣耳聋，胁肋疼痛，脘腹胀痛，大便秘结。

【用法与用量】口服。一次6g，一日2次。

【注意事项】

1．大便溏软者慎用。

2．忌食辛辣刺激性食物。

3．服本药时不宜同时服滋补性中成药。

4．有高血压、心脏病、肝病、肾病、糖尿病等慢性病严重者，以及正在接受其他治疗的患儿，应在医师指导下服用。

【规格】 每100粒重6g。

【贮藏】 密封。

【药理毒理】 本品具有泻火通便等作用。

当归龙荟丸内含当归、龙胆、芦荟等中药，有泻火通便作用，临床用于肝胆火旺，心烦不宁，头昏目眩，大便秘结等症状，为了验证本品的药理作用，以复方芦荟胶囊为阳性对照药，观察本品对小鼠腹腔注射硫酸阿托品并禁水只食大米造成的两种便秘模型，确实有通便作用[1]。

【临床报道】 当归龙荟丸于2000年8月至2000年11月在中国中医研究院广安门医院、首都医科大学附属北京宣武医院、首都医科大学附属北京朝阳医院进行了便秘（热秘）、高血压病（肝胆火旺证）的临床验证，取得了较好的临床效果[2]。

【参考文献】

[1] 李心.当归龙荟丸主要药效学研究[J].首都医药，2002，9（02）：61-62.

[2] 李心.当归龙荟丸的临床疗效观察[J].首都医药，2002，9（08）：68-68.

泻青丸

【处方】 龙胆草、栀子、青黛、大黄(酒炒)、羌活、防风、当归、川芎。

【功能与主治】 清肝泻火。用于耳鸣耳聋,口苦头晕,两胁疼痛,小便赤涩。

【用法与用量】 口服。一次1丸,一日2次。

【注意事项】

1．大便溏软者慎用。

2．忌食辛辣刺激性食物。

3．服本药时不宜同时服滋补性中成药。

4．有高血压、心脏病、肝病、肾病、糖尿病等慢性病严重者,以及正在接受其他治疗的患儿,应在医师指导下服用。

【规格】 每丸重10g。

【贮藏】 密封。

附二

治疗流行性腮腺炎的常用中成药简表

证型	药物名称	功能	主治病证	用法用量	备注
邪犯少阳证	腮腺炎片	清热解毒,消肿散结。	用于腮腺炎,症见腮部漫肿疼痛,咀嚼不便,伴有轻微恶寒发热,全身轻度不适,咽红,舌红苔薄黄,脉浮数。	口服。一次6片,一日3次。	医保

续表

证型	药物名称	功能	主治病证	用法用量	备注
邪犯少阳证	银翘解毒丸（颗粒、胶囊、软胶囊、片）	疏风解表，清热解毒。	用于风热感冒，症见发热头痛，咳嗽口干，咽喉疼痛。	丸剂：规格（1）浓缩蜜丸，规格（2）大蜜丸、水蜜丸，用芦根煎汤或温开水送服，一次1丸，一日2～3次。规格（3）浓缩丸，口服，一次0.7～0.8g，一日3次。颗粒剂：开水冲服。规格（1）一次5g，规格（2）一次15g，一日3次；重症者加服1次。胶囊：口服。一次4粒，一日2～3次。软胶囊：口服。一次2粒，一日3次。片剂：口服。规格（1）、（2）、（3）一次4片，一日2～3次。	丸剂：基药，医保 颗粒剂：基药，医保 胶囊：基药，医保 软胶囊：基药，医保 片剂：基药，医保
	桑菊感冒片（合剂、颗粒、丸）	疏风清热，宣肺止咳。	用于风热感冒初起，头痛，咳嗽，口干，咽痛。	片剂：口服。一次4～8片，一日2～3次。合剂：口服。一次10～15ml，一日3次，用时摇匀。颗粒剂：开水冲服。一次1～2g，一日2～3次。丸剂：口服。一次25～30粒，一日2～3次。	片剂：药典，医保 合剂：药典，医保 颗粒剂：医保 丸剂：医保
	风热感冒颗粒	清温解毒，宣肺利咽。	用于感冒身热，鼻塞，头痛，咳嗽，多痰。	口服。一次1袋，一日3次；小儿酌减。	医保
	双黄连合剂（口服液、颗粒、胶囊、片）	疏风解表，清热解毒。	用于外感风热所致的感冒，症见发热、咳嗽、咽痛。	合剂：口服。一次20ml，一日3次；小儿酌减或遵医嘱。口服液：口服。一次10ml，一日2次。颗粒剂：口服或开水冲服。规格（1）一次10g，一日3次；6个月以下，	口服液：药典，医保 颗粒剂：药典，医保 胶囊：医保 片剂：药典，医保

续表

证型	药物名称	功能	主治病证	用法用量	备注
邪犯少阳证				一次2~3g；6个月~1岁，一次3~4g，1~3岁，一次4~5g；3岁以上儿童酌量或遵医嘱。规格（2）一次5g，一日3次；6个月以下，一次1~1.5g；6个月~1岁，一次1.5~2g，1~3岁，一次2~2.5g；3岁以上儿童酌量或遵医嘱。胶囊：口服。一次4粒，一日3次；小儿酌减或遵医嘱。片剂：口服。一次4片，一日3次；小儿酌减或遵医嘱。	
	柴胡口服液（滴丸）	解表退热。	用于外感发热，症见身热面赤、头痛身楚、口干而渴。	口服液：口服。一次10~20ml，一日3次；小儿酌减。滴丸：含服。一次1袋，一日3次。	口服液：药典，医保滴丸：医保
	柴黄颗粒（口服液、片、胶囊）	清热解毒。	用于上呼吸道感染，感冒发热。	颗粒剂：口服。一次1袋，一日2次。口服液：口服。一次10ml，一日3次，或遵医嘱。片剂：口服。一次3~5片，一日2次。胶囊：口服。一次3~5粒，一日2次。	颗粒剂：医保片剂：药典，医保胶囊：医保
	柴胡注射液	清热解表。	用于治疗感冒、流行性感冒及疟疾等的发热。	肌内注射。一次2~4ml，一日1~2次。	基药，医保
	夏枯草颗粒（胶囊、口服液）	清火，明目，散结，消肿。	用于头痛眩晕，瘰疬，瘿瘤，乳痈肿痛，甲状腺肿大，淋巴结结核，乳腺增生症。	颗粒剂：口服。一次1袋，一日2次。胶囊：口服。一次2粒，一日2次。口服液：口服。一次10ml，一日2次。	颗粒剂：医保胶囊：医保口服液：医保

续表

证型	药物名称	功能	主治病证	用法用量	备注
邪犯少阳证	芎菊上清丸（颗粒、片）	清热解表，散风止痛。	用于外感风邪引起的恶风身热、偏正头痛、鼻流清涕、牙疼喉痛。	丸剂：口服。规格（1）大蜜丸，一次1丸；规格（2）、（3）水丸，一次6g，一日2次。颗粒剂：开水冲服。一次10g，一日3次。片剂：口服。规格（1）、（2）一次4片，一日2次。	丸剂：基药，医保 颗粒剂：基药，医保 片剂：基药，医保
	小儿宝泰康颗粒	解表清热，止咳化痰。	用于小儿风热外感，症见发热、流涕、咳嗽、脉浮。	温开水冲服。周岁以内一次2.6g，1~3岁一次4g，3~12岁一次8g，一日3次。	基药
	小儿热速清口服液（颗粒）	清热解毒，泻火利咽。	用于小儿外感风热所致的感冒，症见发热、头痛、咽喉肿痛、鼻塞流涕、咳嗽、大便干结。	口服液：口服。1岁以内一次2.5~5ml，1~3岁一次5~10ml，3~7岁一次10~15ml，7~12岁一次15~20ml，一日3~4次。颗粒剂：口服。规格（1）：1岁以内，一次0.5~1g；1~3岁，一次1~2g；3~7岁，一次2~3g；7~12岁，一次3~4g，一日3~4次。规格（2）：1岁以内，一次1/4~1/2袋；1~3岁，一次1/2~1袋；3~7岁，一次1~1½袋；7~12岁，一次1½~2袋，一日3~4次。	基药
热毒壅盛证	赛金化毒散	清热解毒。	用于小儿毒火内热、口疮、咽炎、咳嗽、便秘。	口服。1~3岁，一次1袋，一日2次；1岁以下酌减。	药典
	蒲地蓝消炎口服液	清热解毒，抗炎消肿。	用于疖肿、腮腺炎、咽炎、扁桃体炎等。	口服。一次10ml，一日3次，小儿酌减。	药典

续表

证型	药物名称	功 能	主治病证	用法用量	备注
热毒壅盛证	板蓝根颗粒	清热解毒，凉血利咽。	用于肺胃热盛所致的咽喉肿痛、口咽干燥、腮部肿胀；急性扁桃体炎、腮腺炎见上述证候者。	颗粒剂：开水冲服。一次1~2袋，一日3~4次。	颗粒剂：药典，基药，医保
	小儿化毒散（胶囊）	清热解毒，活血消肿。	用于热毒内蕴、毒邪未尽所致的口疮肿痛、疮疡溃烂、烦躁口渴、大便秘结。	散剂：口服。一次0.6g，一日1~2次；3岁以内小儿酌减。外用，敷于患处。胶囊：口服。一次4片，一日3次；小儿酌减或遵医嘱。	散剂：药典，基药胶囊：药典，基药
	疏风解毒胶囊	疏风清热，解毒利咽。	用于急性上呼吸道感染属风热证，症见发热、恶风、咽痛、头痛、鼻塞、流浊涕、咳嗽等。	口服。一次4粒，一日3次。	药典，基药
	清热解毒颗粒	清热解毒。	用于治疗流感，上呼吸道感染。	口服。一次1~2袋，一日3次。	基药，医保
	黄连上清丸（颗粒、胶囊、片）	清热通便，散风止痛。	用于上焦风热所致的头晕脑胀，牙龈肿痛，口舌生疮，咽喉红肿，耳痛耳鸣，大便干燥，小便黄赤。	丸剂：口服。水丸或水蜜丸一次3~6g，大蜜丸一次1~2丸，一日2次。颗粒剂：口服。一次2g，一日2次。胶囊：口服。一次2粒，一日2次。片剂：口服。一次6片，一日2次。	丸剂：药典，基药，医保颗粒剂：药典，基药，医保胶囊：药典，基药，医保片剂：药典，基药，医保
	牛黄解毒丸（胶囊、软胶囊、片）	清热解毒。	用于火热内盛，咽喉肿痛，牙龈肿痛，口舌生疮，目赤肿痛。	丸剂：口服。规格（1）大蜜丸，一次1丸，规格（2）水蜜丸，一次2g，一日2~3次；规格（3）水丸，一次2g，一日3次。胶囊：口服。一次3粒，	丸剂：药典，基药，医保胶囊：药典，基药，医保软胶囊：药典，基药，医保

续表

证型	药物名称	功能	主治病证	用法用量	备注
热毒壅盛证				一日2~3次。软胶囊：口服。一次4粒，一日2~3次。片剂：口服。规格（1）一次3片，规格（2）一次2片，一日2~3次。	片剂：药典，基药，医保
	牛黄上清丸（胶囊、片、软胶囊）	清热泻火，散风止痛。	用于热毒内盛，风火上攻所致的头痛眩晕，目赤耳鸣，咽喉肿痛，口舌生疮，牙龈肿痛，大便燥结。	丸剂：口服。大蜜丸一次1丸，水丸一次3g，水蜜丸一次4g，一日2次。胶囊：口服。一次3粒，一日2次。片剂：口服。一次4片，一日2次。软胶囊：口服。一次4粒，一日2次；小儿酌减。	丸剂：药典，基药，医保 胶囊：药典，基药，医保 片剂：药典，基药，医保
	银黄口服液（颗粒、胶囊、片）	清热疏风，利咽解毒。	用于外感风热、肺胃热盛所致的咽干、咽痛、喉核肿大、口渴、发热；急慢性扁桃体炎、急慢性咽炎、上呼吸道感染见上述证候者。	口服液：口服。一次10~20ml，一日3次；小儿酌减。颗粒剂：开水冲服。一次1~2袋，一日2次。胶囊：口服。一次2~4粒，一日4次。片剂：口服。一次2~4片，一日4次。	口服液：药典，基药，医保 颗粒剂：药典，基药，医保 胶囊：药典，基药，医保 片剂：药典，基药，医保
	防风通圣丸（颗粒）	解表通里，清热解毒。	用于外寒内热，表里俱实，恶寒壮热，头痛咽干，小便短赤，大便秘结，风疹湿疮。	丸剂：口服。规格（1）大蜜丸，一次1丸；规格（2）浓缩丸，一次8丸；规格（3）水丸，一次6g，一日2次。颗粒剂：口服。一次1袋，一日2次。	丸剂：药典，基药，医保 颗粒剂：药典，基药，医保
邪陷心肝证	安宫牛黄丸	清热解毒，镇惊开窍。	用于热病，邪入心包，高热惊厥，神昏谵语；中风昏迷及脑	口服。规格（1）大蜜丸，一次2丸，小儿3岁以内一次1/2丸，4~6岁一次1丸，一日1次；或遵医	药典，基药，医保

续表

证型	药物名称	功能	主治病证	用法用量	备注
邪陷心肝证			炎、脑膜炎、中毒性脑病、脑出血、败血症见上述证候者。	嘱。规格（2）大蜜丸，一次1丸，小儿3岁以内一次1/4丸，4~6岁一次1/2丸，一日1次；或遵医嘱。	
	清开灵颗粒（胶囊、片）	清热解毒，镇静安神。	用于外感风热时毒、火毒内盛所致高热不退、烦躁不安、咽喉肿痛、舌质红绛、苔黄、脉数者；上呼吸道感染、病毒性感冒、急性化脓性扁桃体炎、急性咽炎、急性气管炎、高热等病症见上述证候者。	颗粒剂：口服。一次1~2袋，一日2~3次；儿童酌减或遵医嘱。胶囊：口服。一次2~4粒，一日3次；儿童酌减或遵医嘱。片剂：口服。一次1~2片，一日3次；儿童酌减或遵医嘱。	颗粒剂：基药，医保胶囊：基药，医保片剂：药典，医保
	安脑丸（片）	清热解毒，醒脑安神，豁痰开窍，镇惊熄风。	用于高热神昏，烦躁谵语，抽搐痉厥，中风窍闭，头痛眩晕。亦用于高血压及一切急性炎症伴有的高热不退，神志昏迷等。	丸剂：口服。大蜜丸一次1~1丸，小蜜丸一次3~6g，一日2次，或遵医嘱，小儿酌减。片剂：口服。一次4片，一日2~3次，或遵医嘱，小儿酌减。	丸剂：基药片剂：基药
	至宝丹	开窍化浊，清热解毒。	主治痰热内闭之证，用于昏厥而见痰盛气粗、舌红苔黄垢腻、脉滑数者，中暑、中恶突然昏倒、胸闷欲绝者，中风、小儿惊厥属痰热内闭者，癫证痰结气郁而化热者。	口服。必要时化服1丸，一日2次。脉弱体虚者，人参汤化服；痰涎壅盛者可用生姜汁化服。	药典

流行性腮腺炎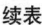

续表

证型	药物名称	功能	主治病证	用法用量	备注
邪陷心肝证	紫雪丹	清热解毒，镇痉熄风，开窍定惊。	主治温热病、热邪内陷心包，症见高热烦躁，神昏谵语、抽风痉厥、口渴唇焦，尿赤便闭，及小儿热盛惊厥。	口服，冷开水调。一次1.5～3g，一日2次。周岁小儿一次0.3g，每增1岁，递增0.3g，一日1次；5岁以上小儿遵医嘱，酌情服用。	药典
	小儿牛黄散	清热解毒，镇痉熄风，开窍定惊。	主治温热病、热邪内陷心包，症见高热烦躁，神昏谵语、抽风痉厥、口渴唇焦，尿赤便闭，及小儿热盛惊厥。	口服。周岁一次服半瓶，二三岁服1瓶，乳汁或糖水调服。	药典
毒窜睾腹证	龙胆泻肝丸（片）	清肝胆，利湿热。	用于肝胆湿热，头晕目赤，耳鸣耳聋，胁痛口苦，尿赤，湿热带下。	丸剂：口服。一次1～2丸，一日2次。片剂：口服。一次4～6片，一日2～3次。	药典、医保
	当归龙荟丸	泻火通便。	用于肝胆火旺，心烦不宁，头晕目眩，耳鸣耳聋，胁肋疼痛，脘腹胀痛，大便秘结。	口服。一次6g，一日2次。	药典
	泻青丸	清肝泻火。	用于耳鸣耳聋，口苦头晕，两胁疼痛，小便赤涩。	口服。一次1丸，一日2次。	药典

图书在版编目（CIP）数据

常见病中成药临床合理使用丛书. 儿科分册 / 张伯礼，高学敏主编；徐荣谦分册主编. —北京：华夏出版社，2015.1
ISBN 978-7-5080-8351-3

Ⅰ.①常… Ⅱ.①张… ②高… ③徐… Ⅲ.①小儿疾病－常见病－中成药－用药法 Ⅳ.①R286

中国版本图书馆 CIP 数据核字(2014)第 304367 号

儿科分册

主　　编	徐荣谦
责任编辑	梁学超
出版发行	华夏出版社
经　　销	新华书店
印　　刷	三河市少明印务有限公司
装　　订	三河市少明印务有限公司
版　　次	2015 年 1 月北京第 1 版 2015 年 1 月北京第 1 次印刷
开　　本	880×1230　1/32 开
印　　张	10.75
字　　数	239 千字
定　　价	39.00 元

华夏出版社 地址：北京市东直门外香河园北里 4 号　邮编：100028
网址：www.hxph.com.cn　电话：（010）64663331（转）
若发现本版图书有印装质量问题，请与我社营销中心联系调换。